分娩干预
三维视频图谱

Obstetric Interventions

主　编　P. J. Dörr　　　　　V. M. Khouw
　　　　F. A. Chervenak　　A. Grunebaum
　　　　Y. Jacquemyn　　　J. G. Nijhuis

动画插图　Vincent Khouw

主　译　朱　兰　刘俊涛

副主译　孙　鉴

译　者（按姓氏笔画排序）
　　　　马良坤　王　佩　王晓雨　史精华　付晨薇
　　　　代倩文　吕　嬿　朱　兰　任　远　庄彩霞
　　　　刘丛丛　刘俊涛　孙　鉴　孙　璐　余　昳
　　　　宋亦军　宋英娜　宋晓晨　张多多　陈晓旭
　　　　周　莹　周希亚　胡惠英　高劲松　郭　琦
　　　　戚庆炜　蒋宇林　黎思健　薛　薇

译者单位　北京协和医院

人民卫生出版社
·北京·

版权所有，侵权必究！

Translation from the original title:
Obstetric Interventions
Editors: P. Joep Dörr, Vincent M. Khouw, Frank A. Chervenak,
Amos Grunebaum, Yves Jacquemyn, Jan G. Nijhuis
Animations & Illustrations: Vincent Khouw

图书在版编目（CIP）数据

分娩干预三维视频图谱 /（荷）P. J. 德尔主编；朱
兰，刘俊涛主译 . —北京：人民卫生出版社，2021.5
ISBN 978-7-117-31490-9

I. ①分… Ⅱ. ①P… ②朱… ③刘… Ⅲ. ①分娩 –
图谱 Ⅳ. ①R714.3-64

中国版本图书馆 CIP 数据核字（2021）第 075573 号

人卫智网	www.ipmph.com	医学教育、学术、考试、健康，购书智慧智能综合服务平台
人卫官网	www.pmph.com	人卫官方资讯发布平台

图字：01-2018-2824号

分娩干预三维视频图谱
Fenmian Ganyu Sanwei Shipin Tupu

主　　译：朱　兰　刘俊涛
出版发行：人民卫生出版社（中继线 010-59780011）
地　　址：北京市朝阳区潘家园南里 19 号
邮　　编：100021
E - mail：pmph @ pmph.com
购书热线：010-59787592　010-59787584　010-65264830
印　　刷：北京华联印刷有限公司
经　　销：新华书店
开　　本：787 × 1092　1/16　印张：15
字　　数：337 千字
版　　次：2021 年 5 月第 1 版
印　　次：2021 年 8 月第 1 次印刷
标准书号：ISBN 978-7-117-31490-9
定　　价：198.00 元

打击盗版举报电话：010-59787491　E-mail：WQ @ pmph.com
质量问题联系电话：010-59787234　E-mail：zhiliang @ pmph.com

编 者 名 录

H.J. van Beekhuizen, MD, PhD
Department of Obstetrics and Gynecology, Erasmus
University Medical Centre, Rotterdam, the Netherlands

P.P. van den Berg, MD, PhD
Department of Obstetrics and Gynecology, Groningen
University Medical Centre, Groningen, the Netherlands

H.W. Bruinse, MD, PhD
Former Professor of Clinical Obstetrics, Department
of Obstetrics and Gynecology, Utrecht University
Medical Centre, Utrecht, the Netherlands

F.A. Chervenak, MD
Department of Obstetrics and Gynecology, Weill
Cornell Medical Center, New York, USA

J.B. Derks, MD, PhD
Department of Obstetrics and Gynecology, Utrecht
University Medical Centre, Utrecht, the Netherlands

J. van Dillen, MD, PhD
Department of Obstetrics and Gynecology, Radboud
University Nijmegen Medical Centre, Nijmegen, the
Netherlands

M. van Dillen-Putman, midwife
Department of Obstetrics and Gynecology, Radboud
University Nijmegen Medical Centre, Nijmegen, the
Netherlands

P.J. Dörr, MD, PhD
Gynaecologist, formerly of HMC Haaglanden
Medical Centre, The Hague, the Netherlands;
formerly of Professor, Department of Education
and Teaching, Leiden University Medical Centre,
Leiden, the Netherlands

F.M. van Dunné, MD, PhD
Department of Obstetrics and Gynecology, Medical
Centre Haaglanden, The Hague, the Netherlands

J.J. Duvekot, MD, PhD
Department of Obstetrics and Gynecology, Erasmus
University Medical Centre, Rotterdam, the
Netherlands

G.G.M. Essed, MD, PhD
Former Gynaecologist, Department of Obstetrics and
Gynecology, Maastricht University Medical Centre,
Maastricht, the Netherlands; Anton de Kom
University of Suriname, Paramaribo, Suriname

A. Grunebaum, MD
Department of Obstetrics and Gynecology, Weill
Cornell Medical Center, New York, USA

W.J.A. Gyselaers, MD, PhD
Department of Obstetrics and Gynecology, East
Limburg Hospital, Genk, Belgium

M. Hanssens, MD, PhD
Department of Obstetrics and Gynecology, University
Hospital, Leuven, Belgium

K.M. Heetkamp, MSc
The School of Midwifery at the Rotterdam University
of Applied Sciences, Rotterdam, the Netherlands

Y. Jacquemyn, MD, PhD
Department of Obstetrics and Gynecology, Antwerp
University Hospital, Edegem, Belgium

S. Keizer, midwife
Midwifery Practice Mundo Midwives, The Hague, the
Netherlands

V.M. Khouw, MSc
VMK Designs, Utrecht, the Netherlands

M. Kok, MD, PhD
Department of Obstetrics and Gynecology, Academic
Medical Centre, Amsterdam, the Netherlands

M. Laubach, MD
Department of Obstetrics, University Hospital
Brussels, Brussels, Belgium

J.P. de Leeuw, MD, PhD
Former Gynaecologist, Alrijne Hospital, Leiderdorp,
the Netherlands

F.K. Lotgering, MD, PhD
Department of Obstetrics and Gynecology, Utrecht
University Medical Centre, Utrecht, the Netherlands

L.B. McCullough, PhD
Center for Medical Ethics and Health Policy, Baylor College of Medicine, Houston, USA

W. Mingelen, MD
Department of Obstetrics and Gynecology, Medical Centre Haaglanden, The Hague, the Netherlands

J.G. Nijhuis, MD, PhD
Department of Obstetrics and Gynecology, Maastricht University Medical Centre, Maastricht, the Netherlands

S.G. Oei, MD, PhD
Department of Obstetrics and Gynecology, Maxima Medical Centre, Veldhoven; Eindhoven University of Technology, Eindhoven, the Netherlands

E. Roets, MD
Department of Obstetrics and Gynecology, University Hospital Ghent, Ghent, Belgium

J. van Roosmalen, MD, PhD
Department of Obstetrics and Gynecology, Leiden University Medical Centre, Leiden, the Netherlands

M.C. de Ruiter, MD, PhD
Department of Obstetrics and Gynecology, Leiden University Medical Centre, Leiden, the Netherlands

J.H. Schagen van Leeuwen, MD, PhD
Department of Obstetrics and Gynecology, St. Antonius Hospital, Nieuwegein, the Netherlands

H.C.J. Scheepers, MD, PhD
Department of Obstetrics and Gynecology, Maastricht University Medical Centre, Maastricht, the Netherlands

S.A. Scherjon, MD, PhD
Department of Obstetrics and Gynecology, Groningen University Medical Centre, Groningen, the Netherlands

A.J. Schneider, MD, PhD
Department of Obstetrics and Gynecology, Erasmus University Medical Centre, Rotterdam, the Netherlands

H.W. Torij, MSc
Rotterdam University of Applied Sciences, Rotterdam, the Netherlands

A.T.M. Verhoeven, MD, PhD
Former Gynaecologist, Rijnstate Hospital, Arnhem, the Netherlands

M.E. Vierhout, MD, PhD
Department of Obstetrics and Gynecology, Radboud University Nijmegen Medical Centre, Nijmegen, the Netherlands

M. Weemhoff, MD, PhD
Department of Obstetrics and Gynecology, Zuyderland Medical Centre, Heerlen, the Netherlands

B. Wibbens, MD
Department of Obstetrics and Gynecology, Amstelland Hospital, Amstelveen, the Netherlands

C. Willekes, MD, PhD
Department of Obstetrics and Gynecology, Maastricht University Medical Centre, Maastricht, the Netherlands

前　言

在过去的一个世纪里,由于技术的长足发展,产科领域发生了巨大的变革。大多数变革都使产前和产时的医疗取得了积极的进步。尽管如此,如何在分娩过程中为产妇和她们即将出生的孩子提供最好的医疗服务是所有医务工作者都要面临的永恒的挑战。

本书用先进的三维图像和动画呈现了当代技术和循证医学的进展,并和传统的产科学有机融合在一起。

通常我们对产程和分娩的管理取决于传统和当地的习俗。而今天,我们的管理和培训都必须建立在现有最佳证据的基础上,这样才能为产妇和她们即将出生的孩子提供最理想的医疗服务。本书每个章节的撰写都进行了全面的文献综述,务求找到全球现有的最佳证据。

解剖学章节解释了正常分娩和异常分娩的过程,为本书奠定了基础。本书还通过动画对不同的分娩机制进行了更为深入的阐述。贯穿各个章节,本书以文字、三维图像和动画的形式,帮助我们更好地理解正常分娩的机制,更好地选择产房和手术室内不同的产科干预措施。这种不同表达方法相结合的形式为本书提供了一种独特的视角。此外,我们还对分娩过程中包括知情同意等关键事项的伦理学问题进行了探讨。

通过使用本书附带的增值服务,读者可以获取三维动画,观看起来比静态图像更为震撼。

这本书的前两个版本是由荷兰的专家倡议撰写的,因此使用的是荷兰语。然而,21世纪的产科是一门全球化的学科,产妇和围产儿的死亡率和患病率也是全球关注的共同问题。因此我们决定开展国际合作对本书进行再次编写。本书的读者是所有为产妇和她们即将出生的孩子提供医疗服务的医务工作者。我们希望通过这本书促进教学,提高读者对分娩过程的基本理解,帮助读者了解和预防可能出现的并发症。

令人非常遗憾的是,本版书的发起人 Joep Dörr 在本书即将全部完成前,于2014年逝世。我们将他的名字作为第一作者刊印在这一版书上,谨以此向他致敬。

P. Joep Dörr

Vincent M. Khouw

Frank A. Chervenak

Amos Grunebaum

Yves Jacquemyn

Jan G. Nijhuis

（吕嬿译 孙鉴校）

证据级别分类

证据级别 A1：系统综述，至少涵盖一些 A2 级别的研究，其中单个研究的结果是一致的。

证据级别 A2：随机对照临床研究，质量好，有足够的规模和一致性。

证据级别 B：质量中等或规模不足的随机临床试验，或其他比较性研究（非随机、队列研究、病例对照研究）。

证据级别 C：非比较性研究。

证据级别 D：专家意见。

目　　录

第一篇　解　　剖

第二篇　正常产程及分娩

第三篇　异常产程及分娩

第四篇　产科干预的伦理

动 画 目 录

获取本书在线视频内容

1. 下载"人卫图书增值"App,注册并登录,使用 App 中"扫码"功能,扫描封底圆标二维码。

2. 刮开圆标二维码下方灰色涂层,获得激活码,输入激活服务。

3. 使用 App 中"扫码"功能,扫描书中的二维码即可浏览相应资源。

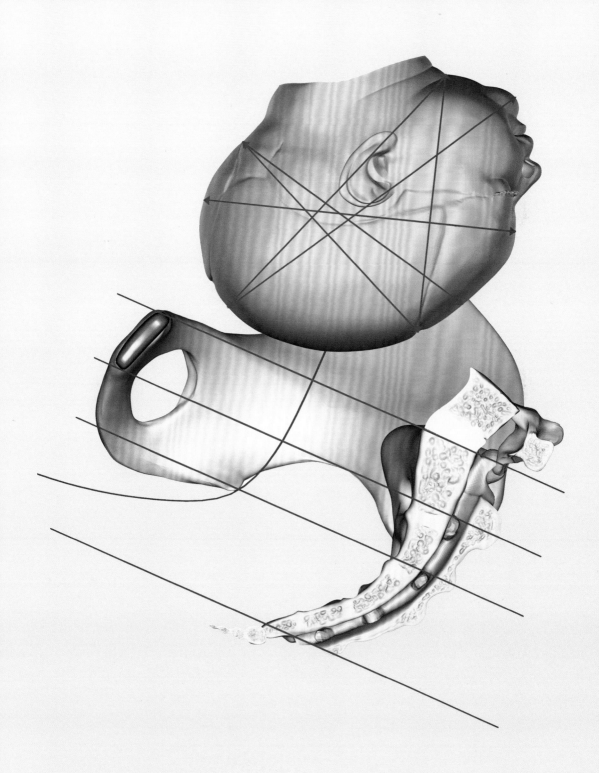

解　　剖

第1章

P.J. Dörr, S. Keizer, M. Weemhoff, M.C. de Ruiter, V.M. Khouw

引言

为了理解在正常分娩和异常分娩中胎儿通过产道的过程,需要先了解胎儿颅骨、骨产道和软产道的解剖结构。

本章中,为绘制胎儿和产道的相关图表,作者参考了一些图集及书籍,最重要的参考书籍详见本章后参考文献[1-3]。

胎儿颅骨

胎儿的五块颅骨(两块额骨、两块顶骨和一块枕骨)在出生时尚未闭合,通过颅缝及囟门相互连接(图1.1)。

胎儿的顶骨可与额骨和枕骨有轻微重叠,故颅骨是可塑的:这称为塑形。胎头通过塑形以适应产道。

内检触摸颅缝和囟门可以判断胎头在真骨盆中的方向(胎姿势和胎方位),后囟(三角形)、矢状缝和前囟(菱形)是检查时重要的方位指示(图1.2)。

重要的颅骨相关径线数据见表1.1和图1.3。

产道

产道由以下部分构成:
- 骨产道:真骨盆。
- 软产道:子宫下段、宫颈、阴道、外阴及骨盆底肌。

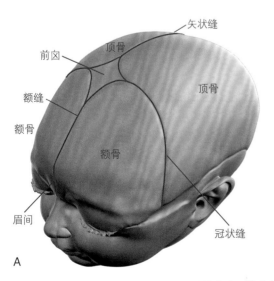

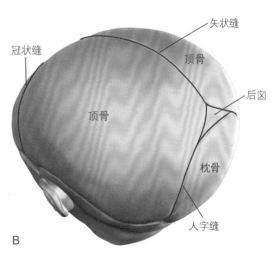

图1.1 胎儿颅骨、颅缝和囟门

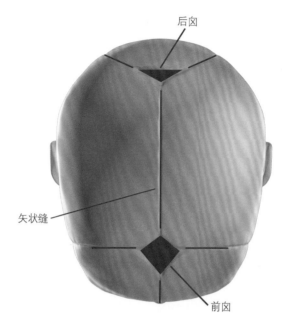

后囟

矢状缝

前囟

图 1.2 囟门和矢状缝

表 1.1 胎儿颅骨相关径线

径线	cm	起止点	胎先露
枕下前囟径	9.5~10	后颈—前囟中点	枕先露并胎头最大程度俯屈
枕下前囟周径	32~33		
枕下额径	10	后颈—前额	正常枕先露
枕下额周径	34		
枕额径	12	眉间—颅后部	顶先露
枕额周径	34~35		
枕颏径	13.5~14	颏部—颅后部	额先露
枕颏周径	35		
颏下前囟径	9.5	下颌—前囟中点	面先露
颏下前囟周径	34		
双顶径	9.5	最大横径	
颞间径	8~8.5	最小横径	

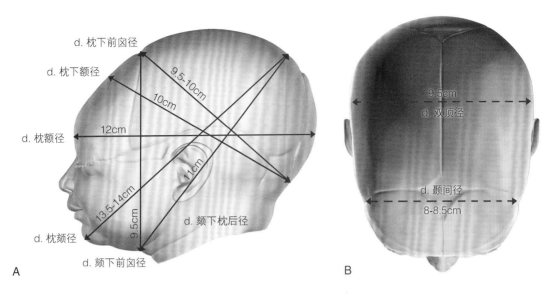

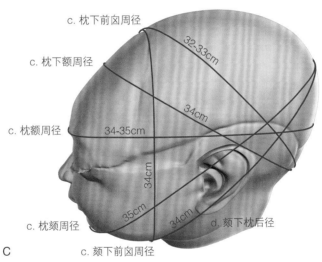

图 1.3 间径(A,B)和周径(C)

骨产道

骨盆由骶骨、尾骨和两块髋骨构成。髋骨由髂骨、坐骨和耻骨组成。骨盆正前方,两侧耻骨通过耻骨联合相连接;后方,两侧髂骨与骶骨间通过骶髂关节连接;同时骶骨和尾骨间经由骶尾关节连接。妊娠期间,耻骨联合和骶髂关节的结缔组织会发生轻度的、个体化的松弛,使骨盆的空间稍增大(图 1.4)。

假骨盆与在产科中更为重要的真骨盆的分界为真骨盆入口平面。真骨盆在不同观察平面的各径线值不同。以坐骨棘为指示点,中骨盆平面的直径最小;骨盆入口平面为横椭圆形;骨盆出口平面在前后位上也呈椭圆形(表 1.2,图 1.5 和 1.6)。

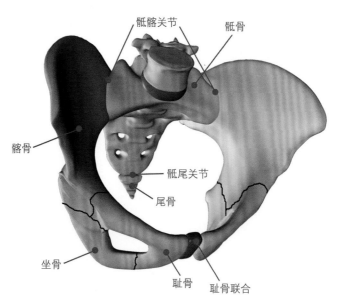

骶髂关节　　骶骨

髂骨

骶尾关节

尾骨

坐骨

耻骨　　耻骨联合

图 1.4 骨盆

表 1.2 骨盆平面

平面	边界:前方,侧边,后方	间径(cm):前后径,横径
骨盆入口平面	前方:耻骨联合上缘 侧边:髂耻缘 后方:骶岬	前后径:10.5~11.5 横径:13
骨盆最大平面	前方:耻骨联合后侧中点 侧边:闭孔 后方:第三骶椎	前后径:12~13 横径:12~13
中骨盆	前方:耻骨联合下缘 侧边:坐骨棘 后方:第四/第五骶椎	前后径:11~12 横径:10.5~11.5
骨盆出口平面 两个三角形	前三角 前方:耻骨联合下缘 侧边:坐骨结节 后三角 侧边:坐骨结节 后方:骶尾关节	前后径:9.5~12 横径:11~12

骨盆轴是通过上述各骨盆平面中点的轴线,这条产道的中轴线自骨盆入口平面向下至中骨盆,向前转折 90 度,从耻骨联合后转至骨盆出口平面(图 1.7)。

胎先露的衔接由胎儿颅骨最低点(头先露)相对于真骨盆的位置决定。故将真骨盆又分为四个平行的平面:霍奇平面(planes of Hodge)(表 1.3 和图 1.8)。

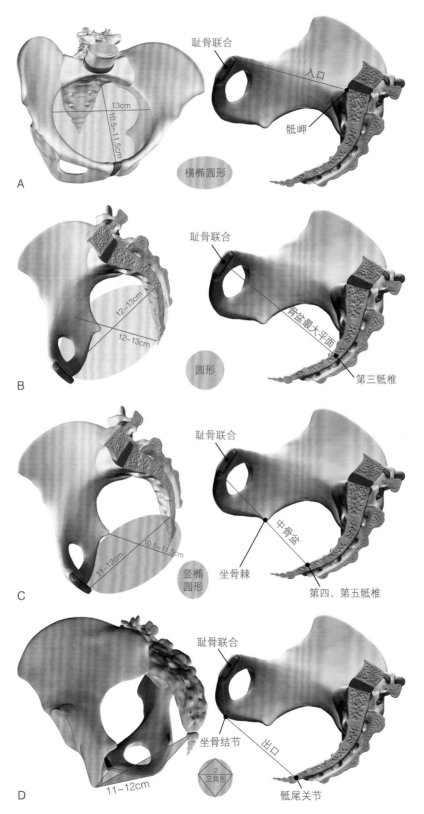

图 1.5 骨盆入口平面（A），骨盆最大平面（B），中骨盆（C），骨盆出口平面（D）

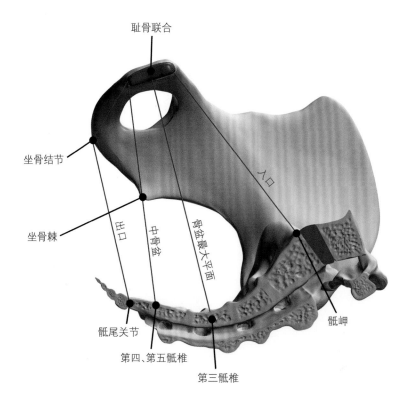

图 1.6 骨盆平面

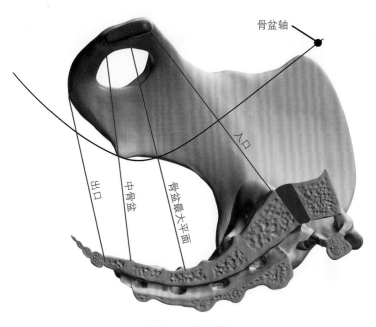

图 1.7 骨盆轴

表 1.3　霍奇（Hodge）平面

霍奇平面	在真骨盆中的位置
Hodge 1（H1）	骨盆入口平面
Hodge 2（H2）	平行于 H1，通过耻骨联合下缘
Hodge 3（H3）	平行于 H1 和 H2，通过坐骨棘
Hodge 4（H4）	平行于 H1、H2 和 H3，通过骶尾关节

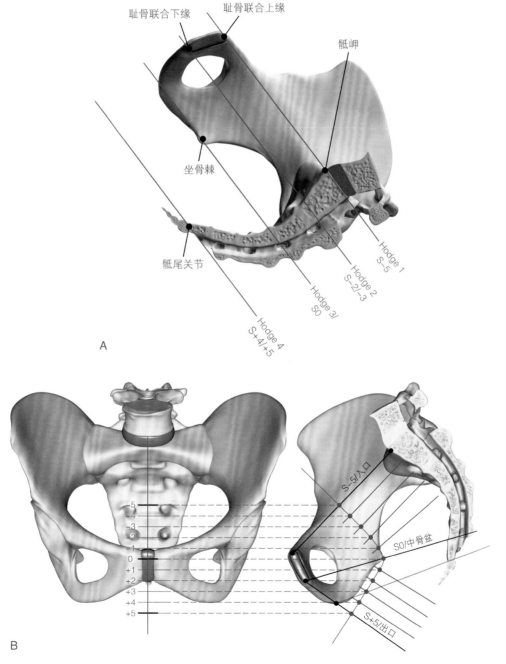

图 1.8　（A）霍奇（Hodge）平面。（B）从骨盆入口至骨盆底，胎先露衔接位置指示点

英语书籍中,胎先露的衔接描述的是其与坐骨棘的相对关系。胎先露下降至坐骨棘间径平面(Hodge 3)时以"0"表示,以此为指示平面,胎先露自骨盆入口衔接至下降至坐骨棘平面分别由 –5 至 –1(cm)表示,自坐骨棘平面至骨盆底分别由 +1 至 +5(cm)表示(图 1.8B)。"S+5"意为胎先露部到达骨盆底。如果胎头(以枕先露)衔接已过 Hodge3 平面(S0),则胎头的最大径线(双顶径)已基本进入骨盆入口平面,胎儿原则上可经阴道娩出(图 1.9)。

如胎头未塑形,即使胎先露最低点已在或已通过 Hodge3 平面,胎头的最大径线也可能并未通过骨盆入口平面(图 1.10)。

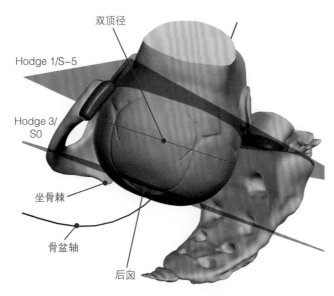

图 1.9 胎头衔接并已通过 H3/S0 平面

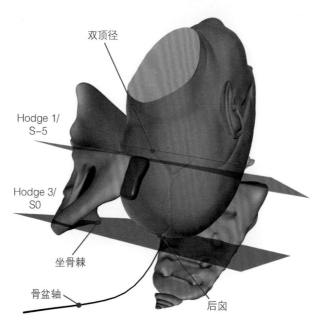

图 1.10 未塑形的胎头在 H3/S0 平面以上衔接

骨盆形状

　　Caldwell 和 Moloy 根据骨盆的形状提出了骨盆分类(1993,1994)。了解此分类可以帮助理解在不同形状的骨盆中胎儿的分娩机制(图 1.11)。

　　● **女性骨盆**:骨盆入口为横椭圆形,耻骨弓宽,真骨盆呈圆柱形,坐骨棘不突,骶骨既不前倾也不后倾。

　　● **男性骨盆**:骨盆入口呈三角形,耻骨弓窄,中骨盆呈漏斗状,骶骨较直,坐骨棘较突。

　　● **类人猿型骨盆**:骨盆入口呈一个前后的椭圆形,其余特征和男性骨盆相似。

　　● **扁平骨盆**:骨盆入口前后径短,其余特征与女性骨盆相似。

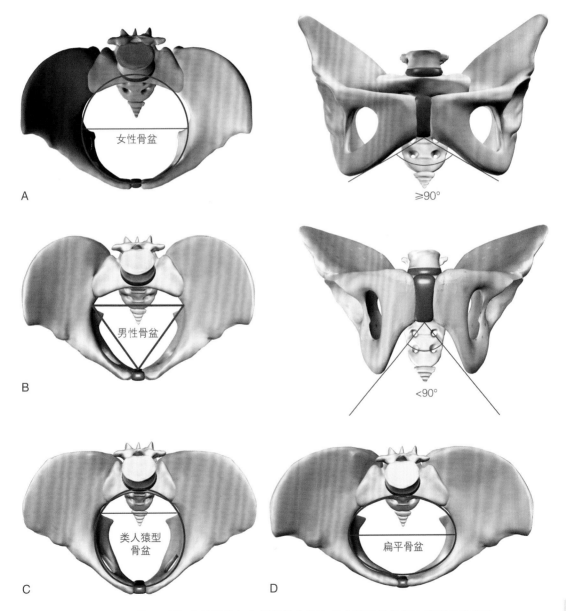

图 1.11　骨盆形状:女性骨盆(A),男性骨盆(B),类人猿型骨盆(C),扁平骨盆(D)

骨盆内测量

通过骨盆内测量可了解骨盆的尺寸。相关的指示结构见下：

- **骶岬**：内检的手指通常触摸不到骶岬（图 1.12），如果触摸到了的，则可以测量对角径（耻骨联合下缘中点至骶岬）的长度（正常值为 12~13cm）。真结合径（耻骨联合上缘中点至骶岬）是骨盆入口的前后径，比对角径短 1.5cm，正常为 10.5~11.5cm（图 1.13 和图 1.14）。
- **髂耻缘**：正常骨盆行内检时触摸不到髂耻缘的侧面和后面部分。
- **耻骨联合后方**：通常较为光滑，注意外生骨疣。

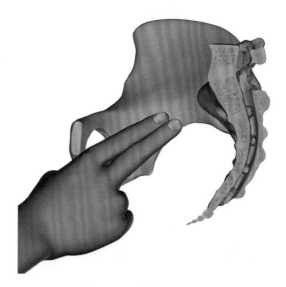

图 1.12 检查手指图示

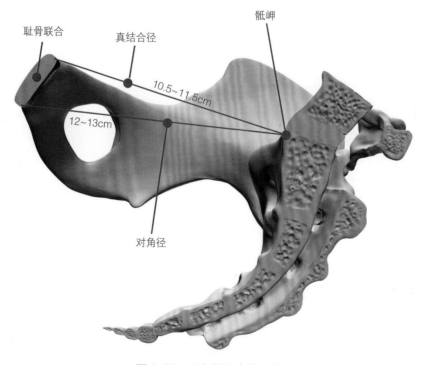

图 1.13 对角径和真结合径

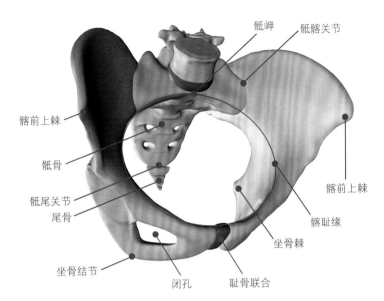

图中标注：骶岬　骶髂关节　髂前上棘　骶骨　骶尾关节　尾骨　坐骨结节　闭孔　耻骨联合　坐骨棘　髂耻缘　髂前上棘

图 1.14　骨盆指示结构

- **骶骨**：两侧周边是空的（两侧边是凹的）。注意是否有骨嵴。
- **尾骨**：位于骶骨尾侧，指向前方。
- **坐骨棘**：通常不突。
- **坐骨结节间径**：将一拳（手指蜷曲，以中指骨关节和远指骨关节）置于两侧坐骨结节之间以测量骨盆出口横径。此间距通常可容纳四指。

饮食营养欠佳、维生素 D 缺乏（佝偻病）和外伤可致骨盆形状异常。骨盆内测量会使患者不适，检查价值有限且难以重复。故孕期骨盆内测量唯一的指征是胎儿臀位。如果骨盆内测量查得异常指标，则考虑行剖宫产。

以 X 线检查、CT 扫描和磁共振成像（magnetic resonance imaging，MRI）辅助进行盆腔检查的额外价值并不明确[4,5]。

软产道

软产道由子宫下段、完全消退且扩张的宫颈、阴道、外阴及盆底肌肉组织构成（图 1.15）。

在阴道分娩的最后阶段，骨盆底肌肉组织的伸展使得产道延长。

骨盆底

会阴分为前方的泌尿生殖三角和后方的肛门三角。前方的泌尿生殖三角被会阴筋膜分为浅、深两层。会阴筋膜位于水平平面，前方接续腱弓附着于耻骨的部分，后方与会阴体筋膜相连续。

与阴蒂勃起相关的组织和阴蒂均位于会阴浅层，并与会阴筋膜融合。勃起组织被坐骨海绵体肌和球海绵体肌覆盖。会阴浅横肌将会阴分为泌尿生殖三角和肛门三角。球海绵体肌、肛门外括约肌和尿道阴道括约肌共同构成位于阴道和肛门之间的会阴体部分（图 1.16）。

会阴筋膜由前后两部分构成：后部由双侧的横向肌纤维层组成，该横向纤维层将阴道侧壁和会阴体连接到耻骨降支和坐骨支；前部则覆盖会阴深层的三块肌肉。除了环形的尿道外括约肌，还有发自耻骨降支的尿道逼尿肌，行至尿道前方并至对侧，与对侧的该肌肉相融合。在它旁边，呈吊环状的尿道阴道括约肌自耻骨下支发出，在阴道后方会阴体处融合（图 1.17）[6]。

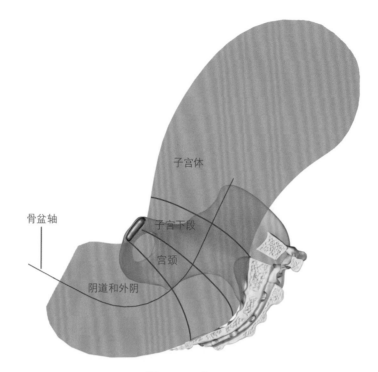

图 1.15 软产道

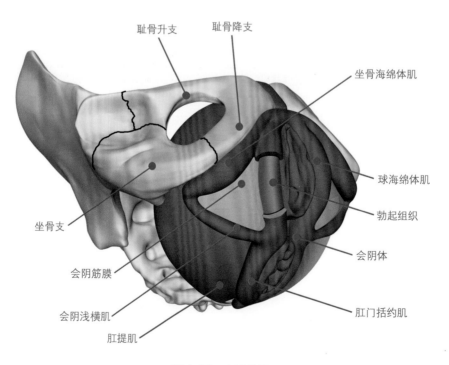

图 1.16 会阴浅层

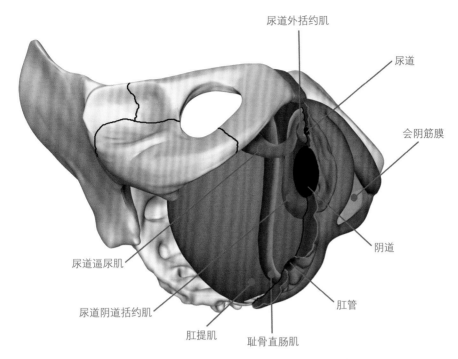

尿道外括约肌

尿道

会阴筋膜

阴道

肛管

尿道逼尿肌

尿道阴道括约肌

肛提肌

耻骨直肠肌

图 1.17 会阴深层

肛门三角包括肛管、肛门括约肌及两侧的坐骨肛门窝。肛门三角的底界为肛提肌,耻骨直肠肌和肛提肌中部共同构成吊环状结构,环于肛管外,固定于耻骨内侧。

（王佩 译 孙崟 校）

参考文献

1 Dudenhausen JW. Praktische Geburtshilfe mit geburtshilflichen Operationen. Berlin-New York: Walter de Gruyter, 2011.

2 Cunningham F, Leveno K, Bloom S, et al. Williams Obstetrics. New York: McGraw-Hill, 2009

3 Putz R, Pabst R. Sobotta, Atlas van de menselijke anatomie. Houten: Bohn Stafleu van Loghum, 2006.

4 Rozenburg P. Is there a role for X-ray pelvimetry in the twenty-first century. Gynecol Obstet Fertil. 2007;**35**:6–12.

5 Spörri S, Gyr T, Schollerer A, et al. Methods, techniques and assessment criteria in obstetric pelvimetry. Z Geburtshilfe Perinatol. 1994;**198**:37–46.

6 Stoker J, Wallner C. The anatomy of the pelvic floor and sphincters. In: Stoker J, Taylor S, DeLancey JOL (eds). Imaging pelvic floor disorders. New York: Springer Verlag, 2008.

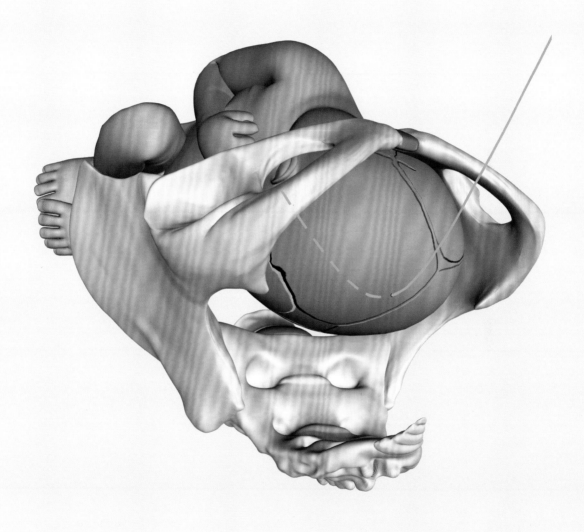

正常产程及分娩

第 2 章

H.W. Torij, K.M. Heetkamp, A. Grunebaum, M. van Dillen-Putman, J. van Dillen

简介

本章将运用文字、图片和动画的方式详细介绍不同头位先露在产程及分娩过程的机制，并参考和引用了各类现有的相关书籍和指南[1-14]。

本章将解释说明和模拟"霍奇平面①"（planes of Hodge）和先露位置——代表先露下降过程中通过产道的不同水平——阐述其在产程和分娩中的机制。对头先露的分娩中胎头在产道中下降中姿势和方位的不同变化进行了详细的阐述。

定义

为了理解胎儿通过产道的过程，我们需要了解正常产程和分娩的机制。为了描述这些机制，本章将使用以下这些定义。

胎位

胎儿在宫内的位置通常由轴位、先露、姿势和胎位组成。

- **轴位：**指胎儿的长轴与母体长轴之间的关系。纵向位置分为头位（96%）和臀位（3%~4%）。此外，还需区分为横位和斜位（<0.5%）（图 2.1）。比例为足月妊娠时数据。

- **先露部分：**指胎儿在产道中最深处的部分，因此最接近产道出口。因此，在顶先露的情况下，枕骨是先露部位，在横位中，肩部、躯干或臀部是呈现部分（图 2.1）。

- **姿势：**胎姿势指胎头与躯干的相对位置（图 2.2）。分为以下几种：

   - **俯屈位（最常见）：**胎儿的下颌朝向胸；包括枕先露和顶先露（高直位）；

   - **仰伸位：**指胎儿的枕部朝向背部；包括额先露和面先露。

- **胎方位：**是指胎先露与骨盆的关系（图 2.3）。胎方位由以下几点决定：

   - 在俯屈姿势时，枕部为决定点（枕先露）；

   - 在仰伸姿势时，下颌为决定点（面先露）；

   - 在臀位中，骶骨为决定点（骶先露）。

---

① 本书荷兰语版及英语版使用了 Hodge 平面（缩写 H）和 Station 平面（缩写 S）两种方式来描述分娩过程中的不同平面，汉语版以对照的方式同时保留两种平面标记方法。

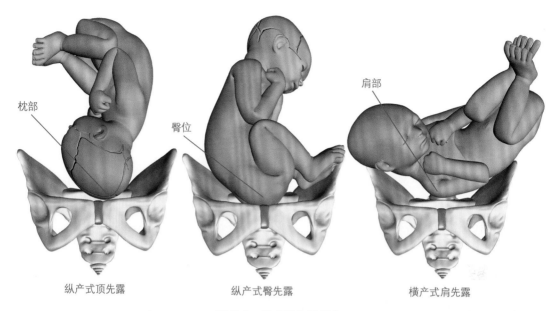

枕部

臀位

肩部

纵产式顶先露   纵产式臀先露   横产式肩先露

图 2.1 产式及先露部位

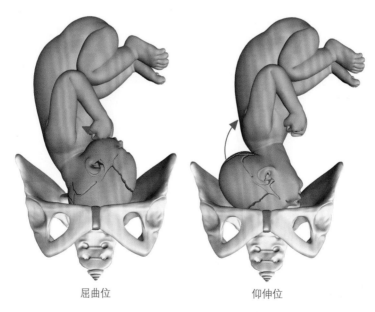

屈曲位   仰伸位

图 2.2 屈曲及仰伸位

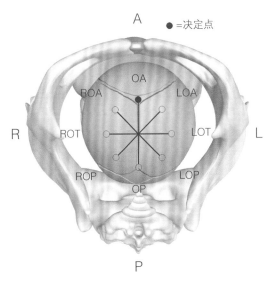

图 2.3 枕先露时头的朝向（枕部为决定点）

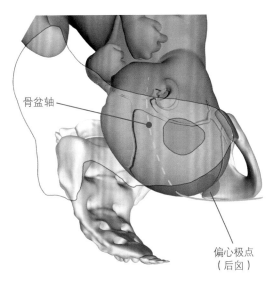

图 2.4 偏心极点

胎儿先露姿势和方位的标记法

先露和姿势由大写字母表示。

先露／姿势	决定点
枕先露	枕（O）
顶先露	枕（O）
额先露	颏（M）
面先露	颏（M）
臀位	骶骨（S）

例如

在一例枕先露中，决定点是枕部（O）。枕部与骨盆可以有以下几种相对关系：

A= 前	P= 后
LOA= 左前	LOP= 左后
ROA= 右前	ROP= 右后
LOT= 左横	ROT= 右横

因此，LOA 代表左枕前位。

偏心极点

偏心极点是先露部分在骨盆轴外最深的点（图 2.4）。

旋转

当下降进入骨盆及钻出骨盆过程中头部绕着额向、矢向和纵轴旋转。

- **围绕额向轴旋转**（图 2.5）：在着冠时，头部通常为俯屈，因此利用最小周径通过骨盆。
- **围绕矢向轴旋转**（图 2.6）：分为以下几种（图 2.7）：
    - 胎头倾势：矢状缝位于骨盆横轴；
    - 前不均倾：矢状缝在骨盆轴后；
    - 后不均倾：矢状缝在骨盆轴前。
- **围绕纵轴的旋转（纵向旋转）**（图 2.8）：分为以下几种：
    - 内旋转：胎头绕纵轴旋转，从而使偏心极点通常转至前方；
    - 外旋转：胎头在娩出后沿纵轴旋转，枕部转至朝新生儿背侧的右或者左。

旋转点

旋转点（hypomochlion）是指胎头在分娩中通过耻骨联合的部分（图 2.9）。

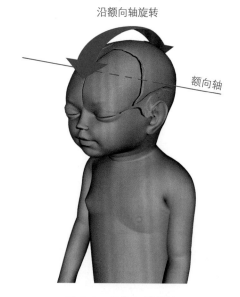

图2.5 沿额向轴旋转

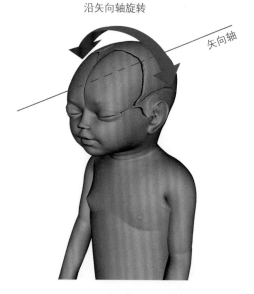

图2.6 枕位中沿矢向轴旋转

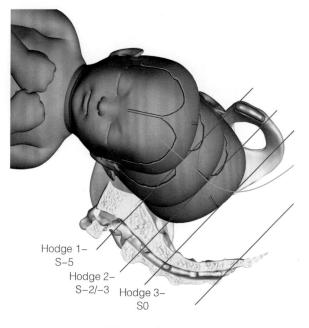

图2.7 胎头倾势

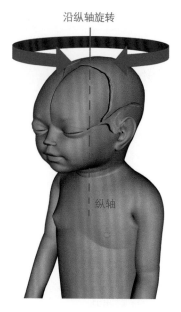

图2.8 沿纵轴旋转

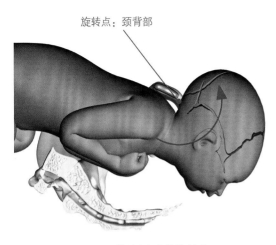

旋转点：颈背部

图 2.9　枕先露时的旋转点

在本章中我们描述了胎儿在头位时通过骨盆时胎头不同姿势和位置。需要特别注意的是除了姿势和位置，还有其他许多重要的因素影响胎儿通过产道。在分娩过程中，决定产妇是否能在恰当的时机分娩（不太早或太晚）、宫缩的力度、胎头相对骨盆的大小必然影响其通过产道。

由于本章主要介绍分娩的机制，第一及第二产程的其他特征将不在此详述。

枕前位的分娩机制

采用纵产式枕先露的分娩是正常大小的胎儿通过妇女盆腔出生的最高效的方式。

特征

在枕先露中：
- 产式：头位。
- 先露部分为：枕部。
- 姿势为：俯屈式。
- 决定点：枕部。
- 偏心极点为：枕部。
- 头部下降通过盆腔的径线为：枕下

额径（10cm）为直径及双顶径（9.5cm）为直径。
- 旋转点：后发际线。

发生率

在所有分娩中枕先露分娩占 85%~88%[15]。最常见的是枕前位。

标记法

枕先露：指示点（O）前位（A），因此记为：OA。

诊断

- 外触诊：头位。
- 阴道检查：后囟位于或者接近骨盆轴。

自 Hodge 1（S-5）平面穿过产道分娩的机制

见动画 2.1 和动画 2.2。

在大多数初产妇孕 36 周时，胎头已经入盆，而在大多数经产妇中胎头在分娩发动前都尚未入盆。

动画 2.1
枕先露时枕前位的分娩：前侧视

Hodge 1（S-5）平面

- 足月时，接近 70% 的胎儿胎背位于左前方，25% 位于右后方，5% 位于右前方或左后方。因此，大多数胎儿以左枕前（LOA）位开始下降进入骨盆。由于横向椭圆状的盆腔内径，胎头开始下降时通常采用横位或斜位（常为 LOT）（图 2.10）。

动画 2.2
枕先露时枕前位的分娩：前透视

- 由于胎头必须通过骶岬（沿矢向轴旋转），颅骨在 Hodge 1（S-5）平面时是不均倾位（图 2.10）。矢状缝在骨盆轴的前方，形成前不均倾位。

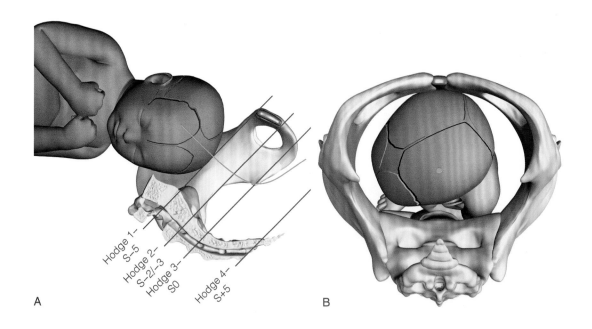

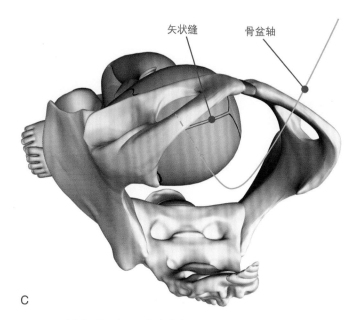

图2.10 （A~C）胎头在 Hodge 1（S−5）平面

Hodge 2（S−2/−3）平面

- 在这个平面，胎头已经下降了全程的 1/3。
- 俯屈增加（沿额向轴旋转），造成后图

位于接近骨盆轴的位置。

- 这时胎头已经微越过骶岬。矢状缝现在几乎位于骨盆轴上。在 Hodge 2（S−2/−3）平面和 Hodge 3（S0）平面之间达到均倾（图 2.11）。

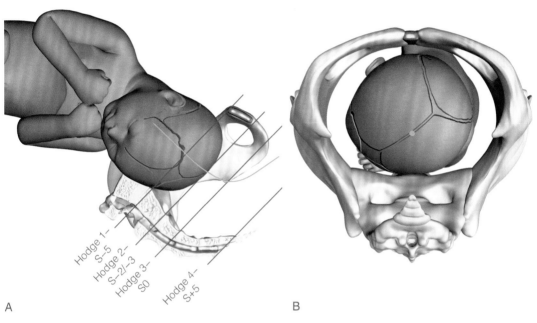

A

Hodge 1−
S−5
Hodge 2−
S−2/−3
Hodge 3−
S0
Hodge 4−
S+5

B

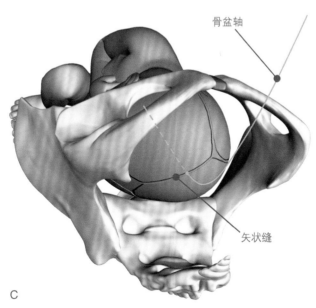

骨盆轴

矢状缝

C

图 2.11（A~C）胎头位于 Hodge 2（S−2/−3）平面

Hodge 3 (S0) 平面

- 在这时胎头已经下降了一半。胎头的最大径线(双顶径)已经通过骨盆入口。原则上,胎儿现在可以经阴道分娩。

- 现在胎头已经完成了沿骶岬旋转。矢状缝位于骨盆轴的后方(前不均倾位(图2.12)。

- 胎头俯屈增加。后囟得以靠近骨盆轴从而形成偏心极点(图2.13)。

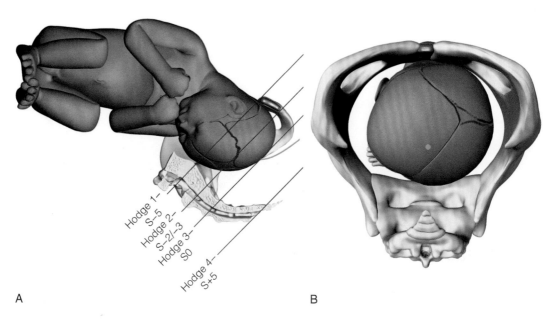

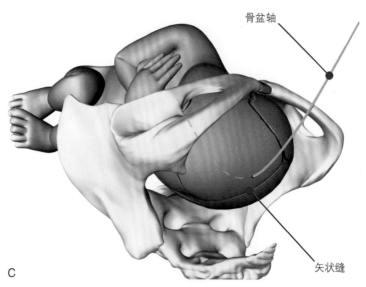

图 2.12 (A~C)胎头位于 Hodge 3(S0)平面

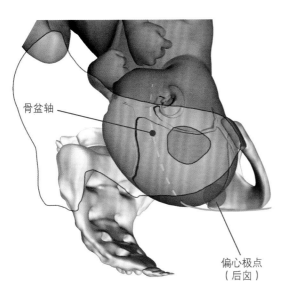

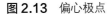

图 2.13　偏心极点

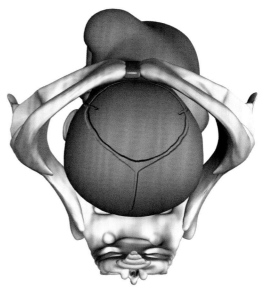

图 2.14　盆底胎头旋转

内旋转

枕骨通过这个动作转到前方。这是围绕着长轴的旋转。盆腔出口的前后径大于横径,为了能够通过盆腔出口内旋转十分

必要(图 2.14)。在大多数女性中,当胎头到达盆底时,内旋转已经完成。

内旋转的发生是由于:

● 产道的形状:从 Hodge 3(S0)平面开始,产道弯曲 90°朝向前方(图 2.15)。

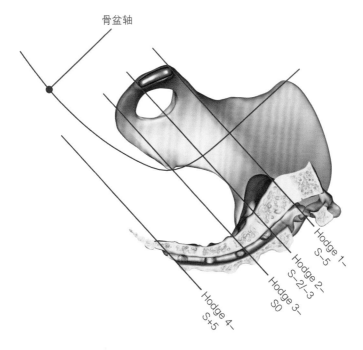

图 2.15　骨盆轴

- 胎头相对于躯干的灵活性:处于屈曲的姿势,在下降的过程中胎头将进一步屈曲(并在仰伸的姿势进一步仰伸)。

- 偏心轴:由于宫缩,在通过产道的弯曲时,偏心轴旋转到前方。

持续性枕先露

有些情况下会出现持续性枕先露。也就是说胎头最大限度地弯曲,后囟(最低点)位于骨盆轴上(图2.16)。在这种情况下,没有偏心轴,这使得旋转有时发生得较晚。当存在头盆不称时,可以出现持续性的枕先露。

Hodge 4(S+5)平面

- 胎头位于骨盆出口处。通常情况下内旋转已经完成。位置在OA(枕前)(图2.17)。

胎头的娩出

胎头着冠

当胎头旋转时,由于产道向前方弯曲,胎头的屈曲程度减小。伴随每阵宫缩,胎头的骨骼不断推动盆底。由于胎头骨骼的推动压力,会阴变得越来越弯曲膨隆。随着每阵宫缩,肛门扩张,外阴变得越来越宽。最后,在宫缩期,可以看到胎头背面露出外阴,而在宫缩间期,胎头又回缩至阴道内。这就称为着冠(图2.18)。

胎头仰伸

随着胎头的下降,胎头露出得更加明显。当颈背部在耻骨联合下方(胎儿额头在会阴后缘下方)时,在宫缩期胎头不再回缩:胎头开始仰伸(图2.19)。

胎头的娩出

在随后的宫缩期,胎头进行仰伸,围绕耻骨联合旋转娩出。仰伸的支点是颈背部(图2.20)。当胎头最大径线娩出后,称作胎头的娩出。

在胎头娩出的过程中,可以从下面两种方法中选择一项:会阴保护或会阴无保护。

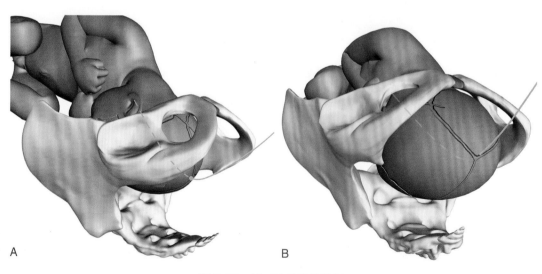

A   B

图2.16 (A~B)持续性机制

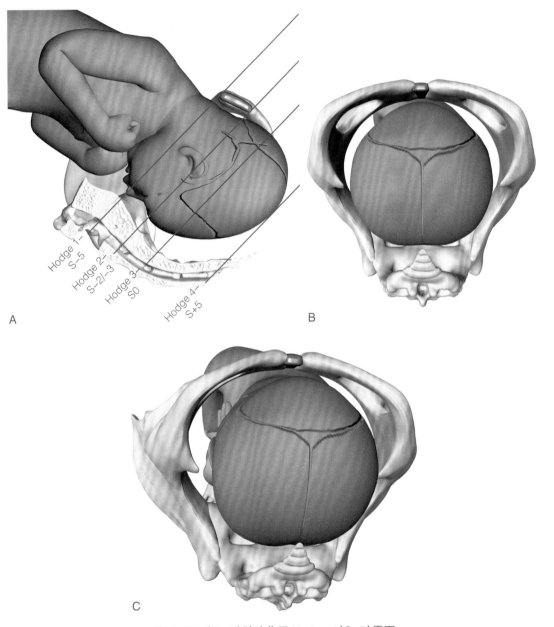

Hodge 1
S-5

Hodge 2
S-2/-3

Hodge 3
S0

Hodge 4
S+5

A

B

C

图 2.17　（A~C）胎头位于 Hodge 4（S+5）平面

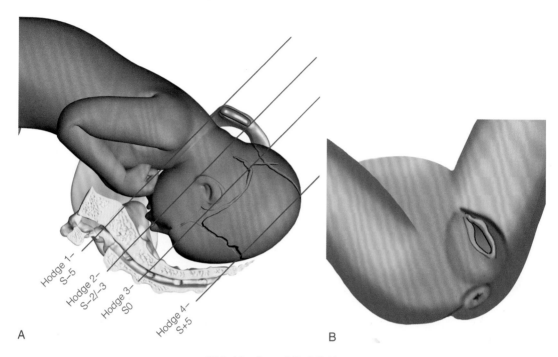

Hodge 1—
S-5

Hodge 2—
S-2/-3

Hodge 3—
S0

Hodge 4—
S+5

A

B

图 2.18 （A~B）胎头的着冠

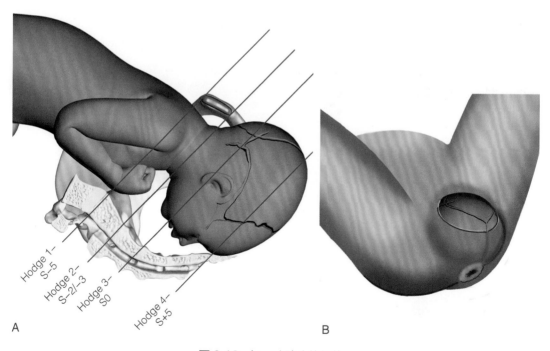

Hodge 1—
S-5

Hodge 2—
S-2/-3

Hodge 3—
S0

Hodge 4—
S+5

A

B

图 2.19 （A~B）胎头的仰伸

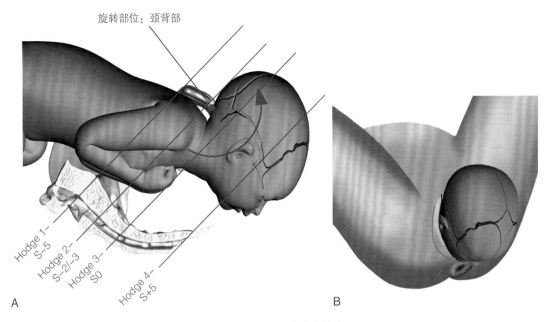

图 2.20　（A~B）胎头娩出

会阴保护:会阴保护方法,是将一只手持续放在会阴处,托住并支撑会阴。另一只手在胎头仰伸期间放在胎头处,并且可以对胎头施加压力,帮助胎头的偏转(图 2.21)。热敷可以减少发生会阴三度、四度撕裂风险[相对风险(RR)0.48;95% 置信区间(CI)0.28~0.84][16](图 2.21)。

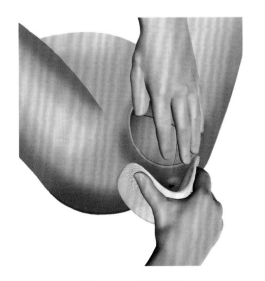

图 2.21　会阴保护

会阴无保护:会阴无保护方法,是指不将手放在胎头或者会阴。

在关于会阴保护和会阴无保护方法对于会阴撕裂影响的研究中,结论并不明确。会阴保护相比于会阴无保护法,在会阴完整无损伤以及会阴三度、四度撕裂的发生率方面无影响[证据级别 A1][16]。在采用会阴保护时,会阴切开术的使用显著的增多(RR 0.69;95%CI 0.50~0.96)[15]。针对保护会阴的培训计划(会阴保护方法,正确会阴切开操作)能够减少肛门括约肌损伤[17]。

胎肩的衔接

胎肩适应产道的形状:肩胛弓以横向水平位置通过骨盆入口,然后以前后垂直位置通过骨盆出口平面。

外旋转

外旋转是指当胎头娩出后,胎头围绕长轴进行的旋转,使枕骨转至左侧或右侧(取决于胎背的位置)(图 2.22)。

31

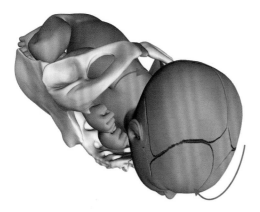

图 2.22 外旋转

胎肩的娩出

完成外旋转后,抓住胎头双顶骨处并

轻轻地向骶骨方向弯曲,使得前肩首先从耻骨弓下方娩出(图 2.23)。

接着,让胎头移向耻骨联合方向,于是后肩自会阴上方娩出(图 2.24)。

在娩出后肩时,特别要注意会阴,确保会阴没有撕裂。在垂直体位分娩时,女性身体向前倾,或者处于"四足着地"的姿势(双手和膝盖着地),后肩有时是首先娩出的。

躯干的娩出

胎肩娩出后,看见腋窝皱襞,小指钩住腋下。随之躯干、臀部以及四肢按产道方向娩出(图 2.25)。

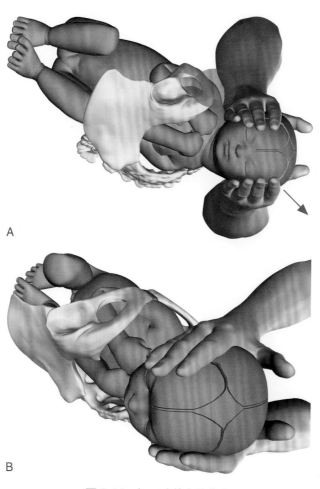

A

B

图 2.23 (A~B)前肩的娩出

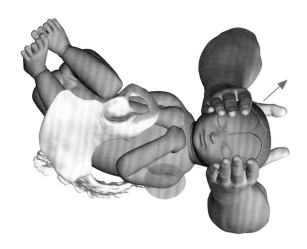

图 2.24　后肩的娩出

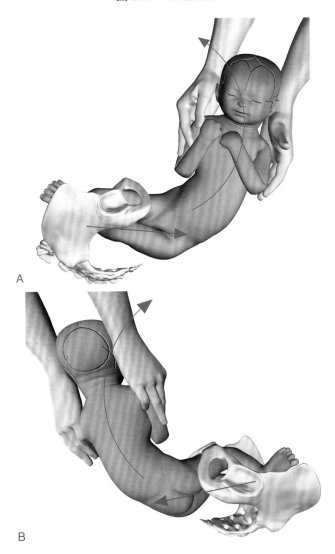

A

B

图 2.25　(A~B) 躯干的娩出

顶先露的分娩机制

特征

顶先露：

- 胎位：头先露。
- 先露部位：胎头的一部分，位于或者接近前囟。
- 胎姿势：介于屈曲与仰伸状态之间的一种姿势。
- 指示点：枕部。
- 没有偏心轴。
- 通过盆底的胎头径线：额枕径（12cm），横径为颞间径（8~8.5cm）。
- 旋转点：眉骨。

标记法

顶先露，伴有枕（指示点）后位：顶 OP（枕后）。

原因

通常来说，导致顶先露的原因不明。导致顶先露的原因可能有：

- 胎儿疾病：
  - 先天性疾病，如颈部肿瘤（甲状腺肿、颈部水囊瘤）；
  - 头部圆形（无偏心轴）；
  - 死胎。
- 胎头与产道间阻力小（胎头小，产道宽）。
- 缠绕（经常是多胎）。
- 扁平骨盆（前后径短）：在顶先露时，胎头以颞间径衔接（在枕先露的情况下，比双顶径小），因而使其适应扁平骨盆。
- 宫缩弱。

诊断

- 外部检查：头先露。
- 阴道检查：前囟位于或靠近骨盆轴：待宫颈开全后——取决于衔接——后囟和眼眶边缘有时同样能够被扪及。

点评

顶先露伴有枕后位（OP）有时很难同枕先露伴有枕后位相区分（表 2.1）。两者都表现为胎背朝下的姿势，而婴儿以脸朝上的姿势出生。在这两种情况下，宫颈扩张

表 2.1　顶先露和枕先露枕后位的不同

顶先露	枕后位
无俯屈	俯屈
达到 Hodge3（S0）平面后，胎头以最大的周径通过骨盆入口	在 Hodge3（S0）平面，胎头以最大的周径通过骨盆入口
当胎头着冠时，前囟位于骨盆轴线上（在后联合水平）	当胎头着冠时，前囟紧邻耻骨联合下方，由于俯屈位，有时很难被发觉
后囟无法达到盆底；在骨盆的更高处，应该向着胎背方向摸到后囟，而眼眶边缘远离前方	后囟可以毫无难度地到达盆底，尽管后囟通常被巨大的胎头水肿（先锋头）覆盖
旋转点是眉骨	旋转点是前发际线
娩出时，外阴出现额骨	娩出时，外阴出现前囟
胎头水肿邻近前囟	胎头水肿邻近后囟

和胎头下降的时间可能延长。有些时候后囟与骨盆轴的距离和前囟与骨盆轴的距离相等。这是一种介于顶后位和枕后位之间的中间位置，被称为"军事先露"（military attitude）。

从 Hodge 1（S-5）平面到出生，顶先露的分娩机制

见动画 2.3 和动画 2.4。

Hodge1（S-5）平面

胎头顶部下降时，矢状缝位于斜向或者横向位置。颞间径（8~8.5cm）小于双顶径（9.5cm），随后胎头以颞间径下降（图 2.26）。

为了能通过骶岬，胎头位于不均倾位置。矢状缝线位于骨盆轴的前方，此为后不均倾。

动画 2.3
顶先露的分娩：侧视

动画 2.4
顶先露的分娩：透视

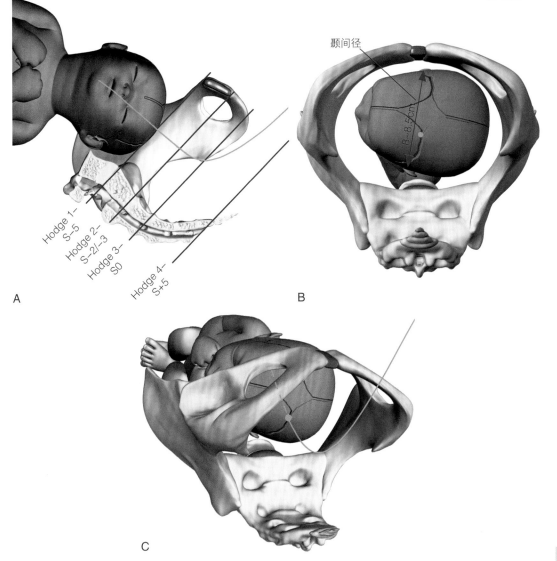

图 2.26　（A~C）胎头位于 Hodge 1（S-5）

Hodge2（S-2/-3）平面

如果持续性顶先露，由于通过切面的面积较大（额枕环状面周长，34~35cm），胎头将进一步下降，但是宫颈扩张速度缓慢。

胎头在骶骨岬的上方倾斜旋转（围绕矢状轴旋转），头盆倾势均匀通过（图 2.27）。

Hodge3（S0）平面

在这个位置上，由于与枕前位（OA）相比，此时的胎头屈曲不足，胎头仅下降了小一半的距离。当胎头下降通过 Hodge3（S0）平面后，胎头最大横径（双顶径）才通过骨盆入口。此后，才能推断顶先露胎儿的胎头已下降通过 Hodge3（S0）平面，胎儿可以阴道分娩。

当胎头已经围绕骶骨岬充分地旋转，处于前不均倾的状态时，这种情况出现的时间比枕前位时发生得要晚一些。（图 2.28）。

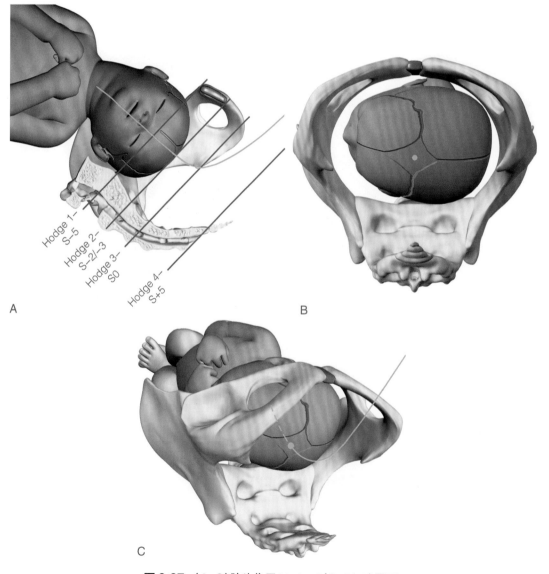

图 2.27（A~C）胎头位于 Hodge2（S-2/-3）平面

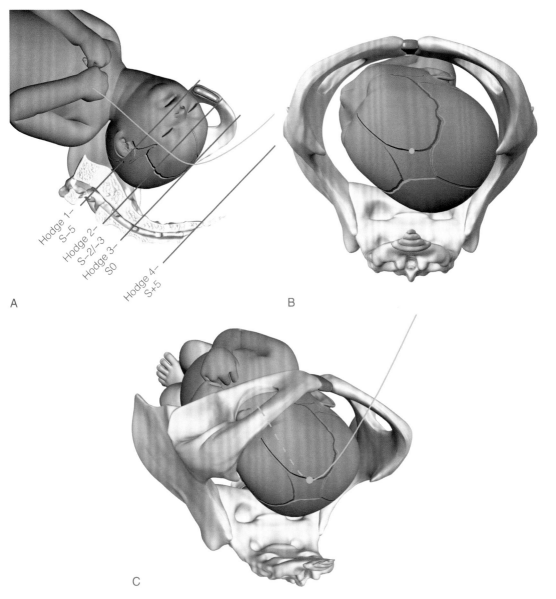

图 2.28　（A~C）胎头位于 Hodge3（S0）平面

旋转

　　如果随着胎头的下降没有发生俯屈，那么顶先露将持续存在。由于缺乏旋转的促发因素，所以不会进行内旋转。

　　在顶先露左枕后（LOP）或右枕后（ROP）时，在 Hodge3（S0）平面发生胎头的旋转，矢状缝位于骨盆的前后径上。这时的旋转将使得后囟转至后部。

　　在 Hodge3（S0）平面顶先露左枕前（LOA）或右枕前（ROA）的情况下，绝大多数都将会进展为枕先露。这种姿势下，引起偏心极，俯屈很容易完成（在通过弯曲的骨盆轴时向后背的阻力比前腹的阻力大）。枕骨旋转到前面，然后以枕前（OA）位进行分娩。

　　顶先露的枕后（OP）位不太容易进展为枕后位，这是由于胎头到达骨盆的这个水平面时，胎头不再能以这个姿势进行屈曲。

Hodge4（S+5）平面

在顶先露时，前囟位于骨盆轴上。也就是说在骨盆出口平面，前囟位于后连合水平（图2.29）。

胎头的娩出

前额和前囟窝最先从外阴娩出（图2.30）。在顶先露枕后（OP）位分娩时，眉骨（旋转点）位于耻骨联合下方（图2.31）。俯屈使得枕骨首先自会阴娩出，随后通过仰伸，胎儿面部娩出。

在着冠、仰伸和分娩过程中，与枕前（OA）位分娩相比，不论是顶后位还是枕后位分娩会阴撕裂的风险增加，这是因为：

- 胎头以额枕径（12cm）通过盆腔出口平面。而在枕前分娩时，则是以枕下额径（10cm）通过。

- 胎头一直下降至眉骨位置，直到围绕耻骨联合发生旋转之前。

- 胎头枕骨处横径比额头处宽。

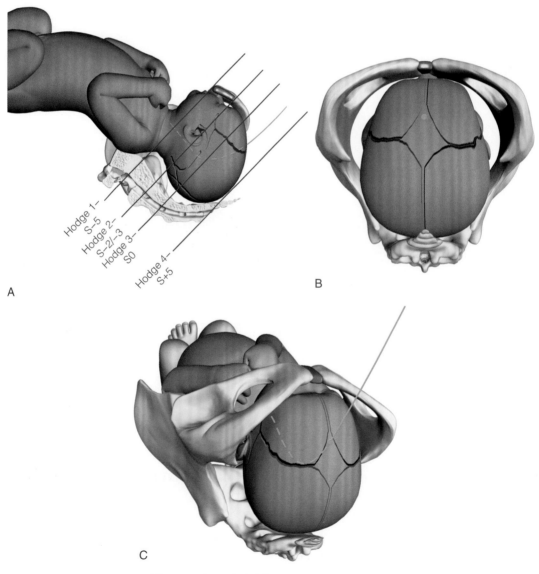

A

Hodge 1－
S－5
Hodge 2－
S－2/－3
Hodge 3－
S0
Hodge 4－
S+5

B

C

图2.29 （A~C）胎头位于Hodge4（S+5）平面

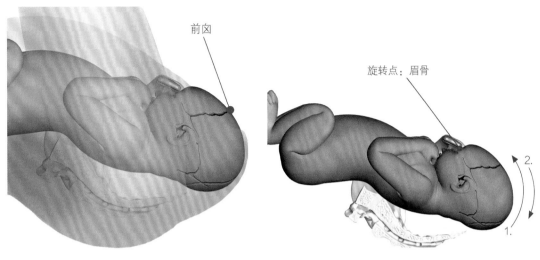

图 2.30　胎头着冠

图 2.31　旋转点：眉骨

- 在耻骨弓下方，与颈部相比，前额的形状不太贴合。

胎头娩出后，分娩按照枕前位的机制继续进行。

顶先露的干预措施

- 在正常骨盆的情况下，当胎头衔接时，可以要求母亲朝胎背方向的侧卧(图 2.32)。这样做是为了促进俯屈并且尝试从顶先露调整至正常的枕先露。通过俯屈，偏心极点再次出现。

- 通过改变体位或者或四处活动。同样有助于改善俯屈。

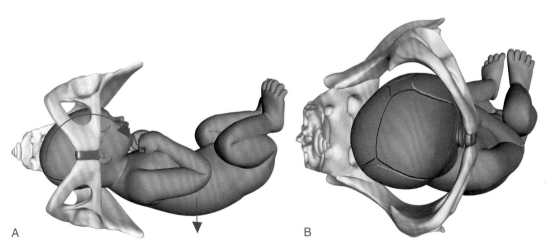

A

B

图 2.32　（A~B)激发俯屈

枕先露时枕后位的分娩机制

特征

枕后位时枕骨在后面。
- 胎产式:头位。
- 胎先露:头。
- 胎姿势:俯屈。
- 胎方位指示点:枕部。
- 偏心轴:后囟门。
- 通过骨盆的胎头径线:枕下额径(10cm)、双顶径(9.5cm)。
- 旋转点:前发际线。

发生率

枕后位分娩占所有分娩总数的5.5%[18]。

标记法

枕骨在后面的枕后位(指示点:O),记为:OP。

原因

枕后位的形成原因尚不明确。
枕后位可能的原因包括:
- 胎儿较小。
- 胎死宫内。
- 头盆不称。

诊断

- 腹部检查:头先露。
- 阴道检查:后囟位于左后或右后方,前囟位于左前或右前方。

点评

枕后位可见于枕先露及顶先露(胎头高直位),二者分娩机制的区别参见"顶先露的分娩和娩出机制"。

从 Hodge 1(S-5)平面至胎儿娩出,枕后位的分娩机制

动画 2.5
枕先露时枕后位的分娩:侧视

动画 2.6
枕先露时枕后位的分娩:透视

见动画 2.5 和动画 2.6。

Hodge 1(S-5)平面

在 25%~30% 的分娩中,胎儿入盆时胎背在后方,以左枕横或右枕横,或左枕后或右枕后与骨盆衔接(LOT、ROT、LOP 或 ROP,图 2.33)。

Hodge 2(S-2/-3)平面

在这一平面,胎头继续下降并开始俯屈(围绕冠状轴旋转),后囟逐渐靠近母体骨盆轴(图 2.34)。胎头越过骶岬并向头盆均倾,在 Hodge2(S-2/-3)平面至 Hodge3(S0)平面完成均倾(围绕矢状轴旋转)。

Hodge3(S0)平面

在这一平面,胎头已下降至全程的一半。胎头最大径线(双顶径)已通过骨盆入口平面,胎头完全越过骶岬,矢状缝位于母体骨盆轴后方,此时形成前不均倾(图 2.35)。

旋转

如果胎头在 Hodge3(S0)平面仍为右枕后或左枕后,有以下两种可能:
- 胎儿枕部旋转 135° 至正枕前位,并以枕前位机转娩出。

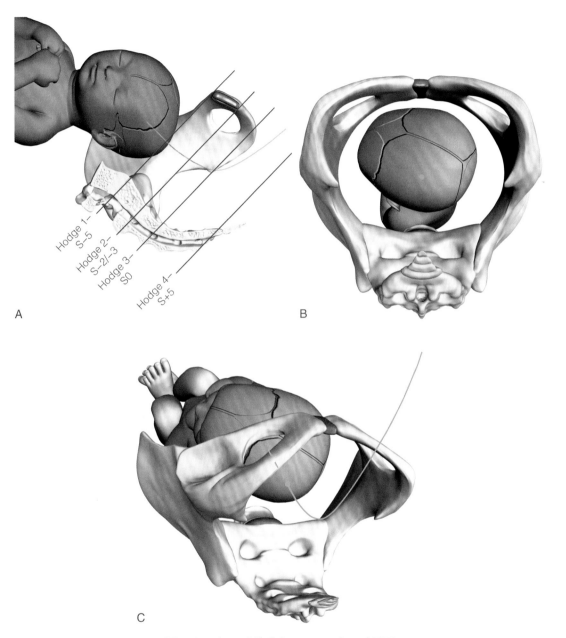

图 2.33 （A~C）胎头在 Hodge 1（S–5）平面

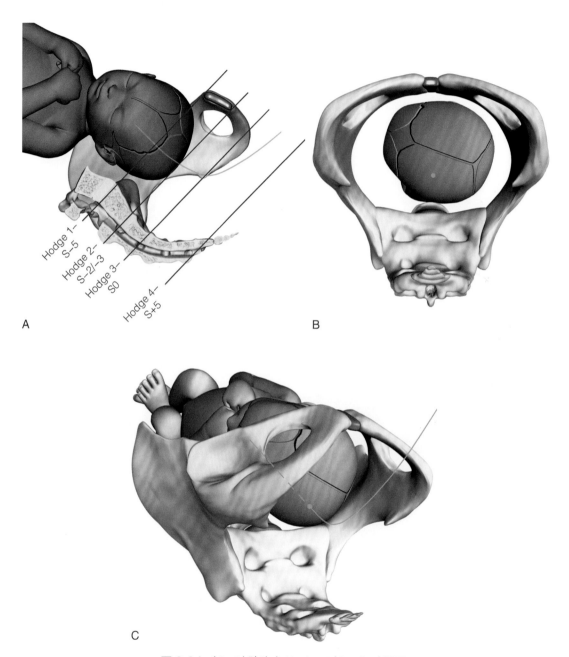

Hodge 1–
S–5

Hodge 2–
S–2/–3

Hodge 3–
S0

Hodge 4–
S+5

A

B

C

图 2.34 （A~C）胎头在 Hodge 2（S–2/–3）平面

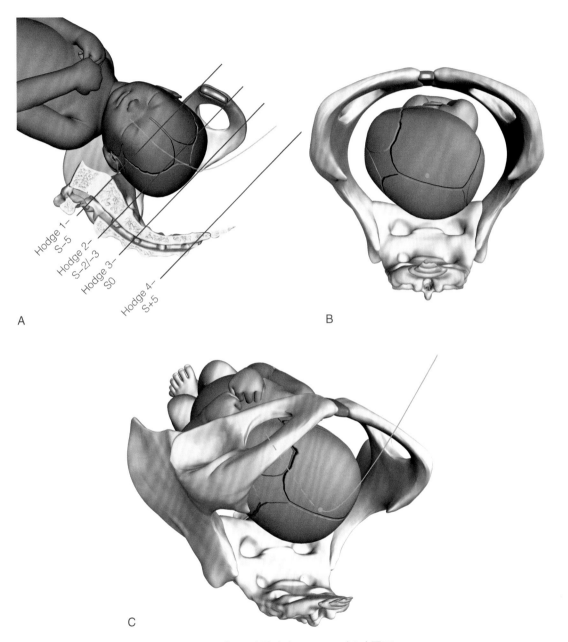

A

Hodge 1 – S - 5
Hodge 2 – S - 2/ - 3
Hodge 3 – S0
Hodge 4 – S + 5

B

C

图 2.35　(A~C)胎头在 Hodge 3(S0)平面

- 胎儿枕部旋转45°至正枕后位，并以枕后位机转娩出。

Hodge4（S+5）平面

在 Hodge 4（S+5）平面，胎头以枕后位到达骨盆出口平面（图 2.36）。

胎头娩出

胎头俯屈至最大程度后，以前发际线或前囟为支点，顶部及枕部自会阴前缘娩出（图 2.37）。随后胎头开始仰伸，胎儿额部、面部相继由耻骨联合下方娩出（图 2.38）。

与顶先露（胎头高直位）相比，枕后位分娩时，胎头垂直向下作用于会阴体，因此产妇会阴体张力更大，直至枕骨娩出。

胎头娩出后，胎体娩出与枕前位相同。

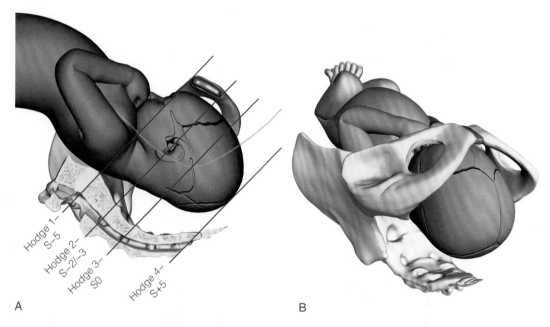

图 2.36 （A~B）胎头在 Hodge 4（S+5）平面

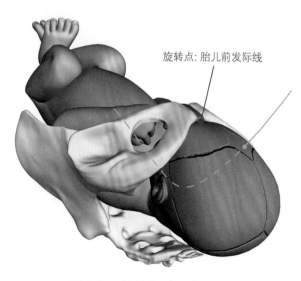

图 2.37 旋转点：胎儿前发际线

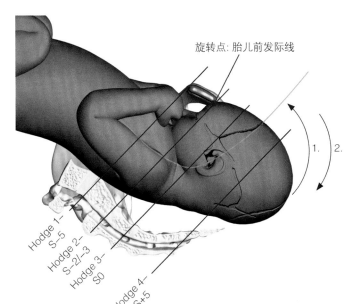

旋转点:胎儿前发际线

1. 2.

Hodge 1—
S−5
Hodge 2—
S−2/−3
Hodge 3—
S0
Hodge 4—
S+5

图 2.38　胎头娩出

额先露的分娩机制

特征

- 胎产式:头位。
- 胎先露:额部。
- 胎姿势:适度仰伸。
- 胎方位指示点:胎儿下巴(颏)。
- 偏心极点:下巴(颏)。
- 通过骨盆的胎头径线:枕颏径(13.5~14cm)。
- 胎头旋转点:犬齿窝(颧骨)。

发生率

额先露的发生率为 0.01%~0.05%。

标记法

额先露以胎儿颏为指示点时,记为:MA(mentum anterior)。

原因

一些因素可导致胎头仰伸而不是俯屈,从而形成额先露。这些因素包括:

- 胎儿异常,如:
  - 无脑儿;
  - 颈部占位病变(甲状腺肿、颈部水囊瘤)。
- 脐带缠绕。
- 腹壁薄弱(常见于经产妇)。
- 头盆不称。

对于大多数额先露,原因尚不明确。

诊断

- 腹部触诊:头位,同时存在下列情况:
  - 在胎儿肢体侧能感觉到主要压力;
  - 在骨盆入盆上方持续触及胎头后部;
  - 胎心在胎儿肢体侧听诊最明显。
- 阴道检查:
  - 在骨盆轴两侧可分别触及胎儿前囟和眼眶;

－此外还可触及鼻梁、冠状缝、眉弓,有时还可触及胎儿口部,但无法触及胎儿颏(在面先露中,可触及胎儿颏,但无法触及前囟)。

点评

在产妇宫口开全之前,可能只触及胎儿前囟而无法触及胎儿眼眶,因此难以与顶先露(胎头高直位)鉴别。但与后者不同的是,额先露时前囟不在骨盆中心。

从 Hodge 1(S–5)平面至胎儿娩出,额先露的分娩机制

见动画 2.7 和 2.8。

动画 2.7
额先露的分娩:侧视

动画 2.8
额先露的分娩:透视

额先露通常被认为是剖宫产指征。额先露时,胎头以最大径线枕颏径(13.5~14cm)进入骨盆,因枕颏径超出骨盆入口横径(13cm),所以胎头下降不会低于 Hodge 2(S–2/–3)平面,只有在胎儿较小或骨盆较大的情况下,才可能自然分娩。此时,胎头可能进一步仰伸发展为面先露,或俯屈形成顶先露(胎头高直位)(详见面先露或顶先露部分)。

Hodge 1(S–5)平面

胎头通常以左前颏或右前颏下降(图2.39)。

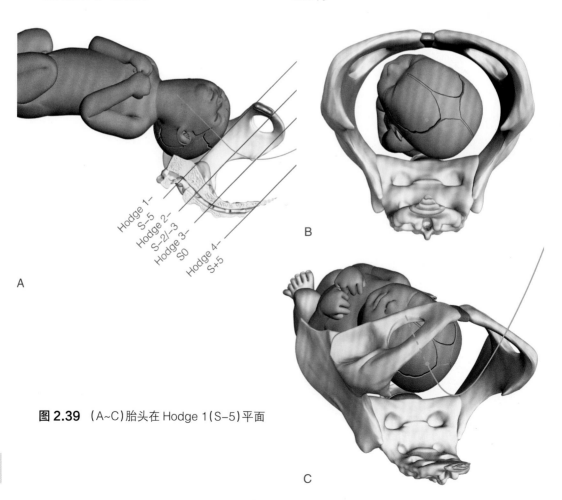

图 2.39 (A~C)胎头在 Hodge 1(S–5)平面

Hodge 2（S−2/−3）平面至 Hodge 3（S0）平面

通常情况下胎头无法进一步下降,当胎儿较小或骨盆较大时,胎头会继续以左前额或右前额进一步下降至 Hodge 3（S0）平面以下（图 2.40、图 2.41）。

内旋转

胎儿枕骨越过骶岬后,额部到达盆底,

即 Hodge 4（S+5）平面水平,此时开始内旋转。偏心极点是颏,胎儿颏转至正前方,颧骨位于产妇耻骨联合下方。

Hodge 4（S+5）平面

内旋转发生在 Hodge 4（S+5）平面。胎儿颏转至正前方,颧骨位于产妇耻骨联合下方（图 2.42）。

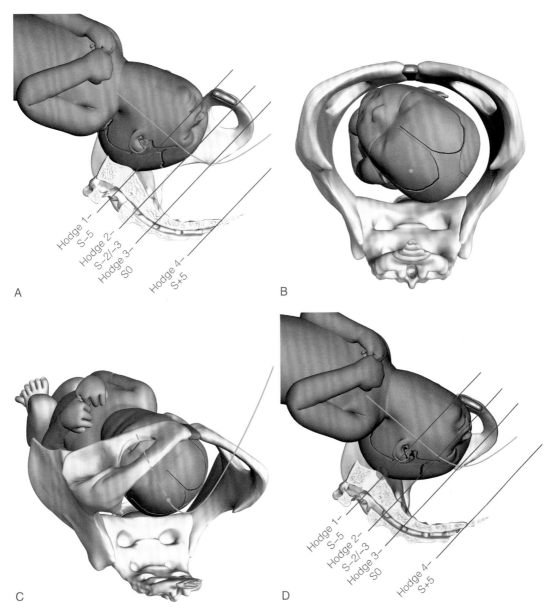

图 2.40　（A~D）胎头在 Hodge 2（S−2/−3）平面;胎头下降于 Hodge 2（S−2/−3）平面至 Hodge 3（S0）平面

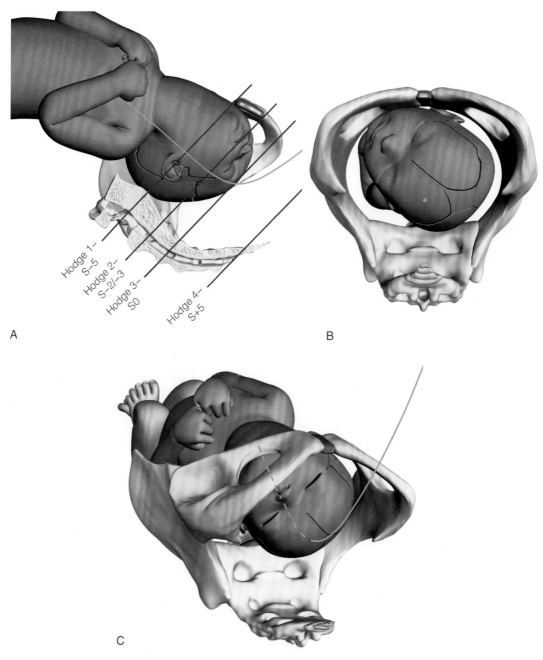

Hodge 1–
S–5

Hodge 2–
S–2/–3

Hodge 3–
S0

Hodge 4–
S+5

A

B

C

图 2.41（A~C）胎头在 Hodge 3（S0）平面

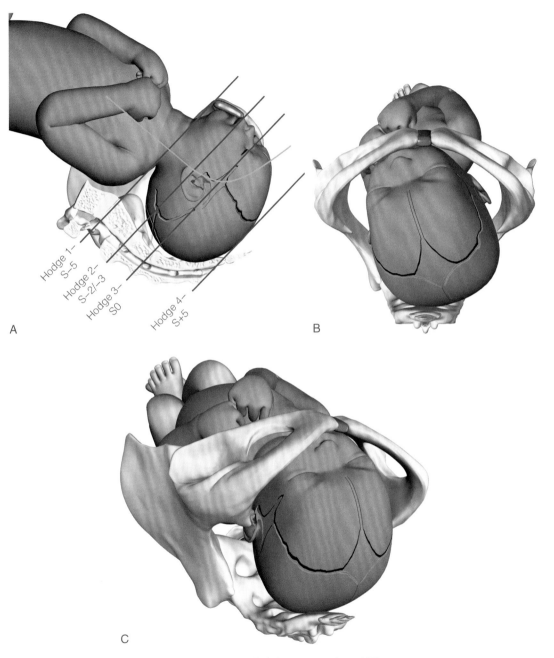

Hodge 1–
S–5

Hodge 2–
S–2/–3

Hodge 3–
S0

Hodge 4–
S+5

A

B

C

图 2.42 （A~C）胎头在 Hodge 4（S+5）平面

胎头娩出

胎头以颧骨为支点,围绕耻骨联合旋转,枕部首先通过俯屈娩出,随后面部通过仰伸娩出。

此时胎头矢状缝常位于骨盆出口斜径,可为旋转提供更大空间(图2.43)。

胎头娩出后,产程进展以枕后位机制娩出。

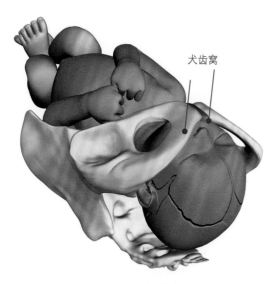

犬齿窝

图2.43 旋转点

额先露的干预措施

产妇可采取侧卧位:选择胎儿肢体侧卧位,有利于胎头仰伸(转为面先露);选择胎儿背侧卧位,帮助俯屈(转为高直前位)。

面先露的分娩机制

特征

在面先露中:
- 胎产式:头先露。
- 胎先露:面部。
- 胎姿势:过度仰伸。
- 胎方位指示点:下巴(颏)。

- 偏心极点:下巴(颏)。
- 通过骨盆的径线:颏下前囟径(9.5cm)。
- 旋转点:喉。

发生率

在所有分娩中面先露发生率约0.05%~0.5%。

标记法

下巴在前面的面先露(支点为颏):颏前(MA)。

原因

发生面先露的原因在头处于仰伸而不是俯屈的情况下,包括:
- 胎儿疾病,比如:
  - 无脑畸形;
  - 颈部肿瘤(甲状腺肿,颈部水囊瘤)。
- 脐带绕颈。
- 腹壁松弛(经产妇)。
- 头盆不称。
但大部分面先露的原因不明。

诊断

- 腹部检查:头先露,其中:
  - 在肢体侧可以感受到最大的阻力;
  - 头部(后面)在骨盆入口上方长时间可触及;
  - 胎心在胎儿肢体侧听得更清楚,
- 阴道检查,其中:
  - 在骨盆轴的两侧可触及眶脊、下颌和口;
  - 在面部发生胎头水肿;眼睑、鼻子和嘴唇可能严重水肿,有时很难确定面先露。

点评

在阴道检查时,有时很难区分面先露和臀先露。有时肛门会被误认为是嘴。要记住,肛门位于连接两个坐骨结节的假想线中央,而这些骨性标志不能在嘴的两侧摸到,这样就可以做出区分。

从 Hodge 1(S-5)平面至胎儿娩出,面先露的分娩机制

胎儿在下降开始时通常不会是面先露,而是额先露。当下降到骨盆时,胎头进一步仰伸,从而变为面先露(见动画 2.9 和 2.10)。

动画 2.9
面先露的分娩:侧视

Hodge 1(S-5)平面

如果胎头在下降开始时是面先露,通常下巴处于枕左前/枕左横或枕右前/枕右横状态。如在枕先露中,头部必须绕矢状轴旋转,才能在面先露中通过岬角(图 2.44)。

动画 2.10
面先露的分娩:透视

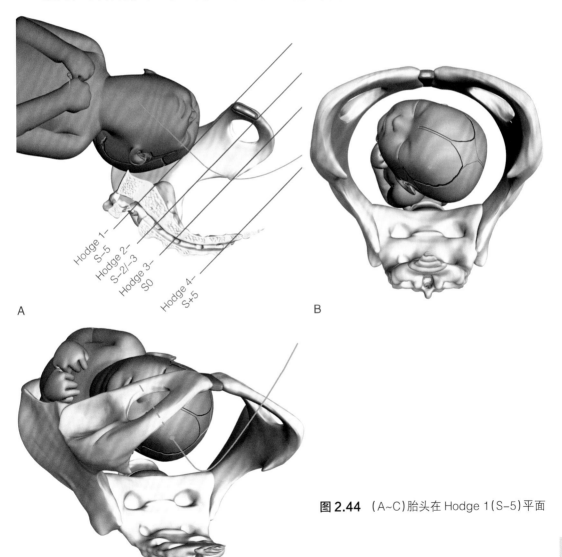

图 2.44　(A~C)胎头在 Hodge 1(S-5)平面

Hodge 2（S-2/-3）平面

头部在与 Hodge 1（S-5）平面相同的位置下降得更深，一方面是由于不规则塑形的先露部位而下降较慢，另一方面是由于与在枕先露中以枕额径（10cm）着冠不同，面先露

以颏下枕径（13.5~14cm）着冠（图 2.45）。

Hodge 3（S0）平面

头部在与 Hodge 1（S-5）平面相同的位置下降得更深，并进一步仰伸（绕冠状轴旋转）（图 2.46）。

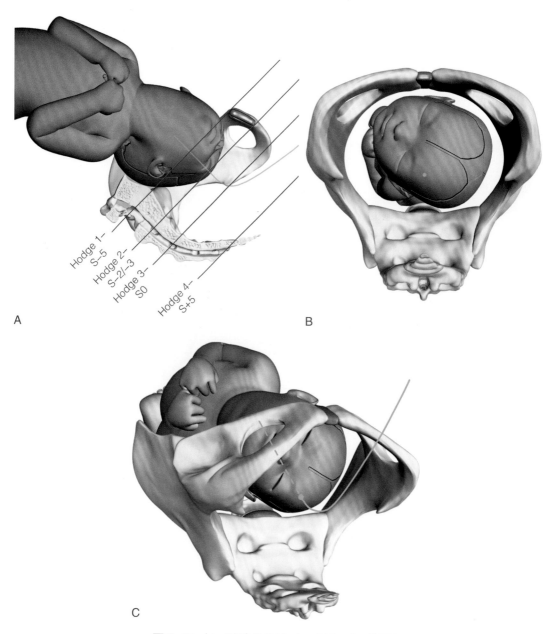

图2.45 （A~C）胎头在 Hodge 2（S-2/-3）平面

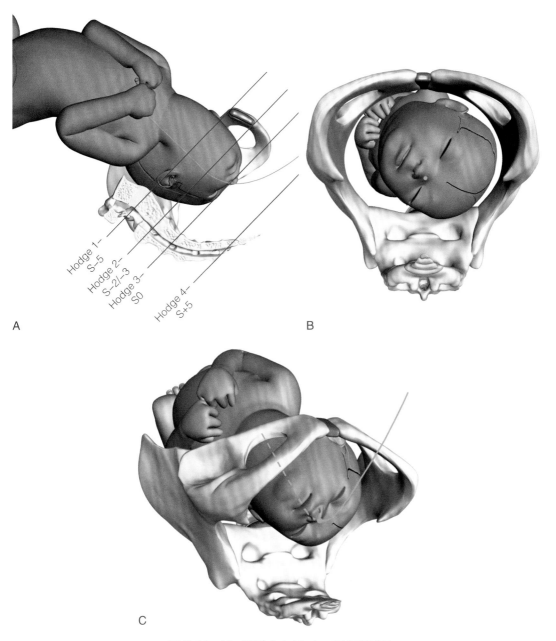

Hodge 1-
S-5

Hodge 2-
S-2/-3

Hodge 3-
S0

Hodge 4-
S+5

A

B

C

图 2.46 （A~C）胎头在 Hodge 3（S0）平面

内旋转

最终在 Hodge 4(S+5) 平面发生内旋转。当脸部位于骨盆底[Hodge 4(S+5) 平面]时,头部的最大径线最终通过骨盆入口。胎儿颏是偏心极点,当下降更深时,它是第一个到达产道弯曲的部分(图 2.47)。

如果在内旋转过程中,颏向后转,则不可能自然分娩(头部过度伸展且无法进一步下降)(图 2.48)。

Hodge 4(S+5) 平面

在 Hodge 4(S+5) 平面发生内旋转(图 2.49)。

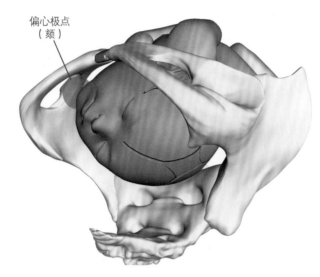

图 2.47 偏心极点

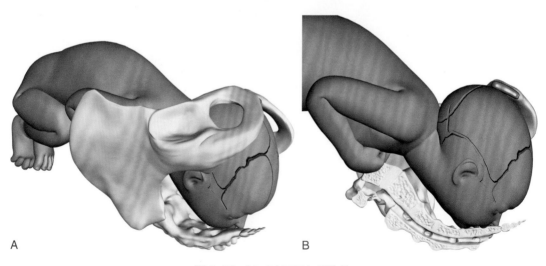

A   B

图 2.48 (A~B)下巴向后旋转

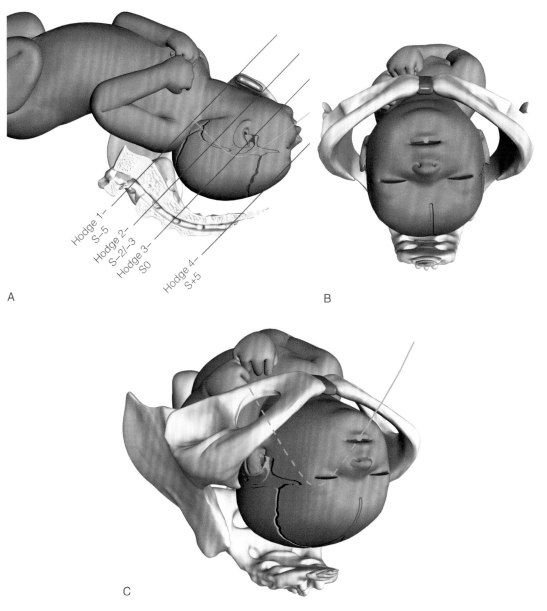

Hodge 1--
S-5

Hodge 2--
S-2/-3

Hodge 3--
S0

Hodge 4--
S+5

A

B

C

图 2.49 （A~C）胎头在 Hodge 4（S+5）平面

胎头娩出

在阴道外口可见的最初部分是嘴,之后鼻子、眼睛和前额依次娩出(图 2.50)。然后以喉部为旋转点发生俯屈(图 2.51),导致仰伸的枕骨娩出。

在着冠、仰伸和分娩期间,会阴裂伤的概率大于在枕前位分娩的概率。

- 以枕下前囟径(9.5cm)着冠及仰伸。
- 通过俯屈,以颏下枕径(11.5cm)娩出。

头娩出后,产程以与枕后位相同的方式进展。

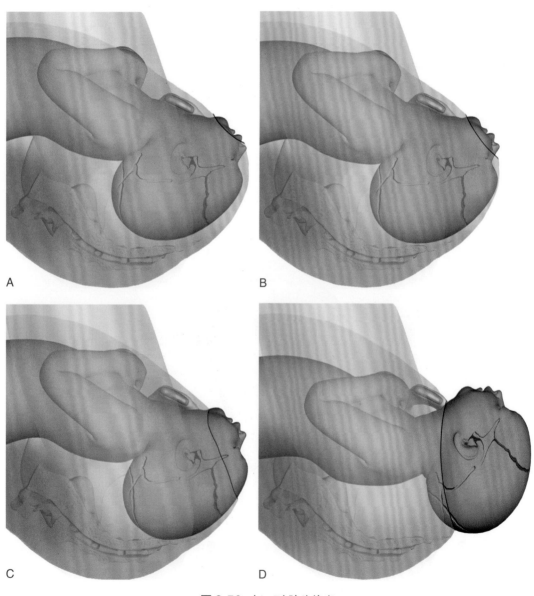

A B C D

图 2.50 (A~D)胎头娩出

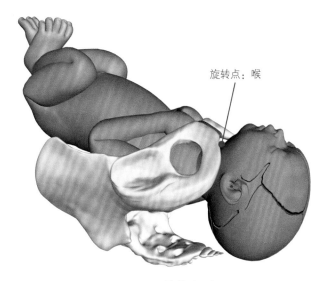

图 2.51 旋转点:喉

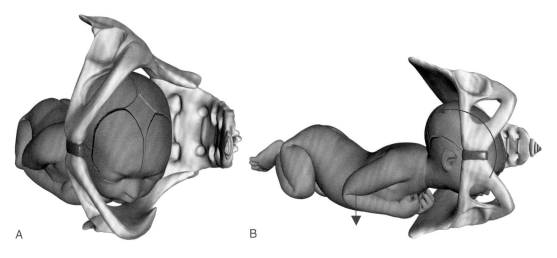

图 2.52 （A~B)仰伸的发生

点评

· 为了达到最佳的俯屈状态,可能会要求母亲向胎儿腹部侧卧位(图 2.52)。

· 由于颈部长时间过度伸展,可能发生喉头水肿。这可能会导致胎儿出生后喘鸣。因此建议分娩时有儿科医生或新生儿科医生在场。

持续性正枕前位或正枕后位的分娩机制

持续性正枕位有两种形式:

· 持续性正枕前位(枕耻位)。

· 持续性正枕后位(枕骶位)。

特征

在持续性正枕位中：

- 胎产式：头先露。
- 先露部：头。
- 在头的最大径通过骨盆入口之前，矢状缝几乎或完全位于前后径（真共轭）上。
- 通常是枕先露。
- 胎姿势：俯屈。
- 指示点：枕骨。
- 穿过骨盆的径线为：枕下前额径（10cm）和双顶径（9.5cm）。

发生率

在所有头先露中，0.7%~1.6% 是持续性正枕前位或正枕后位。

标记法

在枕前位或枕后位的持续性正枕位中，记为：

- OA（正枕前位）——枕耻位
- OP（正枕后位）——枕骶位

原因

持续性正枕位的原因不明。

诊断

- 外部检查：
  - 头先露，在骨盆入口以上或骨盆入口平面头部可以移动。
- 阴道检查：
  - 头未衔接；
  - 矢状缝直接位于 Hodge 1（S-5）平面的骨盆轴线上，后囟门位于前方或后方。

如果产程进展过了 Hodge 1（S-5）平面，它就不再是一个持续的正枕位。俯屈增加将导致顶点下降。

从 Hodge 1（S-5）平面到胎儿娩出，持续正枕位的分娩机制

在胎儿头部处于 Hodge 1（S-5）平面的持续正枕位中（图 2.53），扩张和衔接通常进行缓慢。

如果矢状缝仍处于倾斜或横向位置，则分娩将如枕前位或枕后位时一样进展。

Hodge 1（S-5）平面

头部处于这一骨盆入口平面的持续正枕前或后位。

持续的枕前位更为有利，因为胎儿眉头仅被骶岬阻塞。通过向左或向右转一点，头部有时可以通过骶岬，然后可以经过阴道分娩。持续的枕后位不太有利。宽阔的前额经常卡在耻骨联合和耻骨上。通常，产程不会在持续的正枕后位中进展，需要进行剖宫产（图 2.54）。

Hodge 2（S-2/-3）平面

通过充分的子宫收缩，头部将能够通过内旋转及进一步俯屈完成衔接。

Hodge 3（S0）平面

通过进一步俯屈，头部在没有内旋转的情况下完成衔接并沿向前方向穿过产道。

旋转

旋转过程是锯齿形运动。头部不旋转。通过产道的整个路径沿矢状缝前后方向。胎头以与进入骨盆入口相同的位置娩出。

在此之后，产程以与枕前位或枕后位相同的方式进展。

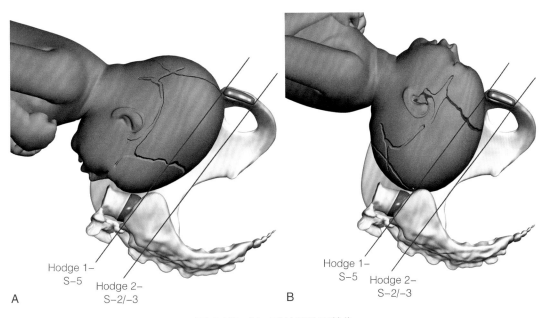

图 2.53 （A~B）持续性正枕位

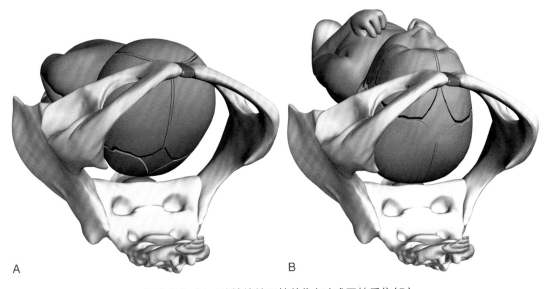

图 2.54 （A~B）持续性正枕前位（A）或正枕后位（B）

持续性枕横位的分娩机制

特征

在持续性枕横位中：
- 矢状缝位于或接近骨盆底。
- 胎产式：头先露。

- 先露部：头。
- 胎姿势：俯屈，表现为俯屈不良并可触及胎儿囟门。
- 指示点：枕骨。
- 最低点在矢状缝周围，后囟门和前囟门之间，因此没有支点。
- 通过骨盆的头围在枕先露和顶先露（也称军事先露）之间。

发生率

发生率在 1.5%~1.9%。

标记法

枕先露(指示点:O)左或右枕位(LOT 或 ROT)。

原因

导致持续性枕横位的原因有:
- 胎儿过大或过小。
- 死胎。
- 产道阻力太小(多产)。
- 男性骨盆或扁平骨盆。
- 原发性或继发性宫缩乏力,伴或不伴有上述原因。

诊断

- 外部检查:
  - 头先露。
- 阴道检查:
  - 头在骨盆底,矢状缝(近)横向;
  - 可触及后囟和前囟。

从 Hodge 1(S-5) 平面到胎儿娩出,持续枕横位的分娩机制

持续的枕横位出现在 Hodge 2(S-2/-3)平面和 Hodge 4(S+5)平面之间。在那一刻之前,胎儿的下降与在正枕位中一样(图 2.55)。

旋转

在正常骨盆中,有或没有宫缩刺激,通常都会自然发生旋转,并且胎儿以枕先露娩出。在骨盆狭窄的情况下,例如在漏斗形骨盆内,可能没有足够的旋转空间,头部通常无法衔接。

持续性枕横位的干预措施

干预有:
- 加强宫缩。
- 产妇向胎儿背部一侧侧卧:这会刺激胎头俯屈,从而形成支点,使内旋转成为可能,并且发展为正常的枕先露。
- 如果满足阴道助产的条件:
  - 胎位校正(在收缩期间进行胎位校正;通过将两根手指放在头部的一侧,使头部俯屈并旋转)。
  - 胎头吸引。

持续性不均倾位的分娩机制

有两种类型的持续性不均倾位:
- 一种是持续性前不均倾位(Naegele倾斜)。
- 一种是持续性后不均倾位(Litzmann倾斜)。

特征

生理性不均倾位与持续性不均倾位之间的区别在于不均倾的程度。持续性不均倾位时,可以摸到胎儿一侧的耳朵。

对于持续性不均倾位:
- 胎产式:头先露。
- 胎先露:胎头的顶骨。
- 胎儿姿势:俯屈的先露(枕或顶先露)。
- 指示点:枕部。
- 颅通常会急剧塑形,通过骨盆的头部径线取决于胎儿的姿势。

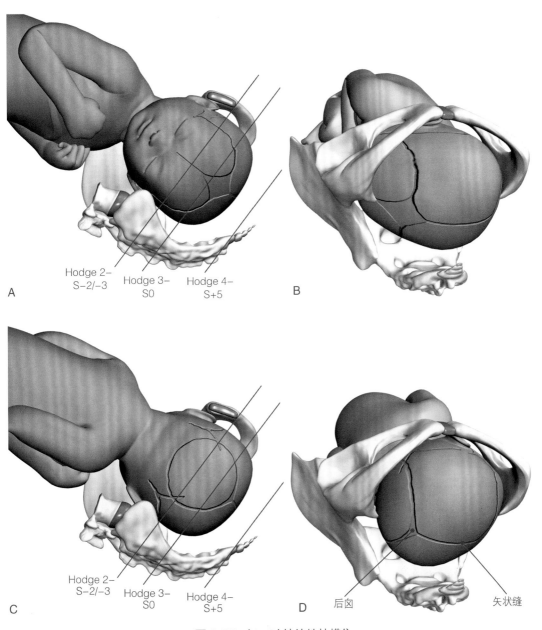

Hodge 2–
S–2/–3　　Hodge 3–
　　　　　　S0　　　Hodge 4–
　　　　　　　　　　S+5

A

B

Hodge 2–
S–2/–3　　Hodge 3–
　　　　　　S0　　　Hodge 4–
　　　　　　　　　　S+5

C

D　　后囟　　　　　　　　矢状缝

图 2.55（A~D）持续性枕横位

标记法

前不均倾位或后不均倾位用左枕横（LOT）或右枕横（ROT）标记。

原因

持续性不均倾位的原因可能是：
- 胎儿颈部外侧的肿瘤，胎儿斜颈。
- 扁平骨盆。

诊断

- 骨盆外检查：
  - 头先露。
- 阴道检查：
  - 在前顶骨先露中，胎儿耳朵位于前方（在耻骨联合下），而矢状缝位于骨盆轴的后方；
  - 在后顶骨先露中，胎儿耳朵位于后方，而矢状缝位于骨盆轴的前方（在耻骨联合下）。

从 Hodge 1（S-5）平面到胎儿娩出，顶骨先露的分娩机制

Hodge 1（S-5）平面

- **前不均倾位：**前不均倾位（图 2.56）比后不均倾位更有利，因为在前顶骨先露时，衔接的后顶骨仅需要在骶岬上滑动，而骶腔中尚有空间。这种先露的风险是突出的胎肩部使子宫前部过度拉伸，有先兆子宫破裂的征象。

- **后不均倾位：**后不均倾位（图 2.57）不如前不均倾位有利，因为在后顶骨先露时，前顶骨会卡在骶岬上。这种先露的风险是突出的胎肩部会造成子宫下段的后面过度拉伸。

Hodge 2（S-2/-3）平面

- **前不均倾位：**如果后顶骨能够在骶岬上滑动，则胎头可以进一步下降，产程的进展如同枕前位分娩。

- **后不均倾位：**后顶骨先露的胎头通常不能通过 Hodge 2（S-2/-3）平面，必须行剖宫产分娩。

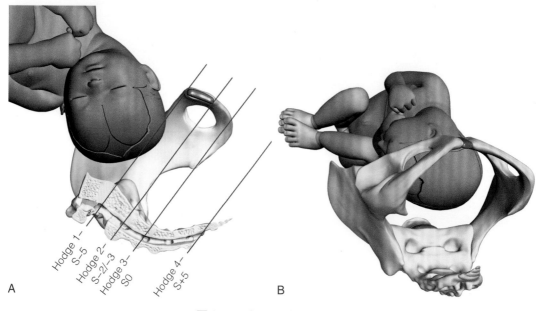

图 2.56 （A~B）前不均倾位

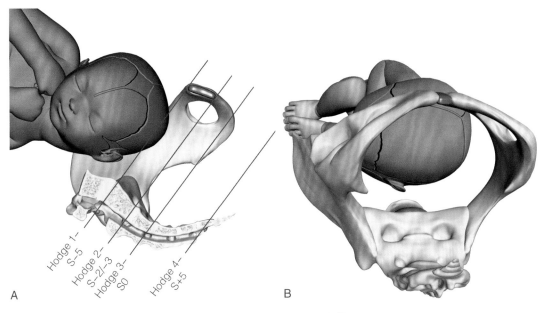

图 2.57 （A~B）后不均倾位

如果持续性前不均倾的先露旋转至枕前位,则剩下的分娩过程与枕前位分娩相同。

胎盘的娩出

胎儿娩出后,确定宫底高度。这时宫底位于肚脐水平。

机制

胎儿娩出后子宫体积变小。子宫通过回缩(被动的)和收缩(主动的,产后收缩)而缩小。产后收缩通常在胎儿娩出后 5~10 分钟开始。胎盘跟不上子宫的缩小。胎盘开始产生褶皱,在这些褶皱后方,胎盘从蜕膜层剥离,胎盘后方开始出血。

胎盘完全或部分剥离后,被排出到子宫下段及阴道内。

胎盘可以通过两种不同的方法娩出:

● **按照舒尔茨(Schultze)法**:胎盘后方中心出现血肿,胎盘的胎儿面首先排出,然后是(由内向外)胎膜和血肿[“舒尔茨发亮”

(Shiny Schultze),指先看到发亮的胎儿面](图 2.58);

● **按照杜肯(Duncan)法**:胎盘的侧面出现血肿,它先于胎盘排出,之后是胎盘胎膜,并且胎盘的边缘最先娩出[“杜肯发污”(Dirty Duncan),指先看到粗糙的子宫面](图 2.59)。

由于子宫的回缩和收缩压迫了胎盘床部位的血管,使得胎盘剥离后的失血相对较少。

过程

有期待和积极处理两种方式。

必须记住,胎儿娩出后的任何手法都只能在子宫收缩正常的情况下应用。

期待处理

期待处理是指所有人等待胎盘自然剥离。

胎盘剥离的征象包括:

● 腹痛。

● 阴道流血增多。

63

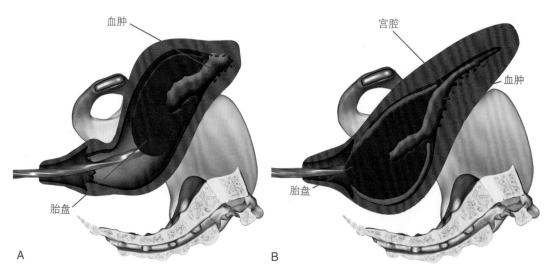

图 2.58 （A~B)胎盘按照舒尔茨法娩出

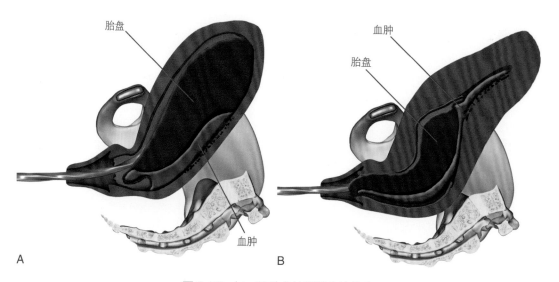

图 2.59 （A~B)胎盘按照杜肯法娩出

- 外阴外面的脐带轻微延长（Ahlfeld 征）。
- 宫底升高。
- 子宫右旋。

应定期检查上述征象。

以 Küstner 手法辅助，可以确定胎盘是否已位于子宫下段（胎盘已剥离）。

Küstner 手法适用于收缩的子宫和产妇卧位时。

该过程如下（图 2.60）：
- 一只手握住 Kocher 钳（有齿血管钳）

钳夹脐带末端，小心拉紧脐带。

- 同时，用另一只手的尺侧在子宫收缩环的位置按压腹壁（即耻骨联合上方）。

当胎盘剥离并位于子宫下段（lower uterine segment, LUS）时，脐带向外延长（Küstner 征阳性）或仅停留在原位。如果胎盘仍位于宫体部，脐带将被拉向阴道内（Küstner 征阴性）。

（改良的）Baer 手法仅适用于胎盘剥离后。

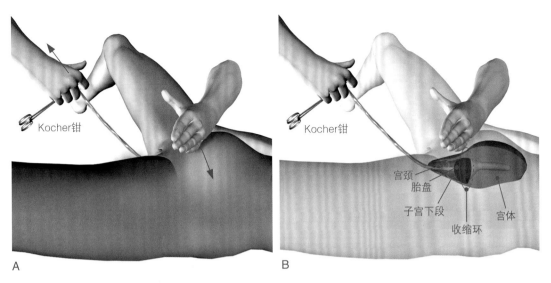

A   B

图 2.60 （A~B）Küstner 手法

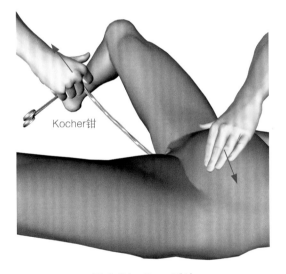

图 2.61 Baer 手法

Baer 手法过程如下（图 2.61）：

● 为了支撑腹肌，将一只手的手掌轻轻放在肚脐的下方，与腹直肌的方向成直角。

● 另一只手握住 Kocher 钳钳夹的脐带末端，小心拉紧脐带。

● 让产妇在子宫收缩时继续用力。

● 使胎盘按产道方向娩出。

● 用空闲的手抓住胎盘，然后慢慢娩出胎膜。

如果胎膜未能随之娩出，则采用以下操作：

● 放下胎盘。

● 在阴道口用 Kocher 钳钳夹胎膜。轻柔按摩宫底，并用 Kocher 钳轻轻牵拉胎膜。

● 或者：旋转胎盘（或 Kocher 钳），直至胎膜出来（图 2.62）。

监测

胎盘娩出后，至少在产后 1 小时定期检查产妇的：

● 宫底位置（可能不会上升）。

● 子宫收缩情况。

● 失血。

检查胎盘，包括以下要点：

● 胎盘和胎膜是否完整。

● 形状是否异常（分叶，胎膜层数）。

● 胎盘母体和胎儿面是否异常（梗塞，绒毛膜血管瘤，早剥）。

● 脐带是否异常（血管数目，有无打结，帆状插入）。

然后检查：

● 失血总量（估算，必要时称重）。

● 外阴、会阴和阴道是否有撕裂。

65

积极处理

积极处理是指在胎儿娩出后,积极努力促使胎盘娩出。因此,无须等待胎盘剥离征象。

方法如下(图 2.63):

● 胎儿娩出后立即肌内注射或静脉给予 5IU 或 10IU 缩宫素。

● 钳夹脐带。

● 等待一次好的宫缩。

● 将一只手置于耻骨联合上方,手掌朝向产妇肚脐的方向。这只手为子宫提供反向的压力。

● 另一只手牵拉脐带,可以用 Kocher 钳辅助或将脐带在数根手指上缠绕两圈。沿产道的方向进行牵拉,首先朝向会阴,然

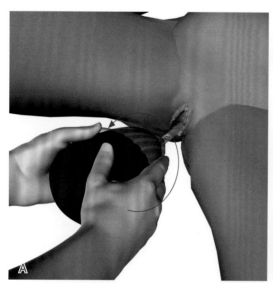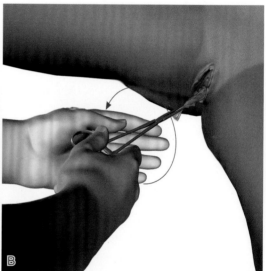

图 2.62 旋转胎盘(A)或 Kocher 钳(B)

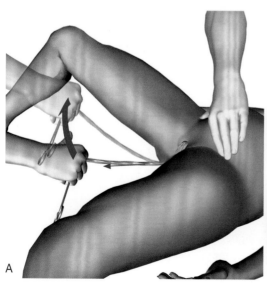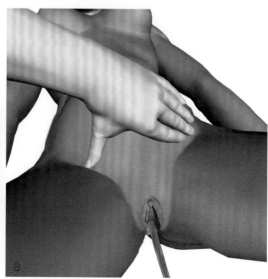

图 2.63 (A~B)积极处理的过程

后在胎盘出来时向上。这称为"有控制地牵拉脐带"（controlled cord traction，CCT）。

- 胎盘娩出必须一气呵成。
- 如果必须中断操作，很重要的一点是首先解除脐带的张力，然后才能释放作用在子宫上的反向压力。
- 检查失血情况并等待子宫收缩。

积极处理与期待处理

积极处理第三产程是指采取了以下措施[19]：

- 给予缩宫素，10IU 肌注 / 静注。
- 胎儿娩出后很快钳夹脐带。
- 在第一次收缩（3~5 分钟后）的过程中有控制地牵拉脐带娩出胎盘，然后：
- 按摩子宫。

世界卫生组织（World Health Organization，WHO）建议使用子宫收缩药物积极处理第三产程，因为即使是出血风险低的女性也可能发生产后出血（hemorrhage postpartum，HPP）。积极处理可以降低严重出血（>1 000mL）的风险（RR 0.34；95%CI 0.14~0.87）[证据级别 A1]。在积极处理的所有措施中，给予缩宫素是最重要的措施[20]。其他所有措施是否有助于减少HPP，还未能形成证据。最近的研究表明，有控制地牵拉脐带对降低产后出血的贡献较小[证据级别 A2][20]。按摩子宫是不使用子宫收缩剂时的有效方法，但很少有文献涉及按摩方法和持续时间[证据级别B][21,22]。最近还有文献描述了尽早钳夹脐带的缺点：延迟钳夹脐带 1 分钟以上并不增加 HPP 的风险[23]。对新生儿来说，晚钳夹脐带可以降低贫血的风险。虽然它可能轻微增加高胆红素血症儿童的数量[证据级别 A1][24]。积极处理（给予缩宫素）和期待处理（使用 Baer 法，产后 1~3 分钟之间钳夹脐带）相结合的策略目前看来能为母儿带来最好的结局[19]。

会阴切开术和会阴撕裂（Ⅰ度和Ⅱ度）

会阴撕裂是指在分娩过程中可能发生的阴道、外阴和会阴裂伤。对于会阴撕裂的分类，我们将使用 Sultan 在 2002 年提出的会阴和括约肌撕裂的国际分类法（表 2.2）[25]。在本节中，我们将描述Ⅰ度和Ⅱ度撕裂，以及会阴切开术。产科肛门括约肌损伤（obstetric anal sphincter injury，OASIS） 是Ⅲ度和Ⅳ度撕裂，将在第 13 章讨论。

表 2.2　根据 Sultan 法的会阴撕裂分类

Ⅰ度	皮肤撕裂
Ⅱ度	皮肤和会阴撕裂，括约肌未受累
Ⅲ度	会阴和肛门括约肌撕裂
Ⅲa 度	撕裂 < 肛门外括约肌的 50%
Ⅲb 度	撕裂 > 肛门外括约肌的 50%
Ⅲc 度	肛门内括约肌和肛门外括约肌均撕裂
Ⅳ度	会阴、肛门括约肌和肛门黏膜撕裂

会阴切开术

会阴切开术可能是最常用的产科干预措施。它也是少数通常不需要患者同意的手术干预措施之一。会阴切开术是切开阴道、会阴及其下方肌肉。会阴切开术扩大了软产道的出口[26]。

初次会阴切开术（primary episiotomy）是指在分娩前就已存在会阴切开的适应证，以避免对盆底或胎儿头部产生极大的压力。二次会阴切开术（secondary episiotomy）的适应证是在胎儿娩出过程中确定的。通常采用旁正中会阴切开术（图 2.64）。会阴正中切开术，切口起始于中线的会阴后联合，朝向肛门括约肌方向，在荷兰、佛兰德斯地区和中国不常用。美国和加拿大常用这种类型的会阴切开术。

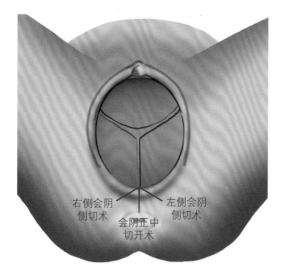

右侧会阴
侧切术
左侧会阴
侧切术
会阴正中
切开术

图2.64 会阴正中切开术和会阴中侧切术

发生率

在20世纪中叶,对初产妇进行会阴切开术是许多国家的标准流程。然而,限制更严格的会阴切开术比常规进行会阴切开造成的会阴后部损伤更少(RR 0.88;95%CI 0.84~0.92),且OASIS也更少(RR 0.67;95%CI 0.49~0.91)[证据级别A1][27]。此外,不做会阴切开,保持会阴完整的概率更大:常规会阴切开术导致缝合需求增加26%(RR 1.26;95%CI 1.08~1.48)[证据级别A1][28]。患者或伴侣在孕35周后,每周进行一到两次产前会阴按摩,可以减少初产妇会阴切开的发生率(RR 0.83;95%CI 0.73~0.95)[证据级别A1][29]。并且,第二产程期间无保护(或随时准备保护)与双手置于会阴部相比,降低了会阴切开率(RR 0.69;95%CI 0.50~0.96)[证据级别A1][16]。最后,对于没有硬膜外麻醉的女性,第二产程中采取直立位比采取仰卧位或截石位的会阴切开更少(RR 0.79;95%CI 0.70~0.90)[证据级别A1][30]。直立位分娩增加了会阴损伤的风险(RR 1.35;95%CI 1.20~1.51),但并不增加OASIS的风险(RR 0.58;95%CI

0.22~1.52)。

尽管如此,目前国际上的会阴切开率存在着巨大差异,从斯堪的纳维亚的10%到南美洲的90%以上不等[31]。荷兰的会阴切开率为26%,佛兰德斯地区为55%(初产妇75%,经产妇41%)[32,33]。在荷兰国内,会阴切开率也存在很大差异:一线人员(助产士)接生的初产妇有22%进行了会阴切开术;而二线人员(产科医生)接生的初产妇有51%进行了会阴切开术。一线人员(助产士)接生的经产妇有7%进行了会阴切开术,而二线人员(产科医生)接生的经产妇有17%进行了会阴切开术[32]。在芬兰,医院的数据显示,初产妇会阴侧切率为38%~86%,经产妇为6%~30%[34]。

适应证

会阴切开术唯一真正的适应证是缩短胎儿(胎儿紧急情况)或产妇(乏力,有母体疾病)的分娩时间。

目前还报道了许多其他的会阴切开术适应证。会阴切开术可能的适应证有:

- 胎儿紧急情况。
- 肩难产。
- 阴道助产和臀位分娩。
- 存在母体疾病时缩短分娩时间。
- 既往有脱垂手术史或其他外阴阴道手术史。

对于会阴中侧切是否能减少括约肌损伤的发生率,文献未达成完全一致的意见。在一项比较常规会阴切开(75%进行了会阴切开)与限制性会阴切开(28%进行了会阴切开)的Cochrane综述中,限制性切开造成的严重会阴损伤更少(RR 0.67;95%CI~0.49-0.91),特别是在会阴中侧切组(RR 0.55;95%CI 0.31~0.96)[证据级别A1][27]。然而,在芬兰的一项研究中,采用限制性会阴侧切术降低侧切率可能导致括约肌损伤率更高,理想的会阴切开率尚不清楚[证据级别 B][34]。

会阴切开的方式,特别是切口相对于中线的角度,可能对预防 OASIS 具有重要意义[35]。荷兰的一项大型观察性研究显示,阴道助产时进行会阴中侧切开可能预防括约肌损伤的发生。这个结果对于使用吸引器[比值比(OR)0.11;95%CI 0.09~0.13]和产钳(OR 0.08;95%CI 0.07~0.11)[证据级别 B]都成立[36]。病史中有Ⅲ度或Ⅳ度撕裂史不是初次会阴切开术的指征[证据级别 C][25]。

会阴切开位置选择技术

会阴中侧切开术的定义并没有国际共识[37]。与大多数盎格鲁-撒克逊国家不同,在荷兰和佛兰德斯地区,会阴切开的位置在患者的左侧。为了讨论会阴切开术位置选择技术,本章将采用左侧切开。

如果患者能够耐受宫缩,给予 1% 利多卡因进行局部麻醉[25]。当胎头几乎仰伸时,将左手的示指和中指放在胎头和盆底之间。然后在手指的引导下,尽可能深地插入张开的剪刀(图 2.65)。

在宫缩最强的时候,轻推剪开皮肤、皮下组织和盆底肌,动作一气呵成。会阴切开术从后联合的中心开始,向左侧坐骨结节的方向以一定倾斜角度进行。观察性研究显示,会阴切开的平均长度为 4cm,最大为 6cm[38,39]。角度不够会增加括约肌损伤的机会,为了使产后角度达到 45°,会阴切开时必须采取大约 60°的角度(图 2.66 和图 2.67)[证据级别 C][40]。

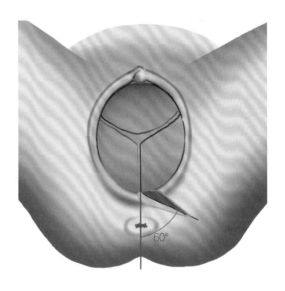

图 2.66 在大约 60°的角度进行会阴切开术

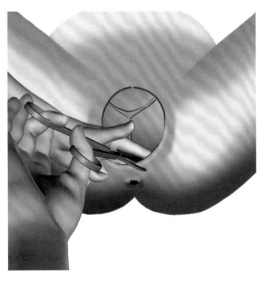

图 2.65 放置张开的剪刀,以手指作引导并尽可能地深入

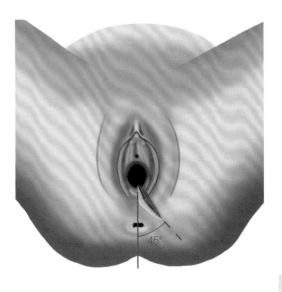

图 2.67 产后角度为 45°

缝合准备

会阴切开术的缝合准备包括[25,41]：

- 对缝合进行解释。
- 合适的体位和充足的照明。
- 全面检查阴道和会阴部。直肠检查对于确定是否发生括约肌裂伤必不可少，并且在检查每一个撕裂伤时都必须进行。直肠检查时，将示指伸入肛门，拇指放在括约肌上。在拇指和示指之间触诊括约肌。在 Andrews 等人的一项研究显示，56% 的括约肌裂伤被漏诊[证据级别 C][42]。
- 在无菌环境下缝合。
- 麻醉充分(1% 利多卡因 10~20ml)；
- 必须尽快缝合，以防出血和感染。在胎盘娩出前缝合可以减少失血[证据级别 B]，但如果需要手取胎盘，则可能要拆掉缝合线[43]。如果在会阴切开与缝合之间浪费了额外的时间，伤口可能被细菌污染，因此增加了伤口感染的机会。

缝合技术

为缝合会阴切口，使用(无损伤)合成的可吸收缝合材料，如聚半乳糖苷 910(Vicryl)或聚乙醇酸(Surgicryl，Safyl，Dexon)。

会阴切口的修复可分为三层：阴道创伤、会阴深浅肌层，以及皮肤。传统上，修复是按这三层进行的，但是连续缝合技术现在也很常用[44]。

阴道内的第一针要在切口上缘的上方，防止出现因血管收缩而形成血肿。下一步，对阴道黏膜进行连续缝合——可以是褥式缝合——向外达处女膜环(图 2.68~图 2.71)。

接下来，连续缝合盆底肌肉(会阴横肌、球海绵体肌和尿道阴道肌)(图 2.72)。然而，一些人认为应当特意寻找到球海绵体肌并单独缝合一针，以恢复解剖并防止阴道松弛[证据级别 D]。

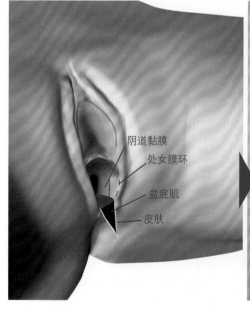
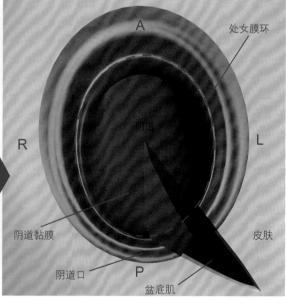

图 2.68 缝合开始的位置

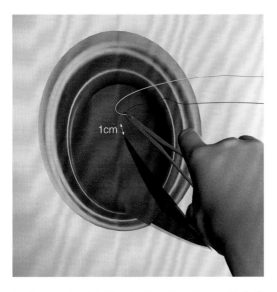

图 2.69　阴道内缝合的第一针要在切口的边缘上方

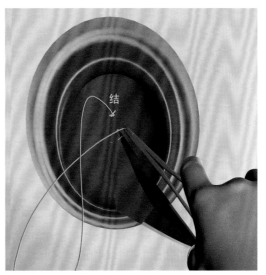

图 2.70　向外缝合阴道黏膜至处女膜环

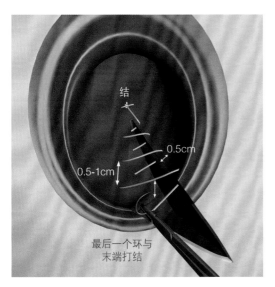

图 2.71　向外连续缝合阴道黏膜至处女膜环

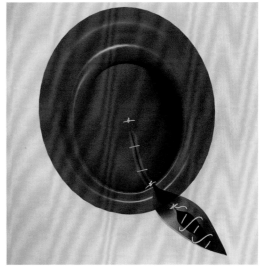

图 2.72　连续缝合盆底肌肉

不过实际情况是,这些肌肉常常难以区分,通过一到多针就对合了。最后,使用快速可吸收缝线进行连续皮内缝合,关闭皮肤切口(图 2.73 和图 2.74)[45]。缝合会阴切口时倾向于采用连续缝合技术。

如果所有层次均采用连续缝合技术,产后 10 天的疼痛症状将显著低于间断缝合(RR 0.76;95%CI 0.66~0.88),镇痛药物使用总体减少(RR 0.70;95%CI 0.59~0.84)[证据级别 A1][46]。

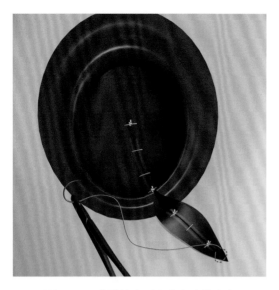

图 2.73 皮肤缝合采用皮内连续缝合

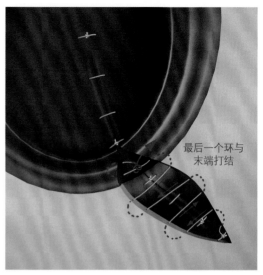

最后一个环与末端打结

图 2.74 皮肤缝合采用皮内连续缝合(图 2.73 的后续步骤)

如果使用快速可吸收缝线(3-0 Rapide),去除缝合材料的必要性明显低于使用标准材料[22/769(3%)对比 98/770(13%),$p<0.000\ 1$],连续缝合技术与间断缝合技术相比也是如此[24/770(3%)对比 96/769(12%),$p<0.000\ 1$][证据级别 A2][45]。但是,快速可吸收缝合材料可能导致更多伤口裂开[38]。

如果缝合了皮下组织后,皮肤对合好,可以考虑行皮内缝合[41]。作为分层连续缝合的替代方案,阴道黏膜、盆底肌肉、皮下组织和皮内缝合可以通过一次连续缝合完成[41]。完成缝合后,必须进行直肠检查,确保直肠内没有缝线。如果有缝线,必须拆除所有缝线,重新缝合。

并发症

并发症分为短期和长期并发症。在产后初期,会阴切开术的并发症是疼痛、感染和出血。自然的Ⅱ度撕裂造成的疼痛和性交困难少于会阴中侧切[证据级别 B][47]。会阴正中切开是括约肌损伤的一个已被认识的危险因素[31]。非甾体抗炎药(non-steroidal anti-inflammatory drug,NSAID),如吲哚美辛或双氯芬酸,在产后头 24 小时内可以显著减轻疼痛,有人认为这应该作为裂伤或会阴切开术后所有女性的标准治疗,除非存在禁忌证[证据级别 D][25]。即使有少量药物进入母乳,正常剂量(吲哚美辛 25mg,每日三次;双氯芬酸 50mg,每日三次)对婴儿没有影响。

会阴切开术的晚期并发症是疼痛和性交困难。与未受伤的会阴或Ⅰ度和Ⅱ度撕裂相比,会阴切开术后尿和/或大便失禁,以及生殖器脱垂的发生率没有差异[证据级别 B][47]。

Ⅰ度和Ⅱ度撕裂

缝合准备和缝合技术

Ⅰ度或Ⅱ度撕裂伤的缝合准备与会阴切开术类似(详见"会阴切开术"部分)(图 2.75)。

缝合Ⅰ度或Ⅱ度撕裂与缝合会阴切口类似,不同之处是伤口边缘通常不那么整齐(详见"会阴切开术"部分)。

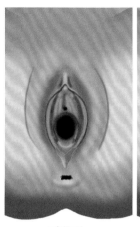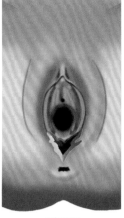

Ⅰ度撕裂　　　　　　Ⅱ度撕裂

图 2.75 Ⅰ度和Ⅱ度撕裂

预防Ⅰ度和Ⅱ度撕裂

没有迹象表明胎儿娩出时进行会阴按摩或会阴切开术能够预防会阴撕裂(详见"会阴切开术"部分)[25]。热敷可能可以预防会阴损伤[证据级别 B](初产妇 OR0.7;95%CI 0.4~1.0;经产妇 OR 0.6;95%CI 0.3~0.9),胎儿娩出时使用可以缓解疼痛的利多卡因喷雾也可能预防会阴损伤[证据级别 A2](RR 0.63;95%CI 0.42~0.93),但这两个结果仅基于一项随机研究[25]。虽然对初产妇进行产前会阴按摩似乎降低了会阴切开的机会(RR 0.83;95%CI 0.73~0.95),但Ⅰ度和Ⅱ度撕裂的发生率没有差异[证据级别 A1][29]。

澳大利亚的一项观察性研究纳入了近3000 例自然分娩,发现侧卧位分娩发生的会阴撕裂最少(33.3%),而坐位分娩时会阴撕裂的可能性最大(58%)。该研究还表明,如果由妇科医生指导分娩,会阴无损伤的概率(31.9%)与由助产士指导分娩(56%~61%)存在显著差异[证据级别 B][48]。近期的一项系统回顾显示,Epi-No 生育训练器(一种用充气气囊训练盆底肌肉的装置)并未降低会阴切开率,也不能减少会阴撕裂的发生[证据级别 B][49]。

要点和建议

- 全面检查每一例会阴撕裂伤,包括直肠检查,这一点非常重要,因为(浅表)括约肌损伤可能会被遗漏(见第 13 章"括约肌损伤")[证据级别 C]。

- 推荐根据国际公认的分类法对会阴撕裂伤进行分类[证据级别 D]。

- 在胎儿娩出时使用利多卡因喷雾缓解疼痛[证据级别 A2],或进行热敷[证据级别 B],可能预防会阴撕裂。虽然对初产妇进行产前会阴按摩似乎可以减少会阴切开的机会,但是Ⅰ度和Ⅱ度撕裂的发生率没有差异[证据级别 A1]。

- 会阴切开术是一种产科干预,只在有适应证的情况下进行。常规进行会阴切开不能预防括约肌损伤[证据级别 A1],而造成了额外的会阴缝合需要[证据级别 A1],并且可能伴随着短期和长期的疼痛与性交困难增加[证据级别 B]。

- 如果需要行会阴切开术,必须恰当操作,从会阴后联合的中心、与中线成60°角、向鼓起的会阴部作切口[证据级别 C]。

- 缝合会阴切口必须在合适的体位、照明,以及充分局部镇痛下进行,应仔细检查伤口进行分类,包括进行直肠检查[证据级别 D]。

- 最好使用可吸收缝合材料和连续缝合技术[证据级别 A1]。

(郭琦　周莹　任远　代倩文　胡惠英 译
　　马良坤　宋亦军　周希亚 校)

参考文献

1. Cunningham F, Leveno K, Bloom S, et al. Williams obstetrics. New York: McGraw-Hill, 2009.

2. Fraser DM, Cooper MA. Myles' textbook for midwives. London: Churchill Livingstone, 2003.

3. Hals E, Olan P, Pirhonen T, et al. A multicentre interventional program to reduce the incidence of anal sphincter tears. Obstet Gynecol. 2010; **116**(4):901-8.

4. Heineman MJ, Evers JLH, Massuger LFAG, Steegers EAP. Obstetrie en Gynaecologie. De voortplanting van de mens. 7th edn. Amsterdam: Reed Business, 2012.

5. Henderson C, Macdonald S. Mayes' midwifery. London: Baillière Tindall, 2004.

6. Holmer AJM. Leerboek der verloskunde. Bussum: Van Dishoeck, Van Holkema & Warendorf NV, 1967.

7. Kloosterman GJ. De Voortplanting Van De Mens. Leerboek voor obstetrie en gynaecologie. Weesp: Centen, 1985.

8. Leidraad bij de studie der obstetrie en gynaecologie in drie delen. Deel I en III. Excerpta lectionum.

9. National Collaborating Centre for Women's Health. Intrapartum care of healthy women and their babies during childbirth. Clinical Guideline. 2009. http://www.guidance.nice.org.uk/CG55.

10. Dudenhausen JW. Praktische Geburtshilfe mit geburtshilflichen Operationen. Berlin/New York: Walter de Gruyter, 2011.

11. Reuwer P, Bruinse H, Franx A. Proactive support of labor. Cambridge: Cambridge University Press, 2009.

12. Stables D, Rankin J. Physiology in childbearing with anatomy and related biosciences. London: Baillière Tindall, 2005.

13. Tiran D. Baillière's midwives' dictionary. London: Baillière Tindall, 2003.

14. World Health Organization. Care in normal birth: a practical guide. Geneva: World Health Organization, Maternal and Newborn Health/Safe Motherhood Unit, 1996.

15. Stichting Perinatale Registratie Nederland. Perinatale zorg in Nederland: Jaarboeken 2003–2012. Utrecht: PRN, 2014. http://www.perinatreg.nl

16. Aasheim V, Nilsen ABV, Lukasse M, Reinar LM. Perineal techniques during the second stage of labour for reducing perineal trauma. Cochrane Database Syst Rev. 2011;**12**:CD006672.

17. Laine K, Skjeldestad FE, Sandvik L, et al. Incidence of obstetric anal sphincter injuries after training to protect the perineum: cohort study. BMJ Open. 2012;**2**: e001649.

18. Ponkey SE, Cohen AP, Heffner LJ, Lieberman E. Persistent fetal occiput posterior position: obstetric outcomes. Obstet Gynecol. 2003; **101**(5 Pt 1):915–20.

19. Wereldgezondheidsorganisatie. Recommendations for the prevention and treatment of postpartum haemorrhage and retained placenta. Geneva: WHO, 2012.

20. Gülmezoglu AM, Lumbiganon P, Landoulsi S, et al. Active management of the third stage of labour with and without controlled cord traction: a randomized, controlled, non-inferiority trial. Lancet. 2012;**379**:1721–7.

21. Jangsten E, Mattsson LA, Lyckestam I, et al. A comparison of active management and expectant management of the third stage of labour: a Swedish randomised controlled trial. BJOG. 2011;**118**:362–9.

22. Hofmeyr GJ, Abdel-Aleem H, Abdel-Aleem MA. Uterine massage for preventing postpartum haemorrhage. Cochrane Database Syst Rev. 2008;(3):CD006431.

23. Begley CM, Gyte GM, Devane D, et al. Active versus expectant management for women in the third stage of labour. Cochrane Database Syst Rev. 2011;(11): CD007412.

24. McDonald SJ, Middleton P, Dowswell T, Morris PS. Effect of timing of umbilical cord clamping of term infants on maternal and neonatal outcomes. Cochrane Database Syst Rev. 2013;(7):CD004074.

25. National Institute for Health and Clinical Excellence. Intrapartum care: care of healthy women and their babies during childbirth. London: RCOG, 2007.

26. Kalis V, Laine K, de Leeuw JW, et al. Classification of episiotomy: towards standardization of terminology. BJOG. 2012;**119**:522–6.

27. Carroli G, Mignini L. Episiotomy for vaginal birth. Cochrane Database Syst Rev. 2009;(1):CD000081. doi: 10.1002/14651858.CD000081.pub2.

28. Hartmann K, Viswanathan M, Palmieri R, et al. Outcomes of routine episiotomy: a systematic review. JAMA. 2005;**293**:2141–8.

29. Beckmann MM, Garrett AJ. Antenatal perineal massage for reducing perineal trauma. Cochrane Database Syst Rev. 2006;(1):CD005123. doi: 10.1002/ 14651858.CD005123.pub2

30. Gupta JK, Hofmeyr GJ, Shehmar M. Position in the second stage of labour for women without epidural anaesthesia. Cochrane Database Syst Rev. 2012;**5**: CD002006. doi:1002/14652858.CD002002.pub3.

31. Graham ID, Carroli G, Davies C, et al. Episiotomy rates around the world: an update. Birth. 2005;**32**:219–23.

32. Stichting Perinatal Registratie Nederland. Perinatale zorg in Nederland 2012. Utrecht: PRN, 2013.

33. Christiaens W, Nieuwenhuijze MJ, de Vries R. Trends in medicalisation of childbirth in Flanders and the Netherlands. Midwifery. 2013;**29**:e1–8.

34. Räisänen S, Vehviläinen-Julkunen K, Gissler M, Heinonen S. Hospital based lateral episiotomy and obstetric anal sphincter injury rates: a retrospective population based register study. Am J Obstet Gynecol. 2012;**206**(4):347.e1–6. doi: 10.1016/j.ajog.2012.02.019. Epub 2012 Feb 28.

35. Eogan M, Daly L, O'Connell PR, et al. Does the angle of episiotomy affect the incidence of anal sphincter injury? BJOG. 2006;**113**:190–4.

36. de Leeuw JW, de Wit C, Kuijken JP, et al. Mediolateral episiotomy reduces the risk for anal sphincter injury during operative vaginal delivery. BJOG. 2008;**115**:104–8.

37. Kalis V, Stepan Jr J, Horak M, et al. Definitions of mediolateral episiotomy in Europe. Int J Gynecol Obstet. 2008;**100**(2):188–9.

38. Verspyck E, Sentilhes L, Roman H, et al. Episiotomy techniques. J Gynecol Obstet Biol Reprod. 2006;**35**:1540–51.

39. vanDillen J, Spaans M, van Keijsteren W, et al. A prospective multicenter audit of labor-room episiotomy and anal sphincter injury assessment in the Netherlands. Int J Gynecol Obstet. 2010;**108**:97–100.

40. Kalis V, Karbanova J, Horak M, et al. The incision angle of mediolateral episiotomy before delivery and after repair. Int J Gynecol Obstet. 2008;**103**:5–8.

41. Sultan AH, Thakar R. Lower genital track and sphincter trauma. Best Pract Res. Clin Obstet Gynaecol. 2002;**16**:99–115.

42. Andrews V, Sultan A, Thakar R, et al. Risk factor for obstetric anal sphincter injury: a prospective study. Birth. 2006;**33**:117–22.

43. Baksu B, Davas I, Akyol A, et al. Effect of timing of episiotomy repair on peripartum blood loss. Gynecol Obstet Invest. 2008;**65**:169–73.

44. Kettle C, Fenner D. Repair of episiotomy, first and second degree tears. In: Sultan AH. Perineal and anal sphincter trauma. Springer: London, 2008, pp. 20–32.

45. Kettle C, Hills R, Jones P, et al. Continuous versus interrupted perineal repair with standard or rapidly absorbed sutures after spontaneous vaginal birth: a randomised controlled trial. Lancet. 2002;**359**:2217–23.

46. Kettle C, Hills RK, Ismail KMK. Continuous versus interrupted sutures for repair of episiotomy or second degree tears. Cochrane Database Syst Rev. 2007(4): CD000947. doi: 10.1002/14651858.CD000947.pub2.

47. Sartore A, de Seta F, Maso G, et al. The effects of mediolateral episiotomy on pelvic floor function after vaginal delivery. Obstet Gynecol. 2004;**103**:669–73.

48. Shorten A, Donsante J, Shorten B. Birth position, accoucheur, and perineal outcomes: informing women about choices for vaginal birth. Birth. 2002;**29**:18–27.

49. Brito LG, Ferreira CH, Duarte G, Noguera AA Marcolin AC. Antepartum use of Epi-No birth trainer for preventing perineal trauma: systematic review. In Urogynecol J. 2015;**10**:1429–36.

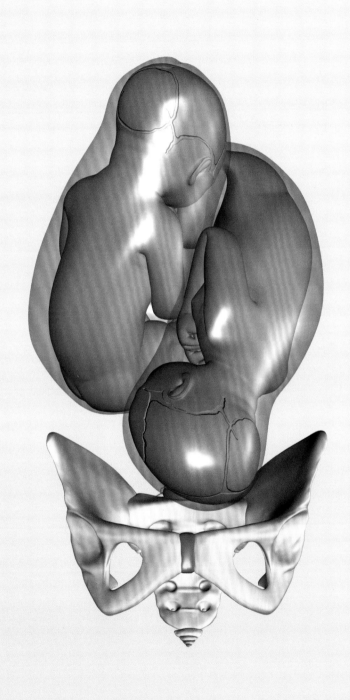

第3章	# 复合先露与脐带脱垂
	A.J. Schneider, J.J. Duvekot

概述

引言

本章我们将从产科角度讨论复合先露（肢体脱垂）和头位、臀位胎儿的脐带脱垂。

本章给出的建议均基于专家意见[证据级别 D]，除非另作说明[1]。

定义

在胎膜未破的情况下，如果胎儿的肢体或脐带位于胎头旁或低于胎头的位置，它们会成为先露。如果胎膜已破，则称为脱垂的肢体或脐带（图 3.1 和 3.2）。

肢体脱垂

发生率

头先露伴有手或手臂先露或脱垂是极为罕见的。发生率各异，每 1 000 次分娩中 0.4~1.3 次[2-5]。肢体脱垂常常伴随着脐带脱垂。需要谨记这一点并进行相应的检查确认。

诊断

通过内检，特别是通过超声检查，可以做出肢体先露的诊断。对于小部分胎体脱垂的情况，内检做出诊断通常更为准确。

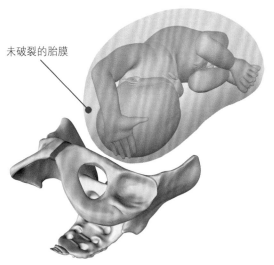

未破裂的胎膜

图 3.1 手先露

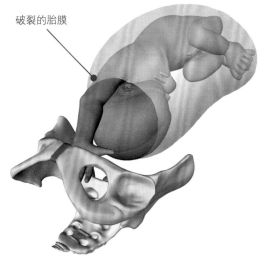

破裂的胎膜

图 3.2 手脱垂

通过阴道检查可以区分是手还是脚,因为当握持反射功能正常时,胎儿的手会抓握检查者的手指。此外,脚通常与下肢成直角,这和手与前臂的位置关系不同。

如果触及了膝盖或肘部,重要的是辨别它的位置是否比胎头的最大径线更深。膝盖和肘部难以区分,因此必须寻找相伴随的手或脚。

区分脱垂的是手臂还是手,要点在于确认腕关节是否位于胎头的最大径线下方。我们也可以称之为手臂完全先露或不完全先露[5]。

病因和危险因素

肢体可能由于骨盆入口未被先露部充分占据而脱垂。易患因素如下:

- **产次**:对于初产妇,胎头通常在妊娠的最后几周下降,封闭骨盆入口。经产妇的先露部分经常在骨盆入口之上,直至宫缩开始。因此,经产妇发生部分先露/脱垂的机会比初产妇高10倍[5]。
- **头盆不称**:如果胎头相对较大和/或骨盆相对偏小,通常不能衔接。这种情况最常见于身材娇小(身高<1.6m)、胎儿较大的初产妇。
- **胎头未衔接**:胎膜自然破裂或人工破膜引产后,胎头的先露部分仍未衔接。
- **羊水过多的情况下胎膜破裂**:破膜后,邻近胎头的、尚未与骨盆入口紧密接触的小部分胎体可能随着液体流出而脱出。
- **胎儿较小、未足月(死胎、浸软)胎儿**。
- **真骨盆内的占位**:真骨盆内位置较低的子宫肌瘤或边缘性前置胎盘、低置胎盘。胎儿通常为斜产式。
- **双胎中的第二个**:第一个胎儿娩出后,第二个胎儿通常会快速衔接,造成肢体或脐带先露/脱垂的机会增加。

治疗

不可能阴道分娩

胎儿头位伴有以下小部分肢体脱垂的情况,(相对)不可能阴道分娩[2,6]:

- 头与双手(图3.3)。
- 头与一只手臂(图3.4)。
- 头与脚(图3.5)。
- 头与一只手臂及一只脚(图3.6)。
- 头与一只手及双脚(图3.7)。
- 头与一只脚及双手(图3.8)。

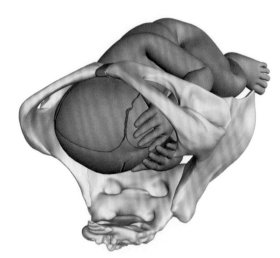

图3.3 头与双手

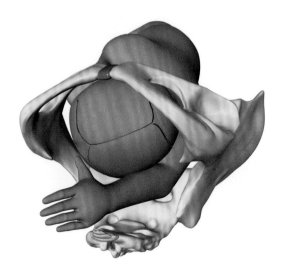

图3.4 头与一只手臂

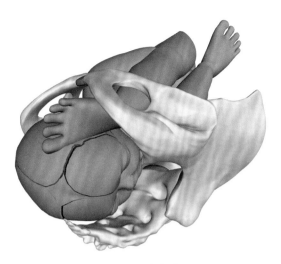

图 3.5　头与脚

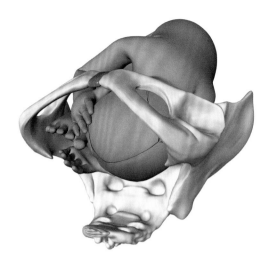

图 3.8　头与脚和双手

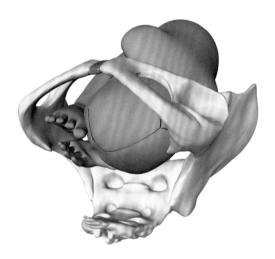

图 3.6　头与手和脚

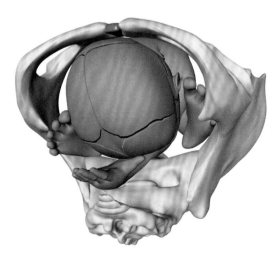

图 3.7　头与手和双脚

这些情况下,只有非常小的胎儿或死胎可能经阴道分娩。对于存活的胎儿,等待情况改善是没有意义的,必须实施剖宫产。

手或手臂先露

手或手臂先露时,不应进行人工破膜。在宫口扩张早期,产妇可以向先露的手或手臂的对侧侧卧,为手或手臂自然回位制造空间。

手或手臂脱垂

见动画 3.1 和 3.2。

要决定临床操作,首先要确定腕关节和 / 或肘关节是否位于胎头最大径线的下方(图 3.9)。在解剖学上,手腕是手指和前臂之间最厚的部分,呈双楔形。如果我们仅从机械运动的角度来看,若临产前手腕位于胎头之下,那么手臂在胎头进入真骨盆的过程中会滑至胎头前方。

如果胎头和手尚未完全衔接,可以尝试轻柔地挤压胎儿的手,刺激胎儿收回手臂,使手

动画 3.1
手臂脱垂

动画 3.2
手脱垂

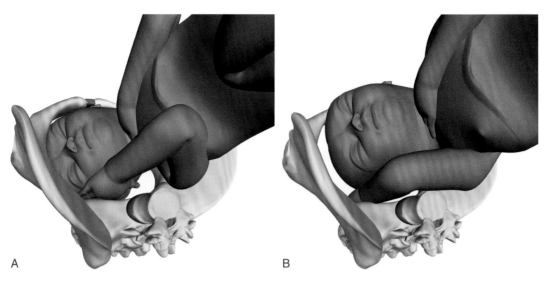

图 3.9 （A~B）手脱垂（A）和手臂脱垂（B）

复位。如果无效，并且手腕比胎头更低了，就会变为手臂脱垂或完全手臂先露。由于缺乏空间，并且存在不能克服的阻碍，分娩过程停滞。等待宫口完全扩张，可能由于过度拉伸造成子宫破裂[7]。除了因此产程不进展，这种先露中三分之一的病例还会进一步合并脐带脱垂[5]。

如果胎头衔接，并且手腕位于胎头最大径线上方，情况可能不同，手臂不会进一步脱垂。此种情况不会导致临床问题[5]。

如果除手腕以外，在胎头最大径线的下方还能触及胎儿肘部，先露就会造成绝对分娩受阻。

特殊情况

脱垂手臂的复位

当一只手臂脱垂时，世界卫生组织推荐了一种复位方法（动画 3.3），但仅用于缺少现代设备的情况，方法如下：可以对积极的患者尝试脱垂手臂的复位，孕妇采取肘膝位，将手臂推过胎头至骨盆入口上方并保持，直到胎头占据空出的空间（图 3.10）。西方国家建议

动画 3.3
脱垂手臂的
复位

在手术室进行这一操作。如果这一手法失败或脐带脱垂，可以立即行剖宫产。如果成功，则等待自然分娩[8]。

内倒转与牵引术

除了前面提到的手臂复位，也可以实施内倒转，但此法仅适用于双胎中的第二胎手臂先露，并且在产科医生对该操作有经验的情况下进行：通过超声确定胎背的位置后，用手在胎儿的腹侧寻找脚，用示指和中指夹住脚踝，然后将腿向下拉（见第 6 章"臀位阴道分娩"）（动画 3.4）。如果可能，同时向下牵拉另一只脚，使胎儿可以经阴道分娩（图 3.11）（动画 3.5）。内倒转与牵引最好在手术室，局部区域麻醉或全麻下进行。

动画 3.4
内倒转与牵
引

手邻近或隐性手先露

胎头吸引时，如果存在隐性手先露，据报道需要更大的压力来牵引胎头（图 3.12）[证据级别 B][9]。

动画 3.5
内倒转与牵
引：牵拉双脚

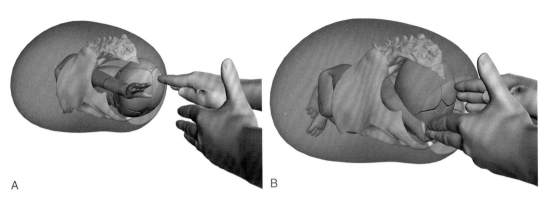

图 3.10　(A~B)脱垂手臂的复位

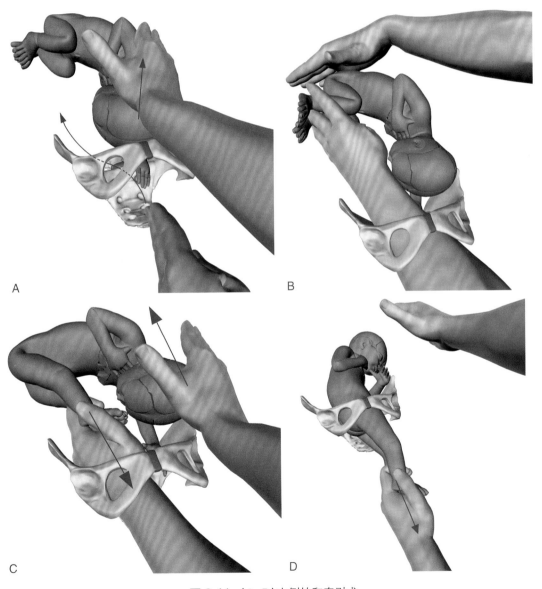

图 3.11　(A~D)内倒转和牵引术

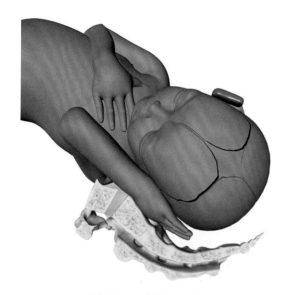

图 3.12 隐性手先露

预后和治疗

手或手臂脱垂的预后取决于是否同时存在其他疾病(如脐带脱垂)。大多数手臂脱垂需要进行急诊剖宫产才能解决问题。

并发症

肢体先露或脱垂的并发症很少见。

在宫口扩张停滞时,手臂脱垂可能造成子宫过度拉伸及子宫破裂。

一种非常罕见的并发症(已发表的病例有 3 例)是脱垂手臂坏死,这是由于胎头阻断了循环。这种情况极其罕见,笔者认为这几个已报道的病例中应检查新生儿是否有凝血倾向[10]。其他不太严重的并发症包括手臂或手的血肿。

预防

总的来说,预防措施不是很成功。然而,在某些情况下先露部分没有很好地闭合骨盆入口,这时就必须警惕。举一个例子:胎头未衔接,同时胎膜未破裂。在这种情况下,只有当助手能够将胎头下压进入骨盆内口的同时才能进行破膜。操作前应排空膀胱。

在胎膜破裂、先露部未衔接的情况下,要开出卧床休息的医嘱。如果在医院外发生了胎膜破裂,而胎头未衔接,必须指导患者尽快到医院。多数情况下,自行前往医院比等待救护车更快,当然,如果尚未开始宫缩,肢体或脐带脱垂不会造成问题。

要点和建议

- 在宫口扩张顺利且先露部衔接的情况下,头先露合并各种方式的肢体先露或脱垂原则上都可以先进行监测,看产程如何进展[证据级别 D]。

- 通过轻捏脱垂或先露的手指,可能可以让胎儿收回手[证据级别 D]。

- 如果胎儿在刺激后没有缩回手臂,手臂最厚部分的位置——手腕形成的双楔形——可以提示预后。如果其位于胎头下方,它会随着进一步的衔接而推向下方,成为阻碍。这种情况必须剖宫产分娩[证据级别 D]。

- 手臂脱垂时,只有在胎儿非常小或死胎的情况下才能经阴道分娩。其他情况下,用力时宫缩会减弱。宫口完全扩张后有子宫破裂的风险[证据级别 D]。

脐带脱垂

定义

胎膜未破裂时,如果在先露部分的下方触及脐带,即为脐带先露。

如果胎膜破裂,则为脐带脱垂(图 3.13)。

如果在产程中,脐带位于先露部分的旁边,则称为隐性脐带脱垂。

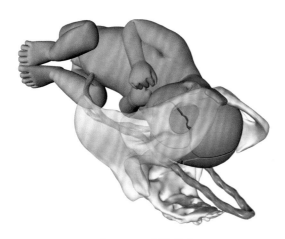

图 3.13 脐带脱垂

发生率

头先露时脐带脱垂的发生率为每 1 000 次分娩中出现 1~6 次[11,12]。臀先露时，发生率为 4%~6%，全臀先露低于足先露[12,13]。早产合并胎儿臀先露时发生率更高。脐带越长，脱垂的机会越大。脐带脱垂更多见于男性胎儿，因为他们的脐带平均长度比女性胎儿更长。

隐性脐带脱垂的准确发生率未知，但可能比临床上已知的更多。

诊断

通过内检，特别是超声检查，可以诊断脐带先露。触诊很难发现脐带先露；因此超声（彩色多普勒血流）检查更有帮助。

当脐带脱垂时，通过内检通常就可以很好地做出诊断。通常脐带仍在搏动，因此易于识别。脐带脱垂时胎儿心率可能仍正常，但大多数病例会表现为心动过缓或各种减速[14,15]。尤其在自然破膜或人工破膜后发生胎心率异常时，必须通过内检或窥具排除脐带脱垂。对于未足月胎膜早破，原则上内检的次数越少越好，但这种情况下必须进行内检。

对于隐性脐带脱垂，由于脐带被挤在先露部和宫颈之间，胎心胎动宫缩图（cardiotocogram，CTG）上会看到减速，这是最初的提示。确切的诊断通常只有在剖宫产时才能做出。

病因与危险因素

表 3.1 列出了脐带脱垂的危险因素。分为一般危险因素及操作相关的危险因素。至少 50% 的脐带脱垂病例发生在产科操作之后[13]。

表 3.1 脐带脱垂的危险因素[11,12]

一般危险因素	操作相关的危险因素
经产	人工破膜
低出生体重（<2 500g）	胎膜破裂后在阴道内操作胎儿
早产	倒转和牵引
胎儿先天性疾病	放置宫腔测压管
臀先露	放置头皮电极
横位或斜位	外倒转
双胎中的第二个	使用产钳或胎头吸引杯
羊水过多	
先露部未衔接	
胎盘低置	
脐带过长（>80cm）	
无脑儿	

治疗

脐带脱垂是产科急症，需要立即采取行动。脐带脱垂的危险是双重的，机械上：脐带在胎儿和产道壁间受压，以及血管痉挛：遇冷和操作使脐带血管收缩，这两方面都会导致胎儿供血减少，造成窒息。

脐带脱垂时，操作的目的必须是尽快结束分娩，方式如下：

- 寻求帮助:除了其他妇产科医生及护士外,还应通知儿科及麻醉科医生。
- 确定胎心率:
  - 如果胎儿心脏活动消失,必须通过超声确认。有时很难确定是否真的感受不到脐带搏动了。如果胎儿死亡,按照当地医院常规方案处理。
  - 如果胎心率图形正常,选择急诊剖宫产还是阴道助产取决于宫口扩张的程度以及先露部衔接的情况。
- 如果决定阴道助产,骨盆出口必须是能让分娩尽快结束、不会造成问题的。此时产妇的情况必须和因其他指征进行手术阴道助产时一样,不应存在其他风险因素。只有在有利的情况下才能进行全臀牵引或倒转及牵引。
- 如果决定剖宫产,可考虑使用快速宫缩抑制剂。如果孕周在胎儿可存活(24~25周)前,可以选择期待观察。原则上,荷兰在这个孕周前是不进行剖宫产的,因为这个时期太早,新生儿预后不够好。其他国家情况不同。
  - 如果胎心率图形异常,可选择的仍然是急诊剖宫产或手术阴道助产,这取决于宫口扩张程度、先露部是什么,以及衔接情况。如果决定阴道助产,骨盆出口必须是能让分娩尽快结束、不会造成问题的。
- 如果决定行急诊剖宫产,需将先露部向上推。可以通过 16 号 Foley 导尿管向膀胱注入生理盐水 500~750ml,然后夹闭尿管,达到上推先露部的目的(动画3.6)。可能的副作用是子宫收缩减弱。当然,必须给导尿管的气囊充气,保持尿管在原位。直到手术做切口时,才能将 Kocher 钳从留置的导管上松开。因此,每个产房都应当备有:一根置导尿管,一袋供输注的液体,Kocher 钳和充气装置(图3.14)。

动画 3.6 用盐水充盈膀胱

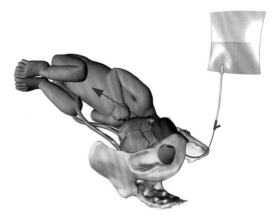

图 3.14　用盐水充盈膀胱

- 第二种方法是用检查的那只手上推先露部。这种不适的操作最好用半只手(三根手指)或整只手完成。替代方案是从阴道内将先露部上推出骨盆,然后用另一只手在耻骨上方固定先露部。当先露部在骨盆外被固定后,可以移出阴道内的手,先露部应当维持在上推后的部位,直至到达手术室[15]。
- 第三种方法是让患者采取肘膝位。替代方法是头朝下或是 Trendelenburg 体位。后者需要同时采用左侧卧位。先露部被上推后胎儿情况改善,但这不应作为放慢速度或是改变处理方式的原因。

必须避免将脐带推回子宫内[证据级别 D]。目前没有看到这种方法的益处。只有一篇文献报道应用这种方法获得了成功。必须避免触摸脐带或是使脐带降温,以免血管痉挛。是否应积极地保持脐带的温度至今尚未明确。有一种可能是将脱出阴道外的脐带还纳至阴道内。

在过去,如果宫口尚未开全,会通过对宫颈行宫颈切开术(Dührssen incision;图3.15)来尝试阴道助产。现在该方法仅用于紧急情况。

在剖宫产的所有适应证中,脐带脱垂是少数真正的急诊适应证之一。从决定进行剖宫产到新生儿娩出之间的时间间隔与

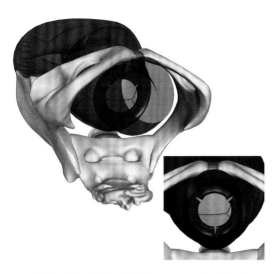

图 3.15　宫颈切开术（Dührssen incision）

预后没有明确的关系。这可能是因为在文献中，大部分患者的决策 - 分娩时长不超过 30 分钟，这已经是非常短的时间了。

训练产科团队处理产科急症，如脐带脱垂，可能会降低围产儿死亡率及患病率。

并发症

由于脐带脱垂导致的围产期死亡正在减少。20 世纪上半叶时死亡率仍为 32%~47%，而在过去的 20 年中，死亡率降至不到 10%[12,16,17]。剖宫产和新生儿护理的改善对死亡率的下降有很大贡献。

脐带脱垂发生的地点是影响预后最重要的因素之一。如果脐带脱垂发生在医院外，围产期死亡率比发生在医院内高 10 倍[11]。

有零散的关于孕 24 周前发生脐带脱垂，经观察治疗获得成功结局的报道[14]。然而，通常这类病例中胎儿会在几小时内死亡。

预防

与手臂或手脱垂一样，脐带脱垂的预防并不很成功。然而，某些情况下先露部不会完全封闭骨盆入口，此时必须特别小心。在这种情况下，我们会给出与预防手臂或手脱垂相同的建议。

对于胎儿为斜产式或是先露部尚未衔接的孕妇，应当建议适时住院观察，如果可能，在外倒转后以可控的方式引产并分娩。尽管如此，这也不能预防复合先露或自然破膜后的脐带脱垂。必须正确指导这些孕妇在胎膜自然破裂后尽快到达医院。建议孕妇在转运过程中采用卧位的方法已经过时，并且会造成不必要的延误。

如果先露部未衔接时必须进行产科操作，要做好随时急诊剖宫产的准备。在这种情况下，应避免人工破膜。

在荷兰，未足月胎膜早破的患者通常会住院。尤其是臀先露时，发生脐带脱垂的机会更大。

这类急诊难以预测。通过常规超声检查无法事先对脐带定位进行有效地预测脐带脱垂[证据级别 B][18]。

要点和建议

● 任何指导产程和分娩的人员都必须知道导致脐带脱垂的危险因素[证据级别 D]。

● 当发生脐带脱垂时，必须找到最快的分娩方式[证据级别 D]。

● 如果能够迅速安全地分娩，脐带脱垂时可以经阴道分娩[证据级别 D]。

● 脐带脱垂合并胎心率图形异常时，基本治疗措施是将先露部分推回[证据级别 D]。

● 通过充盈膀胱或者不同的卧姿，可以用手将先露部分上推[证据级别 D]。

（薛薇 译，周希亚 校）

参考文献

1　van Everdingen JE, Burgers JS, Assendelft WJJ, et al. Evidence-based richtlijn ontwikkeling. Houten: Bohn Stafleu Van Loghum, 2004.

2　Bhose L. Compound presentation. A review of 91 cases. Br J Obstet Gynaecol. 1961;**68**:307–14.

3　El-Mowafi D. Geneva Foundation for Medical Education and Research. Complex and breech presentation. http://www.gfmer.ch

4　Perkins R. Compound presentations. eMedicine, 2015. http://emedicine.medscape.com/article/262444-overview.

5　Martius G. Pathologie der Geburt. In: Martius G (ed). Lehrbuch der Geburtshilfe. Stuttgart: Georg Thieme Verlag, 1971, pp. 374–6.

6　Asimakopulos N. Compound presentation: prolapse of three extremities with the head. Can Med Assoc J. 1965;**92**:929–31.

7　Newton P. Foetal arm prolapse and presumed maternal death in a wild hanuman langur (Presbytis entellus). Primates. 1990;**31**:143–5.

8　World Health Organization, UNFPA, UNICEF, World Bank (eds). Compound presentation. In: Managing complications in pregnancy and childbirth. A guide for midwives and doctors. Geneva: WHO, 2003. http://www.who.int/reproductive-health/impact/index.html

9　Vacca A. The 'sacral hand wedge'; a cause of arrest of descent of the fetal head during vacuum assisted delivery. BJOG. 2002;**109**:1063–5.

10　Tebes CC, Mehta P, Calhoun DA, et al. Congenital ischemic forearm necrosis associated with a compound presentation. J Matern Fetal Med. 1999;**8**:231–3.

11　Siassakos D, Fox R, Draycott TJ. Umbilical cord prolapse. Green-top Guideline No 50. RCOG, April 2008.

12　Lin MG. Umbilical cord prolapse. Obstet Gynecol Surv. 2006;**61**:269–77.

13　Barclay M. Umbilical cord prolapse and other cord accidents. In: Sciarra JJ (ed). Gynecology and obstetrics. Philadelphia, PA: Lippincott, 1989, p. 1.

14　Koonings PP, Paul RH, Campbell K. Umbilical cord prolapse. A contemporary look. J Reprod Med. 1990;**35**:690–2.

15　Usta JM, Mercer BM, Sibai BM. Current obstetrical practice and umbilical cord prolapse. Am J Perinatol. 1999;**16**:479–84.

16　World Health Organization, UNFPA, UNICEF, World Bank (eds). Prolapsed cord. In: Managing complications in pregnancy and childbirth. A guide for midwives and doctors. Geneva: WHO, 2003. http://www.who.int/reproductive-health/impact/index.html

17　Carlin A, Alfirevic Z. Intrapartum fetal emergencies. Semin Fetal Neonatal Med. 2006;**11**:150–7.

18　Ezra Y, Strasberg SR, Farine D. Does cord presentation on ultrasound predict cord prolapse? Gynecol Obstet Invest. 2005;**56**:6–9.

双 胎 分 娩

第4章

M. Laubach, Y. Jacquemyn

概述

引言

双胎妊娠是一种高危妊娠，其围产期的发病率和死亡率均高于单胎妊娠。这一现象的主要原因是由于胎儿宫内生长受限和早产的发生率升高。超过50%的双胎在孕37周前出生，平均胎龄为36.7+/-2.7周[1]。

因此，在双胎分娩的围产期治疗措施上，一方面，必须将以上因素考虑在内，另一方面，必须考虑到一些额外的特定因素，例如在产前和产中的异常胎位。

见动画4.1。

动画4.1
双胞胎分娩

发生率

自20世纪70年代起，西方国家的双胎妊娠发生率逐年上升，目前波动在每1 000次妊娠中16~24次[2,3]。这可能是由于辅助生殖技术的使用，也可能由于母亲妊娠年龄的增长。

分娩时机

对于妊娠36周前的双胎妊娠，必须制定一个能使围产期发病率和死亡率尽可能降低的分娩计划和方案。

流行病学上，双胎的围产期死亡率是同孕周单胎妊娠的5~7倍[4]。围产期死亡发生率最低的孕周为38周。孕38周后双胎妊娠的围产期死亡率上升与孕41周后单胎妊娠的围产期死亡率上升相当。考虑到出生体重和孕周，报道称胎儿出生体重在2.5~2.9kg以及孕周在36~39周时，围产期死亡率最低(3.9/1 000)[证据级别B]。

几乎没有好的证据证明不同绒毛膜性双胎妊娠的最佳分娩时间。对于无并发症的单绒毛膜双羊膜腔的双胎妊娠，建议在34~36周早期分娩，以减少死产的风险[证据级别B][5-7]。必须在整个孕期密切监测胎儿情况，才能成功地治疗单绒毛膜双羊膜腔双胎妊娠的双胎输血综合征[8]。

单绒毛膜双羊膜腔的双胎妊娠在34周前的宫内死亡风险是1.5%~1.7%[9-11]。在双绒毛膜的双胎妊娠中，这一发生率仅为1/3(0.5%)。从36周到38周，双绒毛膜双胎妊娠的围产期死亡率从8%降至1%[证据级别B]。

即使在34周后，所有双胎妊娠的围生儿发病率似乎仍然很高，这表明延长妊娠超过36周是有潜在益处的。另外，在37周前选择性引产的情况下，新生儿发病率(尤其是呼吸窘迫综合征)显著增加，而且据报道，新生儿重症监护住院治疗的频率更高。这种增加在剖宫产的双胎中更为显著(37周前为13%，37周后为2%)[证据级别B][12]。

目前，一项充分有效的随机对照试验证实，对于无合并症的双胎妊娠，37周选择性引产与期待治疗相比，新生儿不良结局显著减少，而并发症数量并无增加[证据级别A2][13]。

必须与患者及家属充分沟通妊娠满35周无并发症的单绒毛膜双胎妊娠的最佳分娩时间，并将这些病例中晚期胎儿宫内死亡的后果与早产的潜在呼吸系统并发症进行比较[证据级别B][6,7]。

剖宫产

择期剖宫产的指征

在双胎妊娠中，某些剖宫产指征和单胎妊娠时一样，包括前置胎盘、胎盘早剥、胎儿宫内窘迫、臀位和胎儿宫内生长受限。

越来越多的证据表明，没有对所有双胎妊娠都安排常规剖宫产的指征[14-17]。一项多中心随机研究（双胎分娩研究）证实，对32周以后的头位双胎妊娠行剖宫产没有改善新生儿结局[证据级别A2][18]。

将择期剖宫产作为双胎妊娠分娩方式的指征包括：

- 连体婴儿，除了极早产的分娩。
- 单绒毛膜单羊膜双胎[19]。
- 双胎中的第一胎为臀位或横位[证据级别D]。

相关考虑

- 在分娩过程中，19%的双胎中第一胎为非头位。从历史上看，这些病例最终行剖宫产终止妊娠。这项政策来自于警惕所谓的"双胎交锁"现象。当第一胎的躯体已经娩出，而第二胎的部分身体阻止了第一胎头部的娩出时，就会发生这种情况。最初的证据来自145份病例报告的汇编，推导

出的双胎交锁的发生率为1/817~1/645。据报道，其死亡率为30%~43%。实际上，只有8项观察性研究发表，并在最近的系统评价中进行了分析[20]。没有研究支持对妊娠超过32周及胎儿体重超过1 500g的第一胎非头位的双胎行剖宫产有益处。这些结论对所有的双胎都适用。考虑到足月臀位多中心随机试验的报道[21]以及在许多中心缺乏阴道臀位分娩的经验，目前看来对于第一胎是臀位的双胎妊娠，推荐择期剖宫产作为分娩方式[证据级别D]。在第一胎为横位的双胎妊娠中，择期剖宫产是首选方式。

- 有些作者提出，在双胎中至少有一胎估计出生体重<1 500g的所有情况下都应选择择其剖宫产。目前尚无前瞻性随机研究。但大量观察性研究无法证实其围产期结局有差别[证据级别B][22-24]。只有一项研究表明，出生体重<1 000g的婴儿剖腹产后的围产期存活率明显提高[25]。可以说，关于是否应该根据估计的出生体重进行剖宫产分娩的讨论目前尚未提炼出一个定论。

- 胎龄不是剖宫产的指征，出生体重对产时并发症的发生更具预测性[证据级别B][23,24]。

- 目前尚无关于当双胎的体重差值>25%时，行择期剖宫产对于围产结局是否有影响的研究。就目前来说，两胎儿估计体重的差异并不是剖宫产的指征[证据级别C][25,26]。

- 前次剖宫产造成的子宫下段切口瘢痕子宫并不意味着双胎妊娠中子宫破裂的风险比单胎妊娠（90/10 000产次）增加。顺利阴道分娩的概率在65%~85%[证据级别C][27]。

阴道分娩

在分娩过程中，81%的双胎中第一胎为头位。其中40%~50%两个胎儿均为头位，30%~40%为头位和非头位的组合（图4.1）[3]。

双头位
40%-50%

头臀位
30%-40%

臀横位
20%

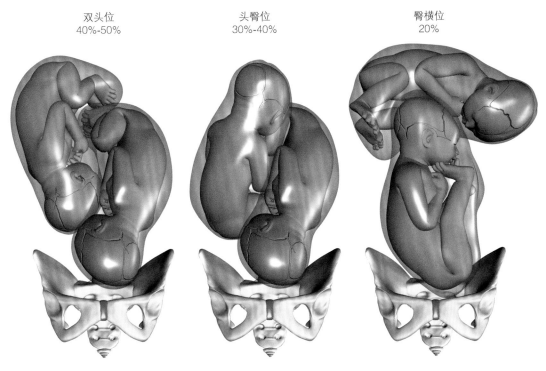

图 4.1　最常见的胎位组合

在文献中,双胎的阴道分娩仍是被普遍接受的[3,15-17]。但是在临床实际工作中,只有 50% 双胎妊娠是自发阴道分娩。流行病学研究表明,40%~45% 的双胎妊娠是择期剖宫产分娩,8% 由阴道助产[2]。

选择择期剖宫产作为分娩方式主要由于第二胎阴道分娩的围产期发病风险增加(相对危险度 1.62)。报道中,这一发病率的升高与分娩前的胎位和绒毛膜性无关,但与计划阴道分娩中双胎之间的长间隔(双胎间隔)有关[证据级别 B][22,28,29]。

由于继发剖宫产的产妇和新生儿发病率较高,因此选择最适合阴道分娩的双胎妊娠非常重要。这也可以根据产科病史来决定。文献表明,如果孕妇存在产前异常,阴道分娩成功的概率会降低,例如糖尿病或高血压。足月时,胎儿 2 的先露异常与阴道分娩的失败有关[证据级别 B][30]。在确定双胎妊娠的分娩方式时应考虑这些因素。

阴道分娩中产程的管理[3,8,31,32]

由于围产期并发症的风险高,双胎妊娠的阴道分娩被认为是高危分娩。因此,这些分娩应在具有足够基础设施的中心进行,以便对并发症迅速作出反应。

阴道分娩双胎的一般指导原则如下:

● 所有双胎妊娠的妇女都应该获得有关双胎分娩可能存在的产科风险的信息。

● 对于每个双胎妊娠的女性都应该有个体化的计划,预测在第一产程(宫口扩张)和第二产程(胎儿娩出)中所有可能发生的情况。

● 有经验的妇产科医生和足够的助手(如住院医生或助产士)的存在至关重要。

● 必须提供配备手术团队的手术室和可进行新生儿复苏的团队。

● 入院时,必须进行超声检查评估胎位。

- 在宫口扩张阶段需要开通静脉通路。要进行配血并且一定要有备血。
- 通过专门用于记录双胎的胎心监护（cardiotocography，CTG）记录胎心情况。一旦双胎中的第一胎破水，建议使用胎儿（头皮）电极的CTG。
- 在第一胎娩出期间，不需要持续予催产素加强宫缩，但是在第一胎娩出后需要开始给予缩宫素以防止宫缩减弱。
- 从宫口开全到第二胎娩出，儿科医生必须在产房附近待命。在产房中也必须有一名住院医师、助产士或第二位在超声检查和阴道助产和剖宫产方面经验丰富的妇产科医生在场。最好让麻醉师在第二和第三产程期间也在场。
- 在第一胎娩出后，行超声检查确定第二胎的胎位及胎心位置。之后继续进行胎心监护。
- 第三阶段积极管理第三产程。

双胎间隔

关于双胎娩出间隔的最大持续时间，文献中没有足够的证据。双胎娩出间隔不应超过30分钟的概念基于一项可追溯到全面应用胎心监护之前的研究[33]。后来发表的文献表明，只要胎心监护结果满意，双胎娩出间隔较长的新生儿并发症并未增加[29,34,35]。似乎在双胎娩出间隔较长时，第二胎剖腹产的风险增加了6~8倍。近些年的研究表明，随分娩时间延长，第二胎围产期的并发症随之增加。与双胎分娩间隔超过60分钟相比，将双胎分娩间隔限制在15分钟内与低Apgar评分和代谢性酸中毒的病例数量的显著下降有关[29,34,35]。因此，谨慎起见，应限制双胎娩出间隔的持续时间。最近的文献推荐最大间隔时间为15~30分钟［证据级别C］[3,36]。

双头位的双胎分娩

在第一胎出生后，每五个双胎中就有一个第二胎的胎位会改变，这也取决于孕周[23]。因此建议在开始或增加静脉用催产素之前，行超声检查确定第二胎的胎位；并用手摸评估宫缩情况。当羊膜未破裂时就开始推动。只有在胎头充分衔接到完全扩张的宫口时才进行人工破膜术。由于并发症的存在，如脐带脱垂或产程进展不佳，在4%~10%的病例中，将使用真空泵或产钳助产，采用剖宫产或内倒转的辅助分娩，接着以臀位牵引助产（图4.2）[35,37]。

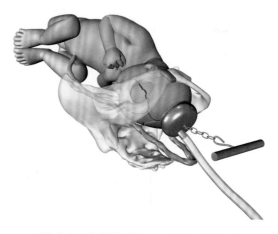

图4.2 脐带脱垂情况下真空泵的牵引

混合胎位的双胎分娩

技术上，分娩方式有以下多种选择：
- 臀位阴道分娩。
- 臀位牵引（如为横位可先实行内倒转）。
- 头位外倒转（external cephalic version，ECV）后头位分娩。
- 第二胎采取剖宫产。

多项研究表明，在臀位牵引后阴道分娩的婴儿多于外倒转后的阴道分娩。而且不增加婴儿紧急事件的风险（表4.1）。因此

表 4.1　混合胎位的两种分娩方式和新生儿结局

	例数	臀位牵引	阴道分娩	胎儿急症	头位外倒转	阴道分娩	胎儿急症	剖宫产比例
Gocke et al.39	96[a]	55	96	0/55	41	70	16/41	P<0.001
Wells et al.40	66	43	98	0/43	23	48	11/23	P<0.001
Chauhan et al.38	44	23	96	0/23	21	52	10/21	P=0.001
Smith et al.41	76	43	97	1/43	33	76	13/33	P=0.008
Barrett& Ritchie.42	206	183	98.8	11/183	23	26+12[b]	7/23	P=0.001
总计	523	347			176		57/176（32%）	P<0.001
								P<0.001

[a] 该研究包括择期剖宫产的病例,本表格剔除了相应的病例。

[b] 2 例为臀位牵引。

在这种情况下,对于阴道分娩,臀位牵引是首选方式［证据级别 B］[38-44]。

阴道分娩(胎儿 A)和剖腹产(胎儿 B)相结合时,围产期窒息(定义为 5 分钟后 Apgar 评分 <4 分)的风险最大。这是与两个婴儿均为阴道分娩或均行择期剖宫产分娩的情况相比确定的。因此最好尽量避免这种情况［证据级别 C］[22,37,44]。在臀位阴道分娩或臀位牵引助产经验不足的医疗中心,最好通过择期剖宫产处理这些妊娠或将其转诊到另一个医疗中心［证据级别 D］。

外倒转和臀位牵引助产技术的应用与单胎时没有区别,详见第 5 章和第 6 章。

在现代产科中,内倒转和臀位牵引助产也用于双胎中第二胎的分娩以及剖宫产中的一些情况(动画 4.2)。该过程可以在子宫颈完全消失和扩张并且胎头尚未完全衔接的条件下进行。足够的麻醉(硬膜外麻醉、咪达唑仑,或全身麻醉)也是必要的。

在牵引前,要先行超声检查确定胎位。需要清楚地确认胎儿臀部、脚部和背的位置。

为了将横位或未衔接头位

动画 4.2
双胞胎中第二胎：内倒转与牵引

的胎儿内部旋转到臀位,进而进行臀位牵引助产,一只手需要沿着胎儿腹部的前侧进入子宫,通过未破裂的羊膜,在脚踝水平处抓住胎儿一只或两只脚,通过宫颈轻微牵引至骨盆出口。同时,产科医生的另外一只手需要能够辅助胎儿身体的旋转。一旦胎儿处于纵产式并且脚处于外阴水平,立即人工破膜。随后进行臀位牵引术(详见第 6 章)。

具体情况

单绒毛膜双羊膜囊双胎

在没有特定的并发症如双胎输血综合征（twinto-twin transfusion syndrome，TTTS）的情况下,单绒毛膜和双绒毛膜双胎的分娩方式没有差异。上面提到的胎先露的问题决定了分娩过程[45,46]。

单绒毛膜双羊膜囊（monochorionic diamniotic，MCDA）妊娠并发双胎输血综合征患者的分娩方式必须根据具体情况评估。然而,在激光治疗后如无并发症,建议在 34 周至 37 周之间试产［证据级别 C］[8]。

单羊膜囊双胎

建议在 32 周至 34 周之间行择期剖宫产终止妊娠[证据级别 B][47-49]。

产程中紧急抑制宫缩

如果需要子宫松弛来进行臀位牵引或其他操作，可以使用短期吸入用药的全身麻醉。作为替代方案，也可以静脉用硝酸甘油。剂量为 0.1~0.2mg/10kg（体重），这一剂量很少导致母亲血压严重下降[50]。临床经验报道使用利托君或阿托西班同样有效，但文献中没有明确提及这些药物的使用；利托君不用于产程中紧急抑制宫缩。

双胎交锁

如上文所述，双胎交锁现象主要来自历史文献（图 4.3）。在胎儿娩出阶段才能诊断这一特殊情况。处理方法是在停用催产素并立即抑制宫缩后开始手法操作。先尝试将第二胎的头部向上推出骨盆，以便第一胎的头部可以进入骨盆，然后使用必要的操作或通过产钳牵引娩出胎儿。亦有报道采用 Zavanelli 手法操作（Zavanelli's maneuver），随后进行紧急剖宫产手术的病例。

要点和建议

- 双胎妊娠的平均孕周为 36.7 周[证据级别 B]。
- 如果自发分娩延迟，可以从 37 周开始与父母讨论双胎的分娩时间，但不应推迟到 38 周以后[证据级别 A2]。
- 以下列情况下，应以择期剖宫产作为分娩方式（图 4.4）：
  - 第一胎为非头位[证据级别 B]；
  - 双胎中第一胎是非头位，且没有具有阴道臀位分娩和臀位牵引助产经验的妇产科医生[证据级别 B]；
  - 单绒毛膜单羊膜囊双胎妊娠[证据级别 B]；

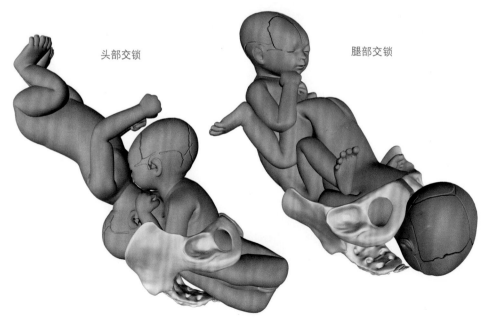

头部交锁　　　　腿部交锁

图 4.3 双胎交锁

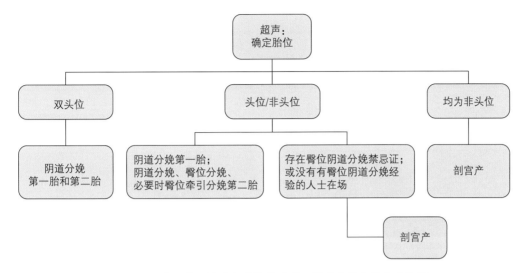

图 4.4 双绒毛膜双羊膜囊或单绒毛膜双羊膜囊的分娩方式选择

- 连体婴儿［证据级别 C］；

- 产科因素（前置胎盘、胎心监护紧急异常、双胎输血综合征等）；

- 产妇存在阴道分娩的禁忌证。

• 如果有足够的经验丰富的人员，所有其他类型的双胎都可以（根据一项随机研究的结果）顺产［证据级别 B］。

• 在计划的阴道分娩中，必须有在双胎阴道分娩、臀位阴道分娩和臀位牵引方面经验丰富的人员在场［证据级别 B］。

• 在第一胎出生后，要行超声检查确定第二胎的胎位，并静脉用催产素，以将双胎分娩时间间隔限制于 30 分钟以内［证据级别 B］。

• 如果第二胎处于纵产式（头位或臀位），应尝试自发阴道分娩［证据级别 B］。

• 如果第二胎臀位分娩进展不佳，由经验丰富的人员采取臀位牵引助产是最好的分娩方式［证据级别 B］。

• 如果第二胎处于横位，则由经验丰富的人员采取内倒转使之变成臀位，然后采取臀位牵引助产，这是非头位的第二胎的最佳分娩方法［证据级别 B］。

• 积极处理第三产程。在第二胎娩出后，必须立即给产妇使用（静脉内或肌内）催产素［证据级别 B］。

（余昳 译 宋英娜 校）

参考文献

1 Loos RJF, Derom C, Eeckels R, et al. Length of gestation and birthweight in dizygotic twins. Lancet. 2001;**358**:560–1.

2 Breart G, Barros H, Wagener Y, et al. Characteristics of the childbearing population in Europe. Eur J Obstet Gynecol Reprod Biol. 2003;**111**:S45–52.

3 Cruikshank DP. Intrapartum management of twin gestations. Obstet Gynecol. 2007;**109**:1167–76.

4 Cheung YB, Yip P, Karlberg L. Mortality of twins and singletons by gestational age: a varying-coefficient approach. Am J Epidemiol. 2000;**152**:1107–16.

5 Lee YM, Wylie B, Simpson L, D'Alton ME. Twin chorionicity and the risk of stillbirth. Obstet Gynecol. 2008;**111**:301–8.

6 Hack KE, Derks JB, Elias SG, et al. Increased perinatal mortality and morbidity in monochorionic versus dichorionic twin pregnancies: clinical implications of a large Dutch cohort study. BJOG. 2008;**115**:58–67.

7 Vergani P, Russo FM, Follesa I, et al. Perinatal complications in twin pregnancies after 34 weeks: effects of gestational age at delivery and chorionicity. Am J Perinatol. 2013;**30**(7):545–50.

8 Vayssière C, Benoist G, Blondel B, et al. Twin pregnancies: guidelines for clinical practice from the French College of Gynaecologists and Obstetricians (CNGOF). Eur J Obstet Gynecol Reprod Biol. 2011;**156**(1):12–17. DOI: 10.1016/j.ejogrb.2010.12.045

9   Hack KE, Derks JB, Elias SG, et al Perinatal mortality and mode of delivery in monochorionic diamniotic twin pregnancies >32 weeks of gestation: a multicenter retrospective cohort study. BJOG. 2011;**118**:1090–7.

10 Breathnach FM, McAuliffe FM, Geary M, et al. Optimum timing for planned delivery of uncomplicated monochorionic and dichorionic twin pregnancies. Obstet Gynecol. 2012;**119**:50–9.

11 Sullivan AE, Hopkins PN, Hsoin-Yi W, et al. Delivery of monochorionic diamniotic twins in the absence of complications: analysis of neonatal outcome and costs. Am J Obstet Gynecol. 2012;**206**:257e1–7.

12 Bakr AF, Karkour T. What is the optimal gestational age for twin delivery. BMC Pregnancy Childbirth. 2006;**6**:3.

13 Dodd JM, Crowther CA, Haslam RR, Robinson JDS; Twins Timing of Birth Study group. Elective birth at 37 weeks of gestation versus standard care for women with an uncomplicated twin pregnancy near term: the Twins Timing of Birth Randomized Trial. BJOG. 2012; **119**:964–73.

14 Carroll MA, Yeomans ER. Vaginal delivery of twins. Clin Obstet Gynecol. 2006;**49**:154–66.

15 Rossi AC, Mullin PM, Chmait RH. Neonatal outcomes of twins according to birth order, presentation and mode of delivery: a systematic review and meta-analysis. BJOG. 2011;**118** (5):523–32.

16 Hofmeyr GJ, Barrett JF, Crowther CA. Planned caesarean section for women with a twin pregnancy. Cochrane Database Syst Rev. 2011;**12**: CD006553.

17 Vendetelli F, Rivière O, Crenn-Hébert C, et al. Is a planned cesarean necessary in twin pregnancies? Acta Obstet Gynecol Scand. 2011;**90**:1147–58.

18 Barrett JFR, Hannah ME, Hutton EK, et al. Twin Birth Study Collaborative Group: a randomized trial of planned cesarean or vaginal delivery for twin pregnancy. N Engl J Med. 2013;**369**:1295–305.

19 Griffith HB. Monoamniotic twin pregnancy. Br J Clin Pract. 1996;**40**:294–7.

20 Steins Bisschop CN, Vogelvang TE, May AM, Schuitemaker NW. Mode of delivery in non-cephalic presenting twins: a systematic review. Arch Gynecol Obstet. 2012;**286**(1):237–47.

21 Hannah ME, Hannah WJ, Hewson SA, et al. Planned caesarean section versus planned vaginal birth for breech presentation at term: a randomised multicentre trial. Lancet. 2000;**356**:1375–83.

22 Schmitz T, de Carnavalet C, Azria E, et al. Neonatal outcomes of twin pregnancy according to the planned mode of delivery. Obstet Gynecol. 2008;**111**:695–703.

23 Armson BA, O'Connell C, Persa V, et al. Determinants of perinatal mortality and serious morbidity in the second twin. Obstet Gynecol. 2006;**108**:556–64.

24 Zhang J, Bowes WA Jr, Grey TW, et al. Twin delivery and neonatal and infant mortality: a population-based study. Obstet Gynecol. 1996;**88**:593–8.

25 Ginsberg NA, Levine EM. Delivery of the second twin. Int J Gynaecol Obstet. 2005;**91**:217–20.

26 Amaru RC, Bush MC, Berkowitz RL, et al. Is discordant growth in twins an independent risk factor for adverse neonatal outcome? Obstet Gynecol. 2004;**103**:71–6.

27 Ford AA, Bateman BT, Simpson L. Vaginal birth after cesarean delivery in twin gestations: a large, nationwide sample of deliveries. Am J Obstet Gynecol. 2006;**195**(4):1138–42.

28 Yang Q, Walker MC, Chen XK, et al. Impacts of operative delivery for the first twin on neonatal outcomes in the second twin. Am J Perinatol. 2006;**23**(7):381–6.

29 Edris F, Oppenheimer L, Yang Q, et al. Relationship between intertwin delivery interval and metabolic acidosis in the second twin. Am J Perinatol. 2006;**23**(8):481–5.

30 Wen SW, Fung Kee Fung K, Oppenheimer L, et al. Neonatal mortality in second twin according to cause of death, gestational age, and mode of delivery. Am J Obstet Gynecol. 2004;**191**(3):778–83.

31 Barrett J, Bocking A. The SOGC Consensus Statement: management of twin pregnancies. Part 2. J Soc Obstet Gynecol Can. 2000;**22**:623.

32 Robinson C, Chauhan SP. Intrapartum management of twins. Clin Obstet Gynaecol. 2004;**47**:248–62.

33 Rayburn WF, Lavin JP Jr, Miodovnik M, et al. Multiple gestation: time interval between delivery of first and second twins. Obstet Gynecol. 1984;**63**:502–5.

34 Brown HL, Miller JM Jr, Neumann DE, et al. Umbilical cord blood gas assessment of twins. Obstet Gynecol 1990;**75**:826–9.

35 Stein W, Misselwitz B, Schmidt S. Twin-to-twin delivery time interval: influencing factors and effect on short-term outcome of the second twin. Acta Obstet Gynecol Scand. 2008;**87**:346–53.

36 Sentilhes L, Bonhours AC, Biquard F, et al. Mode d'accouchement des grosses gemellaires. Gynecol Obstet Fertil. 2009;**37**:432–41.

37 Usta IM, Nassar AH, Awwad JT, et al. Comparison of the perinatal morbidity and mortality of the presenting twin and its co-twin. J Perinatol. 2002;**22**:391–6.

38 Chauhan SP, Roberts WE, McLaren RA, et al. Delivery of the nonvertex second twin: breech extraction versus external cephalic version. Am J Obstet Gynecol. 1995;**173**:1015–20.

39 Gocke SE, Nageotte MP, Garite T, et al. Management of the nonvertex second twin: primary cesarean section, external version, or primary breech extraction. Am J Obstet Gynecol. 1989;**161**:111–14.

40 Wells SR, Thorp JM Jr, Bowes WA Jr. Management of the nonvertex second twin. Surg Gynecol Obstet. 1991;**172**:383–5.

41 Smith SJ, Zebrowitz J, Latta RA. Method of delivery of the nonvertex second twin: a community hospital experience. J Matern Fetal Med. 1997;**6**:146–50.

42 Barrett JF, Ritchie WK. Twin delivery. Best Pract. Res Clin Obstet Gynaecol. 2002;**16**:43–56.

43 Rabinovici J, Barkai G, Reichmann B, et al. Internal podalic version with unruptured membranes for the second twin in transverse lie. Obstet Gynecol. 1988;**71**:428–30.

44 Caukwell S, Murphy DJ. The effect of mode of delivery and gestational age on neonatal outcome of the non-cephalic-presenting second twin. Am J Obstet Gynecol. 2002;**187**:1356–61.

45 Baghdadi S, Gee H, Whittle MJ. Twin pregnancy outcome and chorionicity. Acta Obstet Gynecol Scand. 2003;**82**:18–21.

46 Sau A, Chalmers S, Shennan AH, et al. Vaginal delivery can be considered in monochorionic diamniotic twins. BJOG. 2006;**113**:602–4.

47 Riethmuller D, Lantheaume S, Teffaud O, et al. [Obstetrical and neonatal prognosis of monoamniotic twin gestations.] J Gynecol Obstet Biol Reprod (Paris). 2004;**33**(7):632–6.

48 Sau AK, Langford K, Elliott C, et al. Monoamniotic twins, what should be the optimal antenatal management. Twin Res. 2003;**6**:270–4.

49 Kurzel RB. Twin entanglement revisited. Twin Res. 1998;**1**(3):138–41.

50 Dufour P, Vinatyier D, Vanderstichele S, et al. Intravenous nitroglycerin for internal podalic version of the second twin in transverse lie. Obstet Gynecol. 1998;**92**:416–19.

第 5 章

胎头外倒转术

E. Roets, M. Hanssens, M. Kok

概述

引言

胎头外倒转术(external cephalic version, ECV)或外倒转术,指经过腹部操作使得胎儿从横位、斜位或臀先露转为头先露。近年来,特别是足月臀位多中心随机试验(Term Breech Trial)结果发表后,出现了臀先露者通过剖宫产分娩以减少臀先露阴道产的直接并发症的趋势[1]。通过尝试 ECV 减少足月臀先露的发生率,可减少因臀先露而导致的剖宫产数量。由于臀先露剖宫产的数量在增加,ECV 日益受到重视。

发生率与成功率

臀先露在足月胎儿中的发生率约 3%~4%(在早产胎儿中有更大的比例)。不同报道的 ECV 成功率存在极大的差异,其范围在 29% 到 97% 之间[2]。最新的包含 84 个研究的荟萃分析显示,成功率为 16%~100%(95%CI 56-57)[证据级别 A1][3]。

ECV 的禁忌证及其影响因素

关于是否存在一个独特的因素构成 ECV 禁忌证的问题,存在几种观点[4,5]。最近一篇相关综述显示,在对于外倒转的适应患者群体上没有一致的共识,建议基于明确的经验性证据或病理生理学相关性来设定禁忌证。下列禁忌证的证据等级均为 D 级[6]:

- 胎盘早剥史或出现胎盘早剥征象。
- 重度子痫前期或 HELLP 综合征。
- 胎儿窘迫的征象(异常的胎心胎动宫缩图和 / 或异常多普勒血流信号)。

以下因素在很多研究中并不是禁忌证,但它们可能不同程度地影响 ECV 的成功率。以下关于母体和胎儿因素的划分在某种程度上是人为的,因为有一些因素不能简单归因于母体或其他因素(如羊水量)。

母体因素

- **子宫张力**:子宫张力低时 ECV 的成功率会增加[比值比(OR)1.8,95% 置信区间(CI)1.2~2.9][证据级别 A1][7]。
- **经产妇**:这和子宫张力密切相关:经产妇的子宫张力通常更低(OR 2.5,95%CI 2.3~2.8)[证据级别 A1][8]。
- **腹壁因素(肥胖 - 肌张力)**:这些因素可影响对胎儿的触诊难易度。肥胖可降低 ECV 的成功率(非肥胖孕妇 OR 1.8,95%CI 1.2~2.6)[证据级别 A1][8]。同时,在腹壁肌张力增加时(如母亲焦虑或应激)对胎儿的操作会变得困难,这将降低外倒转术的成功率[证据级别 D]。
- **种族**:非洲妇女胎先露部到达骨盆入口的时间比高加索人种的妇女更晚。

这增加了外倒转的成功率(详见下文胎儿因素)[9]。

胎儿因素

● **羊水量**:尽管不具有统计学差异,临床上发现在羊水量充足的情况下,ECV似乎有更大的成功可能[10]。在超声评估中,如果羊水指数(Amniotic Fluid Index,AFI)≥10时ECV有更高的成功率(OR 1.8,95%CI 1.5~2.1)[证据级别 A1][11]。

● **胎儿(胎头)的可触知性**:在胎头更易被触及时,ECV更易成功(OR 6.3,95%CI 4.3~9.2)[证据级别 A1][8]。自然地,这与子宫张力在一定程度上相关,但也与母体肥胖或腹壁肌张力有关(详见上文母体因素)。胎盘的位置同样决定了胎儿的可触知性:后壁胎盘相比前壁胎盘或胎盘位于宫底时有更高的外倒转成功率(OR 1.9,95%CI 1.5~2.4)[证据级别A1][11]。

● **胎先露衔接**:如果胎先露未衔接,ECV的成功率会增加(OR 9.4,95%CI 6.3~14)[证据级别 A1][8]。

● **臀先露的种类**:完全性臀先露(完全性臀先露:髋部和膝盖均呈屈曲状态)比不完全性臀先露(单臀先露:髋部屈曲,膝盖伸直)有更高的ECV成功率(OR 1.8,95%CI 1.1~1.7)[证据级别 A1][11]。

● **胎儿体重**:经验丰富的医师认为胎儿体重≥4 000g时相比体重≤3 000g者更难行外倒转。然而,目前没有确定的体重临界值[证据级别 D]。

操作者相关因素

尽管这从来不是一个随机化研究的内容,在逻辑上似乎如果由经验丰富的医师施行ECV可以有更高的成功率[证据级别 D]。

技巧

ECV 的技术操作[2,12-14]

在施行ECV前,应该做胎心监护(cardiotocography,CTG)和(复查)超声(以获得胎儿脊柱的位置)。

实现胎儿外倒转术犹如让婴儿翻筋斗。可以是向前转动,也可以是后翻。孕妇应该取仰卧位。

胎背位于母体一侧(左侧或右侧)时胎儿是最容易被转动的。当胎儿背部在母体前方时,最好先将胎儿转为侧位。随后,可以实施如下策略:

● **前翻**(动画 5.1)

－ 一手将胎儿臀部上推到骨盆外,将其推向一侧(胎背侧),并轻轻向头侧移动(图 5.1);

动画 5.1
胎儿外倒转术:前翻

－ 用另一只手使胎头屈曲,使得头和臀均被双手控制(图 5.2);

－ 将胎头轻轻推向对侧(胎儿腹侧)和尾侧(图 5.3)。

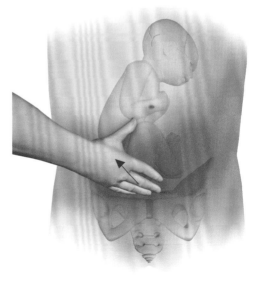

图 5.1 移动胎儿臀部

动画 5.2
胎儿外倒转
术:后翻

● **后翻**(动画 5.2)

– 用一只手将胎儿臀部上推至骨盆外,将其推向一侧(胎儿腹侧)并轻轻向头侧移动(图 5.4);

– 用另一只手,使胎头屈曲,以使头臀均被双手控制(图 5.5);

– 将胎头轻轻推向对侧(胎背侧)和尾侧(图 5.6)。

当采用该手法将胎位变成横位时,建议暂停片刻,保持胎儿处于此状态。此时助手可以协助稳定胎儿,以便术者换手(图 5.7)。

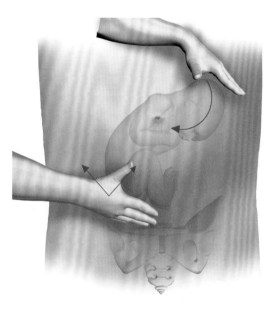

图 5.2 使胎头屈曲

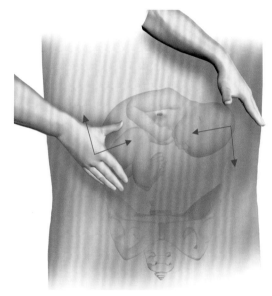

图 5.3 向前翻滚

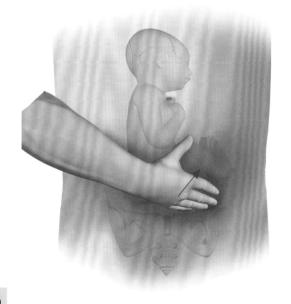

图 5.4 移动胎儿臀部

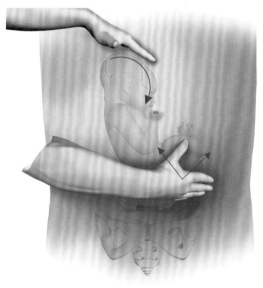

图 5.5 使胎头屈曲

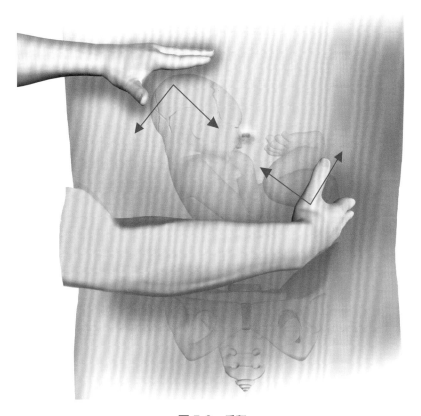

图 5.6　后翻

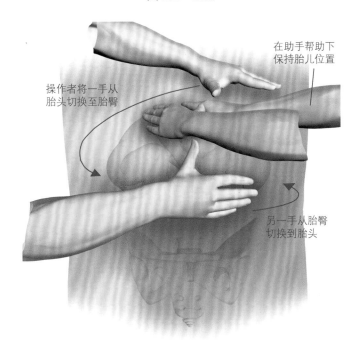

在助手帮助下
保持胎儿位置

操作者将一手从
胎头切换至胎臀

另一手从胎臀
切换到胎头

图 5.7　换手

很多时候,如果有适当引导,剩余的外倒转步骤将把胎儿"几乎自发"地完成。

整个操作过程由几阵(间歇的)动作完成。重点是不要过于用力。这些步骤最好通过冲击式(浮沉式)手法施行,即在胎头和臀部间交替施压[证据级别 D]。

建议操作次数最多为三次[证据级别 D][15]。

应向孕妇充分解释该操作,并尽可能通过安慰使孕妇得到最大限度的放松,这尤为重要。

增加成功率的方法

* **宫缩抑制剂**:β₂ 肾上腺素受体激动剂可增加 ECV 的成功率(使用 β₂ 肾上腺素受体激动剂时失败的 OR 为 0.74,95%CI 0.64~0.87)[证据级别 A1][16]。这些研究中并没有使用盲法。在一个包含 310 例患者的随机、双盲、安慰剂对照研究中,应用口服的硝苯地平未能增加 ECV 的成功率[相对危险度(RR)1.1,95%CI 0.85~1.5)][证据级别 A1][17]。

* **硬膜外麻醉 / 腰麻**:一个 Cochrane 回顾研究报道,使用硬膜外麻醉可以显著增加 ECV 的成功率,但使用腰麻则不然[证据级别 A1][16]。尽管如此,我们仍不得不提醒使用硬膜外麻醉时潜在用力过大的风险,因为此时孕妇的痛觉被阻滞[2]。此外,这种麻醉本身的风险和额外增加的费用必须纳入考虑。

至于其他方法,例如使用振动或声刺激或羊膜腔内灌注,均没有足够的证据支持推荐其用于实践。

时机

在孕期相对更早地施行 ECV,其成功率明显更大(胎儿更小,衔接的可能性更小)。但是,相关并发症如胎膜早破或胎盘早剥的后果在早产中危害更大。一个随机研究把入组的 1 543 名孕妇随机分为两组,首次接受 ECV 时孕周为 34⁺⁰ 周~35⁺⁶ 周(早期 ECV 组)和孕周 37⁺⁰ 周或 37 周后(延迟 ECV 组),结果显示分娩时早期 ECV 组比延迟 ECV 组(49%)有更低比例的非头先露(41%)(RR 0.84,95%CI 0.75~0.94,$P=0.002$)。两组间在剖宫产率(52.0% 对比 56.0%)(RR 0.93,95%CI 0.85~1.02,$P=0.12$)或早产率(6.5% 对比 4.4%)(RR 1.48,95%CI 0.97~2.26,$P=0.07$)上没有显著差异。结论显示:在孕 34~35 周行 ECV 术比孕 37 周或更大孕周时行 ECV 术增加了出生时头先露的可能性,但并不能降低剖宫产率,同时可能增加早产的风险[证据级别 A1][18]。

适合施行 ECV 的合适孕周没有上限。已有报道在孕 42 周时成功施行 ECV 的病例,而且如果胎膜完整,第一产程时仍然可以施行[证据级别 C][19]。

并发症

ECV 中或 ECV 术后短期内并发症

ECV 是一种安全的操作。但是,(罕见)并发症如胎儿死亡也有报告。胎心率的一过性改变、胎盘早剥、胎儿 - 母体输血和脐带意外是更常被提及的并发症。

在一个包含 12 955 个外倒转术病例的荟萃分析中,出现并发症的比例为 6.1%(95%CI 4.7~7.8),包括 0.24% 的严重并发症(95%CI 0.17~0.34)和 0.35% 的急诊剖宫产(95%CI 0.26~0.47)。并发症并不与外倒转术的结果相关(OR 1.2,95%CI 0.93~1.7)[3]。

* **胎儿死亡和胎盘早剥**:在 Grootscholten 等人的荟萃分析中,胎儿死亡和胎盘早剥被定义为严重并发症[3]。共计 12 955 名孕妇行外倒转术,共 12 例胎儿死亡

(0.09%),其中只有 2 例和(尝试)ECV 有关。11 例孕妇出现胎盘早剥(0.08%),这与正常足月人群相比没有显著差异。

● **脐带意外**:在几个研究中,脐带缠绕被报告为 ECV 的一种并发症。但它在一个大型队列研究中似乎和围产期不良结局不相关,因此也和临床实践不相关[证据级别 B][20]。在上面提及的荟萃分析中,五个临床试验研究了脐带脱垂,共有 8 例发生脐带脱垂(0.06%)[证据级别 A1][3]。

● **CTG 改变**:胎心率短暂性改变出现在 4% 的足月 ECV 中[证据级别 B][2]。我们特别关注的心动过缓或胎心减速在停止操作后均消失。上述提及的荟萃分析报告显示,在试图行外倒转术的病例中 6.1%(95%CI 5.7~6.5)出现异常的胎心率,其中 0.2% 急诊剖宫产(95%CI 0.1~0.3)[3],这些病例的预后均良好。

● **胎儿 - 母体输血**:在一个关于 ECV 相关风险的回顾性分析中,共有七个研究进行了 Kleihauer-Betke 试验[14]。出现明显胎儿 - 母体输血的比例为 3.7%,但没有胎儿大量出血的报道。

● **其他并发症**:其他报道的并发症罕见,仅限于病例报告。包括两例已知的脊髓损伤,其中一例死亡(1978),另一例神经系统得到完全恢复[2,21]。这可能是因为胎头突然从仰伸过度转至屈曲时胎儿脊髓受到牵拉导致。基于此原因,尽管证据不足,胎头仰伸过度被认为是外倒转术的禁忌证。此外尚有一例 ECV 相关的髋骨骨折的报告[19]。

ECV 成功后的阴道分娩

接受成功的 ECV 后的患者仍显示有剖宫产率增加的可能。在一个包含 11 个研究的荟萃分析中,ECV 组剖宫产率为 21%,而对照组仅为 11%。综合相对风险(95%CI)分别为:难产 2.21(1.64~2.97),胎儿健康风险为 2.16(1.62~2.88)[证据级别 B][22],助产率也依然较高:OR 1.37(1.11~1.68)[证据级别 B][23]。

对于这些现象可能的解释为:异常的母体骨盆形状(更倾向于臀先露)或胎儿臀先露的固有因素(胎头形状、较低的出生体重、较低的胎儿胎盘比)[22,23]。

预防并发症的措施

基于前述,为使 ECV 并发症的可能性降到最低,提出以下几个建议:

● **操作前超声检查**:以确认胎方位,同时排除胎头过度仰伸。

● **操作前行 CTG 检查**:以发现已经存在的胎儿心律失常。

● 对 RhD 阴性的孕妇应用抗 D 免疫球蛋白。

● 通过 Kleihauer-Betke 试验评估可能的胎儿 - 母体输血被证明未能有效预防并发症;然而,相关试验数据显示大约有 4% 的病例存在胎儿 - 母体输血。

● 外倒转后行胎心监护,并在操作后第一天内监测胎动。

要点和建议

● 足月妊娠中有 3%~4% 的胎先露为臀先露,早产中其比例更高。

● 由于因臀先露而行剖宫产的数量迅速增加,而 ECV 的并发症风险低,应向每一个无绝对禁忌证的臀先露孕妇建议尝试行 ECV[证据级别 A1]。

● 在成功行 ECV 后,剖宫产和 / 或助产的可能性仍然比那些胎儿为"自然头先露"的孕妇要高[证据级别 B]。

● 对于一个有经验的操作者,ECV 的成功率在 50% 左右[证据级别 B]。其成功率因患者受相关因素影响而存在个体差异（表5.1）。

表5.1 影响 ECV 成功率的多种因素

降低成功率的因素	增加成功率的因素
母体因素	
足月	未足月
子宫张力高	子宫张力低
初产妇	经产妇
肥胖	孕妇体重 <65kg
腹壁紧张	腹部松弛
高加索人	非洲人
胎儿因素	
不完全臀先露	完全臀先露
胎盘前壁	胎盘后壁
完全衔接	未衔接
羊水量减少	正常羊水量
胎儿体重 >4 000g	胎儿体重 <3 000g

● 孕34周后，ECV 对于减少足月臀先露的例数是有效的[证据级别 A1]。在妊娠36周前行 ECV 与妊娠36周后 ECV 相比，其剖宫产率没有差异，但有稍高的早产风险[证据级别 A1]。

● ECV 是一个安全的操作，其严重的并发症少[证据级别 A1]。（接受 ECV）的妇女必须被告知并发症的（罕见）可能性。在所有接受外倒转的患者中，因胎儿窘迫而行急诊剖宫产的可能性为 0.4%（95%CI 0.3~0.5）。对于每个 ECV 而言，可以采取下列措施以增加成功率和减少并发症：

– 操作前行超声检查；

– 操作前行 CTG；

– 应用 β 肾上腺素受体激动剂；

– 在 RhD 阴性妇女中应用抗 D 丙种球蛋白，剂量可根据 Kleihauer-Betke 试验确定。在佛兰德斯和荷兰等地区会注射高剂量的抗 D 丙种球蛋白，因此需要考虑是否有必要进行胎儿-母体输血量的定量检测。

– 在 ECV 操作后的几天内行 CTG 和胎动监测。

（黎思健 译，高劲松 校）

参考文献

1 Hannah ME, Hannah WJ, Hewson SA, et al; Term Breech Trial Collaborative Group. Planned cesarean section versus planned vaginal birth for breech presentation at term: a randomised multicentre trial. Lancet. 2000;**356**:1375–83.

2 Hanssens M, Claerhout F, Corremans A, et al. Beleid en techniek bij uitwendige kering. In: Slager E, Fauser BCJM, Devroey P, et al. (ed). Infertiliteit, gynaecologie en obstetrie anno 2001 (Nederland) – Congress Proceedings, 2001:300–7.

3 Grootscholten K, Kok M, Oei SG, et al. External cephalic version-related risks: a meta-analysis. Obstet Gynecol. 2008;**112**(5):1143–51.

4 Feitsma AH, Middeldorp JM, Oepkes D. De uitwendige versie bij de aterme stuit: een inventariserend onderzoek. Ned Tijdschr Obstet Gynaecol. 2007;**120**:4–7.

5 Kok M, van der Steeg JW, Mol BW, et al. Which factors play a role in clinical decision-making in external cephalic version? Acta Obstet Gynecol Scand. 2008;**87**(1):31–5.

6 Rosman AN, Guijt A, Vlemmix F, et al. Contraindications for external cephalic version in breech position at term: a systematic review. Acta Obstet Gynecol Scand. 2013;**92**(2):137–42.

7 Hutton EK, Hofmeyr GJ. External cephalic version for breech presentation before term. Cochrane Database Syst Rev. 2006;**1**:CD000084.

8 Kok M, Cnossen J, Gravendeel L, et al. Clinical factors to predict the outcome of external cephalic version: a meta-analysis. Am J Obstet Gynecol. 2008;**199**(6):630.e1–7.

9 Briggs ND. Engagement of the fetal head in the negro primigravida. Br J Obstet Gynaecol. 1981;**88**(11):1086–9.

10 Haas DM, Magann EF. External cephalic version with an amniotic fluid index < or = 10: a systematic review. J Matern Fetal Neonatal Med. 2005;**18**(4):249–52.

11 Kok M, Cnossen J, Gravendeel L, et al. Ultrasound factors to predict the outcome of external cephalic version: a meta-analysis. Ultrasound Obstet Gynecol. 2009;**33**(1):76–84.

12 Rovinsky JJ. Abnormalities of position, lie, presentation and rotation. In: Kaminetsky HA, Iffy L (eds). Principles and practice of obstetrics and perinatology. 1st edition. New York: John Wiley & Sons, 1981: Chapter 49.

13 Percival R. Obstetric operations. In: Percival R (ed). Holland & Brews' manual of obstetrics. 14th edition. Edinburgh: Churchill Livingstone, 1980:614–740.

14 Collaris RJ, Oei SG. External cephalic version: a safe procedure? A systematic review of version-related risks. Acta Obstet Gynecol Scand. 2004;**83**(6):511–18.

15　WHO. The WHO Reproductive Health Library. 1997;8. http://apps.who.int/rhl/archives/cd000083_leder_com/en/

16　Hofmeyr GJ, Gyte GML. Interventions to help external cephalic version for breech presentation at term. Cochrane Database Syst Rev. 2004;1:CD000184.

17　Kok M, Bais JM, van Lith JM, et al. Nifedipine as uterine relaxant for external cephalic version: a randomized controlled trial. Obstet Gynecol. 2008;112(2Pt1):271–6.

18　Hutton EK, Hannah ME, Ross SJ, et al. Early ECV2 Trial Collaborative Group. The Early External Cephalic Version (ECV) 2 Trial: an international multicentre randomised controlled trial of timing of ECV for breech pregnancies. BJOG. 2011;118(5):564–77.

19　Ferguson JE, Dyson DC. Intrapartum external cephalic version. Am J Obstet Gynecol. 1985;152:297–8.

20　Sheiner E, Abramowicz JS, Levy A, et al. Nuchal cord is not associated with adverse perinatal outcome. Arch Gynecol Obstet. 2006;274(2):81–3.

21　Chapman GP, Weller RO, Normand IC, et al. Spinal cord transsection in utero. Br Med J. 1978;2:398.

22　de Hundt M, Velzel J, de Groot CJ, et al. Mode of delivery after successful external cephalic version: a systematic review and meta-analysis. Obstet Gynecol. 2014;123:1327–34.

23　Corremans A, Hanssens M, Gabriëls K. Arbeid en bevalling na een geslaagde uitwendige kering à terme. Gunaekeia. 2004;9(2):47–50.

第6章

臀位阴道分娩

A.T.M. Verhoeven, J.P. de Leeuw, H.W. Bruinse, H.C.J. Scheepers, B. Wibbens

概述

引言

由于近年来臀位剖宫产明显增加,因此掌握臀位阴道分娩技术变得愈加重要。目前并没有臀位阴道分娩最佳手法的随机试验,以下为我们找到的有关臀位阴道分娩的最佳操作手法的来源:

- "发明者"对手法的最初描述。
- 源于 20 世纪的权威教科书[1-6]。
- 荷兰、比利时和德国医学院校模拟操作模型的说明。
- 荷兰的专题论文。
- 作者的专业技能。

践行循证医学是指将最佳证据与个人专业技能相结合。

若无特殊说明,本章的描述均指足月臀位分娩情况。

定义

臀位是指胎臀和 / 或胎足(或双足)先露的纵产式,膝先露少见。

臀位的分类

臀位的分类如下(图 6.1):

- **单臀先露**:胎儿双腿立于胎体旁,双髋关节屈曲、膝关节伸直,足月时发生率为 2.25%;
- **完全臀先露**:胎儿双足盘于胎臀旁,双髋关节及膝关节均屈曲,足月时发生率为 0.75%;
- **足先露**:胎儿单 / 双下肢在髋关节或膝关节处伸展并位于胎臀下方。

发生率

足月时臀位的发生率为 3%~4%。妊娠约 32 周时,发生率为 10%~15% [证据级别 C] [7]。

原因

臀位的原因是:

- 早产。
- 胎儿生长受限。
- 先天性疾病(如无脑畸形、脑积水、神经肌肉疾病等)。
- 多胎妊娠。
- 脐带问题(脐带短、缠绕)。
- 羊水过少或过多。
- 前置胎盘。
- 先天性子宫畸形、肌瘤。
- 盆腔肿瘤。
- 骨盆狭窄。

臀位的原因通常不明确。

与头位相比,臀位的新生儿先天性疾

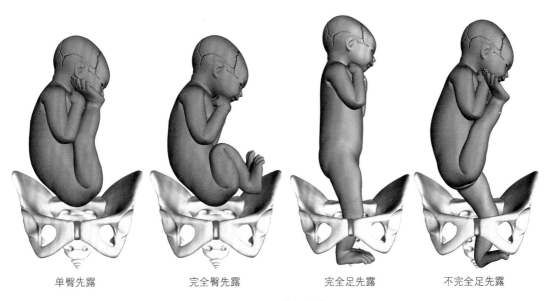

| 单臀先露 | 完全臀先露 | 完全足先露 | 不完全足先露 |

图 6.1　臀位的分类

病的发生率要高 2~3 倍[证据级别 B][8]。胎儿颈部极度仰伸可能是先天性疾病的一个标志[证据级别 C][9]。

并发症

与头位相比,臀位分娩并发症的发生率明显升高。可能发生以下并发症:

● **脐带脱垂:**在臀位时脐带脱垂的发生率增加:完全臀先露为 5%,足先露为 15%,单臀先露为 0.5%[10]。总体而言,足月时臀位脐带脱垂的发生率为 1%,头位为 0.4%[11]。

● **窒息:**若胎头和骨盆间的脐带在第二产程中受压时间延长、则会发生胎儿窒息。从胎儿前肩胛骨(anterior scapula point)外露时即出现脐带受压[2,3]。在臀位时(与头位相比),由于脐带插入点(胎儿脐部)在胎头下方,所以脐带通常在第二产程受压。在臀位中脐动脉 pH<7.1 的发生率为 4%~10%,头位为 ±1%[证据级别 B][12-15]。经充分复苏后,短期窒息通常不会有远期并发症[3,16,17]。

● **器质性损伤:**若臀位产程无进展、需行(部分)臀牵引术时,则可能产生器质性损伤。在计划足月臀位分娩中,大部分短期损伤的发生率(大脑、臂丛神经损伤、出血,以及内脏破裂)为 0.92%,即千分之九。这一概率与头位助产操作的损伤发生率相似,也很少引起永久性损伤[18]。

● **围产儿死亡率:**在计划足月臀位分娩中,臀位的围产儿死亡率为 0.39%,在择期剖宫产中为 0.17%,相差 0.22%,即千分之二[18,19]。在近期的法国 / 比利时前瞻性研究中,两组的围产儿死亡率和并发症并无差异[证据级别 B][20]。

分娩方式选择:阴道分娩和剖宫产

建议同产妇详细讨论两种分娩方式的利弊、共同决定阴道分娩或剖宫产。该决定还需考虑妇产科医生的专业技能和诊所流程。不仅需考虑此次分娩的围产儿和产妇风险,还需考虑既往和将来分娩的风险(如增加子宫破裂、前置胎盘、胎盘植入风险)。一例额外足月活产约需 380 例额外剖宫产

[证据级别 C][21]。

个体诉求很重要:完整家庭的情况或高龄初产、将来再怀孕概率小,就明显不同于年轻初产妇(有很大可能计划再怀孕)[18,22]。

臀位早产儿的分娩方式仍需再讨论[23]。在产程的处理中有一些注意事项:胎头偏大会增加嵌顿风险。在此情况下,产钳并非首要选择,但该操作需同时行 Dührssen 切开(宫颈切开术)。双胎中的第二胎臀位无需特殊咨询,可以阴道试产(详见第 4 章)[24]。

禁忌证

通过腹部检查和超声来判断臀位类型、胎儿出生体重和胎头位置。

臀位阴道分娩的禁忌证为:

● 有阴道分娩的禁忌,如胎儿状况差、先天异常(脑积水)无法阴道分娩、前置胎盘、脐带先露。

● 足或膝先露,除非胎儿即将娩出[证据级别 D]。注意:足先露极少发生在孕足月、胎儿正常大小、宫口闭合、胎膜未破的产妇中,但可能出现于胎膜早破后的产程中。

● 可疑骨盆狭窄,例如:在助产困难或失败后,或在骨盆内检查时[证据级别 D]。

● 胎头极度仰伸(因此,中间或俯屈位置以外的任何位置均为禁忌)[证据级别 D]。

● 巨大儿:估计胎儿体重 >4 000g[证据级别 D];胎儿宫内生长受限:估计胎儿体重 <2 500g[证据级别 A][17,19,25,26]。

● 缺乏经验丰富的妇产科医生[证据级别 A2][26]。

预防

妊娠 36 周时行外倒转可明显降低(50%)臀位分娩的发生率,从而减少剖宫产(见第 5 章)。

历史

我们以荷兰和佛兰德斯地区的产科传统作为切入点来描述不同操作手法,了解历史对充分理解操作手法有帮助。

1936 年之前,臀位分娩的方法是等第一个肩胛骨(first scapula point)外露于阴道口后,若宫缩加压时胎儿上肢及胎头仍未娩出,则使用"经典"手法(先娩出胎儿后臂)或 Müller 手法[27](先娩出胎儿前臂)(1898)娩出胎儿上肢,然后用 Mauriceau 手法[28]娩出胎头。1935 年提出了 Bracht 手法[29-33],同时期发表了 Løvset 手法[34-37]。20 世纪 40 年代,在荷兰产科培训中,对于张力和估重正常的胎儿,更倾向使用 Bracht 手法。若失败,则使用以上三种手法中的一种来娩出胎儿上肢。

臀位分娩的方法

臀位分娩的要点

● 胎臀的周径小于胎头周径,且胎臀形状不规则。在早产儿或未成熟胎儿中,胎头通过产道时可能会受压。因此,必要时需行 Dührssen 切开(宫颈切开术)(见第 3 章)。建议在 12 点处切开,这将最大限度地减少膀胱损伤概率[38]。

● 与头位相比,臀位时骨盆入口并未有效封闭,脐带脱垂风险明显增加[11]。

● 无法预先确定胎头与骨盆是否"相称"。如果头位分娩过程中有头盆不称,可以不再阴道试产,及时剖宫产;但臀位产程通常不可逆[39]。

● 在孕期进行详细的骨盆(内)测量可能会提前发现引起头盆不称的"骨盆因素"(见第 1 章)[证据级别 C]。

● 在足月臀位中,使用磁共振成像进行

骨盆测量并无额外帮助［证据级别 A2］[40]。

• 完全性臀先露的内旋转(围绕纵产轴的旋转)与单臀先露相比并不明显。因此,与单臀先露相比,完全性臀先露的胎背更常旋至背侧(母体背侧)。此时建议使用 Bracht 手法将胎背旋转至前方(母体腹侧)——即使尚未看到脐带。

• (在适当的时候)做一个较大的会阴侧切,可以为(部分)臀牵引术提供更多的操作空间。而且胎头可以更顺利地娩出,因会阴体快速扩张而导致的Ⅲ~Ⅳ度肛门括约肌损伤的概率也会下降［证据级别 B］[41]。

• 建议胎心监护(cardiotocography CTG):未破膜者需要外部监测;已破膜者内部监测。与头位相比,臀位分娩的胎心率更快;当胎臀达盆底时,脐带受压引起的胎心减速增加、胎心变异减少、胎心加速减少［证据级别 C］[42,43]。

• 与头位的指征相同、臀位分娩可在胎臀进行微量血液检测,但证据有限:可保证检测的可靠性,但样本量较小[44]。

• 在臀位分娩的过程中,需仔细评估产程进展。在衔接、扩张、分娩的过程中如有产程停滞,即使宫缩良好、仍需行剖宫产。

• 从胎儿第一个肩胛骨外露于阴道口后,单臀先露、情况良好的胎儿约在 4 分钟内可结束分娩,如果分娩时间超过 5 分钟,则可能会出现 Apgar<7 分［证据级别 C］[10,45]。牵引过快则会造成胎臂上举［证据级别 D］。

臀位分娩前准备

若 Bracht 手法的臀位分娩没有顺利进行,需迅速反应、预防窒息。在臀位分娩中,需随时准备好部分臀牵引、后出胎头的产钳取出,或紧急剖宫产。

臀位分娩的条件如下:

• 讨论臀位阴道分娩和择期剖宫产的利弊。

• 同孕妇详细地解释和说明过程。

• 适当的指导性帮助。

• 可以降低的产床。

• 排空膀胱。

• 开放静脉通路。

• 准备好后出头产钳。

• 应急计划:若自然分娩或 Bracht 手法失败,知道下一步应如何处理、并确保该步骤可快速执行。

• 准备好手术室和手术团队。

• 准备好儿科医生和新生儿窒息复苏。

臀位分娩的步骤

臀位分娩手法的顺序如下:

1. 通过 Bracht 手法,一次宫缩娩出胎臂、胎肩和胎头。

2. 如果胎臂未娩出,则使用 Müller 手法、"经典"手法或 Løvset 手法完成分娩,其后可按步骤 3 娩出胎头。原则上,以上三种方法都可都用于胎儿上肢的娩出,选择基于妇产科医生的经验和各手法的利弊。

3. 如果胎头未随之娩出,则即刻行 Mauriceau 手法、De Snoo 手法(详见下文)或产钳助产。

Bracht 手法的臀位分娩

实施臀位分娩

按 Bracht 手法进行臀位分娩(动画 6.1)需满足胎儿张力良好:肌张力良好的表现是背部脊柱前凸,以利于胎儿在耻骨弓处旋转、同时保持四肢和下巴紧贴于胸部。若可疑胎儿窘迫,建议部分臀牵引。

动画 6.1
Bracht 手法
臀位分娩

臀位分娩有缓慢期和加速期。首先,宫颈完全扩张、胎臀逐渐衔接入盆,胎臀"着冠"后的宫缩即开始进入加速期;会阴侧切时,应在当次宫缩娩出胎儿。

该手法的核心是通过子宫收缩、宫底加压使胎体在产道延伸方向上自然移动,而非向下牵引(尾背部)。关键步骤是助手的宫底加压:产科医生将婴儿移至孕妇腹侧、以确保婴儿不会掉落在地上!另外,紧握胎臀的动作有助于胎儿双腿及颏部紧贴胎体,保持"光滑圆柱体"状态,加快分娩;若下肢脱出,则分娩会复杂化[31,33]。

胎儿脐部可见时再开始宫底加压,目的是:防止胎臀上举,促进胎头俯屈,利于部分臀牵引[2,4]。Bracht 手法均需加压,而认为会阴切开术"基本不必要"[26]。目前有诊所使用该手法的改良版,即:均行会阴切开术,仅产程进展不好时行宫底加压。(1928 年,Covjanov 在俄罗斯引入了一种类似手法[47]。)

Bracht 臀位分娩法

- 宫口开全后有强烈向下用力的感觉时,才向下用力。
- 在胎臀完全衔接后,再开始用力。
- 预估一次宫缩可娩出胎儿时,行会阴切开。胎臀即将着冠的征象是胎儿双侧粗隆显露,嘱孕妇宫缩时向外呼气,以免胎臀在宫缩末期着冠。
- 指导孕妇在下次宫缩时向下用力。
- 助手在宫缩期双手宫底加压、加强宫缩(图 6.2)。
- 胎体娩出时、确保胎背转向前方(产妇腹侧)(图 6.3A);若未转至前方,则需轻柔将胎背转至产妇腹侧。
- 胎儿脐部娩出时、放松脐带以免其受压。
- 在胎儿脐部娩出后,使用 Bracht 手法(图 6.3B),即拇指压在胎儿腿部、余四指在胎臀部(图 6.3C)。

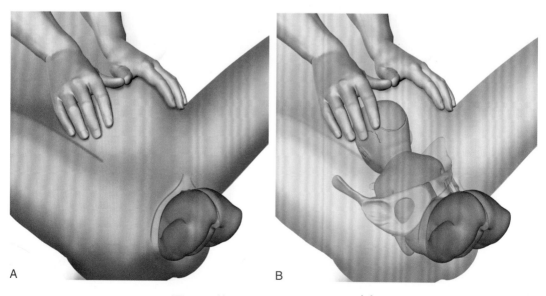

A   B

图 6.2 按照 Kristeller 手法宫底加压[1]

● 勿向外牵拉,双手扶持逐渐娩出的胎体,至胎儿上肢娩出、后发际线可见,以胎儿后发际线作为支点,将胎体向耻骨联合方向上举(图 6.4)。产妇继续向下用力、助手持续宫底加压,如果宫底过低而无法双手加压、手可握成拳状加压(图 6.5)。

若开始 Bracht 手法 1 分钟后产程仍无进展,则考虑手法失败,需立即改行部分臀牵引助产。

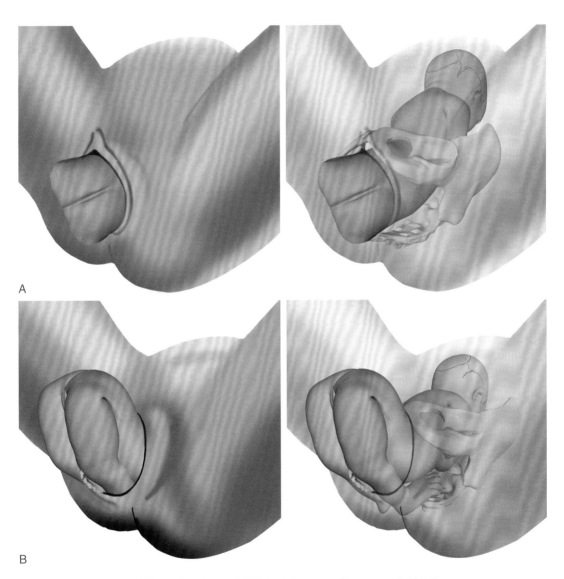

A

B

图 6.3　开始 Bracht 手法(A);用手将胎背转至产妇腹侧(B)

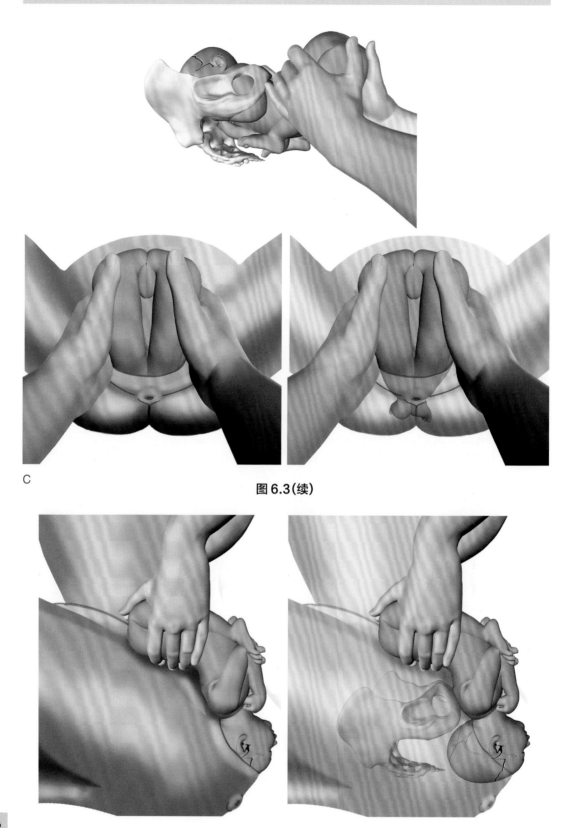

C

图 6.3(续)

图 6.4 向耻骨联合方向上举,同时助手于腹部用力加压、加强宫缩[1]

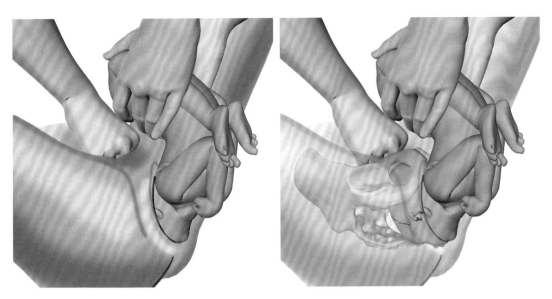

图 6.5　助手加压（来源于 Bracht 的文章[31,33]）

部分臀牵引术

如果胎儿张力低,例如:孕妇使用了止痛药物、或有胎儿窘迫,可能出现胎臂上举于颈后。胎儿颈部和上肢会影响骨盆入口、影响胎儿下降。可以用以下三种手法中娩出胎儿上肢:

- "经典"手法先娩出胎儿后臂。
- Müller 手法先娩出胎儿前臂。
- Løvset 手法。

如果 Bracht 手法未成功,前肩胛骨（anterior scapula point）通常已外露,此时胎肩娩出困难。若胎儿前侧肩胛点在 Bracht 手法结束时仍未外露,则需先向外牵拉胎体（图 6.6）至其外露,以便胎肩及上肢娩出。若牵拉过轻,则较难触及胎儿上肢;若牵拉过重、则胎头会阻碍胎儿上肢娩出[6]。

方法

双手握住胎臀,双手拇指置于胎儿骶骨两侧,示指跨过胎儿髂嵴。

1. 垂直向上（产妇腹侧）牵拉,按"经

典"手法先娩出胎儿后臂（图 6.6）。

2. 垂直向下（产妇背侧）牵拉,按 Müller 手法先娩出胎儿前臂（图 6.10）。

3. 如果使用 Løvset 手法,可尝试将胎肩放低、使前肩胛骨可见。因此,产妇躺的位置需稍超过产床边缘。

以上三种手法各有优点。Müller 手法适用于胎儿大小正常、骨盆正常、没有预期问题的孕妇[27,48]。相对于"经典"手法而言,Müller 手法的优点是:简单、快捷,胎儿锁骨和肱骨骨折的风险最低,感染发生率低。在很多分娩困难的病例,即 Müller 和 Løvset 手法失败的病例中,"经典"手法是最后的有效手段,也适用于低张力胎儿。Løvset 手法不适用于未成熟的胎儿,仅适用于张力正常、稍大的胎儿。这是因为与张力正常的健康胎儿相比,低张力胎儿的胸肢带骨不能很好地完成 180 度的胎体旋转,这种方法也适用于胎臂嵌于颈部、如颈臂的情况[证据级别 D][37]。

原则上来说,以上三种手法均可以用。具体使用哪种手法,一方面取决于个人经验、另一方面取决于各手法的利弊,需个体化应用。在三种手法中,助手宫底加压均是成功的关键。

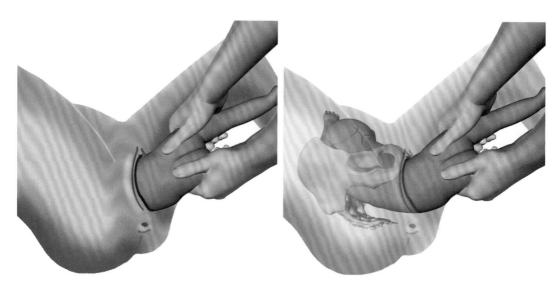

图6.6 向孕妇腹侧牵拉、先娩出胎儿后臂[2]

胎儿上肢的娩出

先娩出胎儿后臂("经典"手法)

见动画6.2。

动画6.2
"经典"手法
娩出后臂

方法

1. 用与胎儿腹侧一致的手握住胎儿小腿。

2. 将胎体向腹侧(产妇腹侧)的腹股沟方向(与婴儿腹侧一致的腹股沟方向)的用力弯曲。

3. 将另一手的示指、中指伸入阴道内,沿胎儿后肩和后上肢,触摸到其肘关节处(图6.7B)。

4. 以示指、中指钩住肘关节,使胎儿前臂沿其面部滑过,持续该动作至上肢娩出(图6.7C)。

5. 用与胎儿背侧一致的手握住胎儿小腿(图6.8)。

6. 将胎体向背侧(产妇背侧)牵拉,与先前位置完全相反(从左前到右后,或从右前到左后),另一只手娩出胎儿前臂(与胎儿后臂的娩出手法相同)(图6.8)。

步骤6提到的胎儿前臂娩出法,是"经典"手法的法国演变版,通常在荷兰传授,也被称为"胎臂联合分娩"[6]。

若胎儿前臂仍未娩出,可以参照德国原始方法:将胎儿前臂转为后臂、继续上述手法分娩。

伸出双手抓住胎体,注意夹住已娩出的胎臂、使其紧贴胎体,双手像夹板一样夹住胎儿。位于外侧的胎背在胎儿后臂娩出后,经过耻骨联合下方、沿着腹侧转向另一方。伴随着"疏通式"的动作,胎体完成180°旋转,即:胎儿并非经单个动作完成旋转,而是通过一系列短暂的转动动作,将胎体每次都向骶骨方向推一点、然后向后拉回来一些(德语为stopfen,类似疏通管道的动作)(图6.9)。

先娩出胎儿前臂(Müller手法)

动画6.3
Müller手法
娩出前臂

见动画6.3。

若胎儿前臂先娩出,在此时则用右手娩右臂、左手娩左臂。

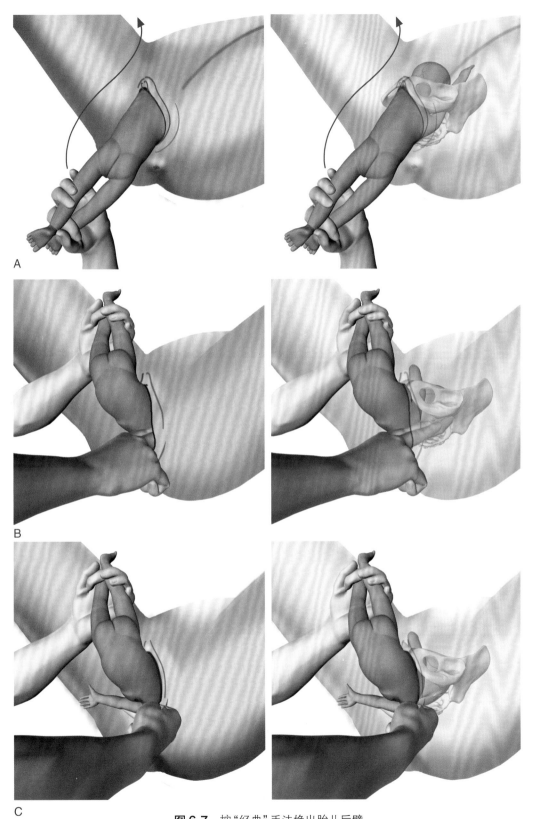

图 6.7 按"经典"手法娩出胎儿后臂

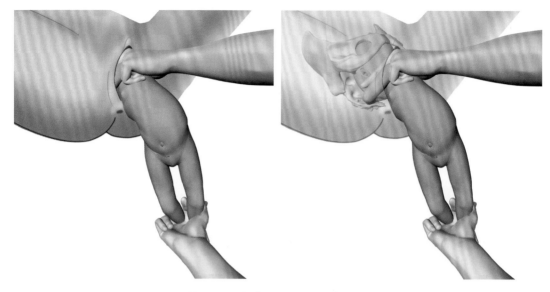

图 6.8 "经典"手法的法国演变版

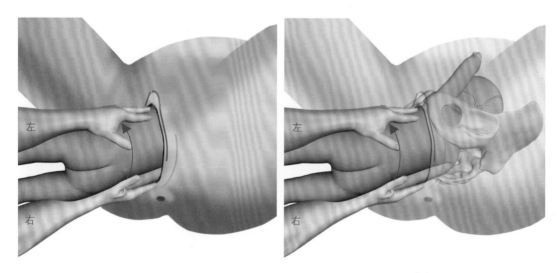

图 6.9 疏通式(stopfen)旋转 180°,胎儿前臂变为后臂[2]

　　若胎儿前肩胛骨(anterior scapula)在 Bracht 手法结束时仍未外露,则需先向外牵拉胎体(图 6.6)至其外露(图 6.10)。双手握住胎臀,拇指置于胎儿骶骨两侧、其余手指放在臀部侧方(跨过胎儿髂嵴),用力垂直向外向下牵拉,如:向产科医生脚的方向牵拉,直至胎儿前肩暴露于耻骨弓下。这种情况下,产妇躺的位置需稍超出产床边缘。

　　Müller 手法是模仿臀位分娩自然产程,在自然产程中胎儿前肩和前臂会最先暴露于耻骨弓下。

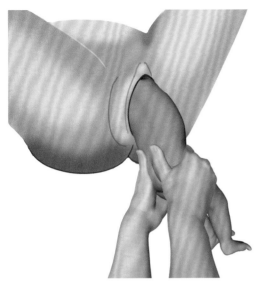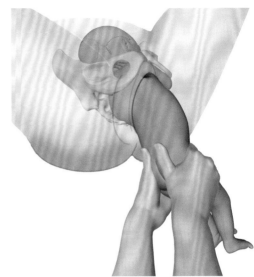

图 6.10　向外牵拉胎臀至胎儿前肩胛骨可见[1]

方法

1. 双手握住胎臀,拇指置于胎儿骶骨两侧,示指跨过胎儿髂嵴,其他手指握住大腿。首先缓慢、持续地向下牵拉(背部方向),直至娩出胎儿前肩及上肢娩出(图 6.11A)。如果胎肩未在前后径方向,在牵拉过程中、肩胛带必须朝向前后径方向。

2. 然后垂直向产妇腹侧牵拉,使婴儿紧贴产妇身体,直至娩出胎儿后臂及后肩(图 6.11B)。胎肩有时嵌于会阴部位、未自然娩出,用两手指夹住胎儿肱骨、扫出胎臂(图 6.11C)。

Løvset 手法

见动画 6.4。

Løvset 本人在开始时会用 Müller 手法。当该手法失败,则会用他自己的方法(Løvset 手法)。所以他在牵拉时已经尽量下压胎肩,但胎儿前肩胛骨下缘(lower edge of the anterior scapula)并未露出。

动画 6.4
Løvset 手法

肌张力良好是该手法成功的保证,所以 Løvest 手法不适合于张力低的胎儿。在张力低和 / 或未成熟胎儿中,旋转胎体时不能很好地带着肩胛带旋转。

在张力低的胎儿中,最好用经典手法。相比于未成熟胎儿,Løvset 手法在偏大胎儿中的成功率更高。当胎臂嵌于胎儿颈部、即颈臂时,该手法同样适用。

方法

1. 将双手拇指置于胎儿骶部,示指跨过髂嵴,其余手指从后面握住大腿(图 6.12)。

2. 同时按步骤 3 所述方法,轻轻牵拉并旋转 180°:水平方向上牵拉 90°后,再向产科医生脚的方向继续牵拉。

3. 旋转 180°,胎背经过耻骨联合,胎儿后肩转向前方。向前旋转时胎臂有时会自动娩出(图 6.13)。

4. 若胎臂未娩出,将同侧手的示指和中指(左手娩左肩)越过肩膀,越过上臂一直伸到肘部。

5. 于胎儿肘部加压,使上肢沿着胎儿面部和胎体滑过并娩出(图 6.14)。

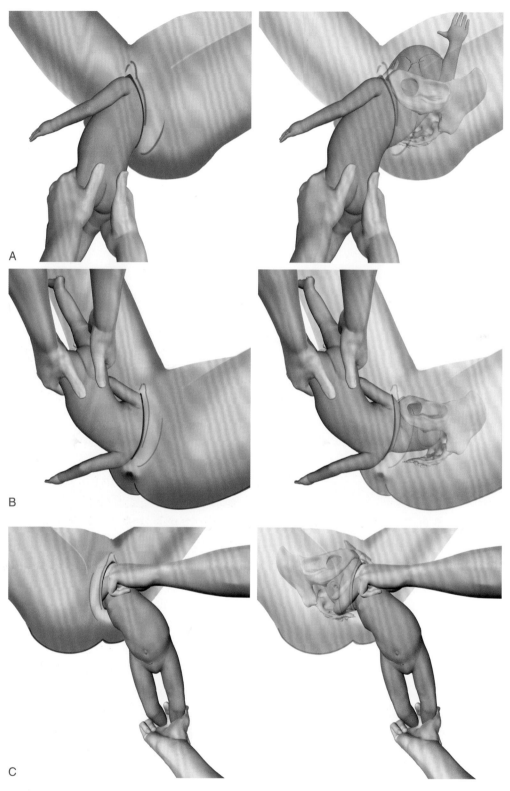

A

B

C

图 6.11 按 Müller 手法娩出胎儿前臂,前臂自然下垂(A);牵拉胎儿后壁分别至背侧、腹侧(B);两手指夹住胎儿肱骨、扫出胎儿前臂(C)[1,2]

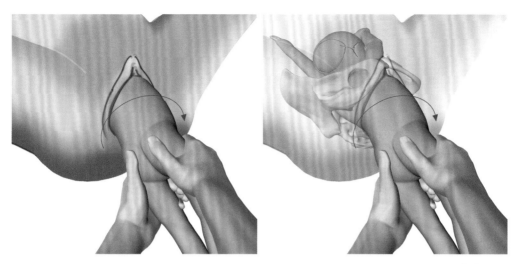

图 6.12　旋转胎体 180°（按箭头所示方向旋转）：胎儿左后臂转向前方；Løvest 手法[49]

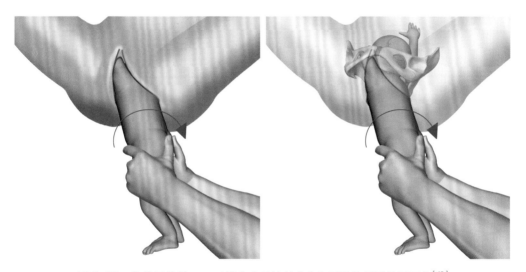

图 6.13　胎体已旋转 180°（箭头表示旋转方向）：后臂位于耻骨弓下方[49]

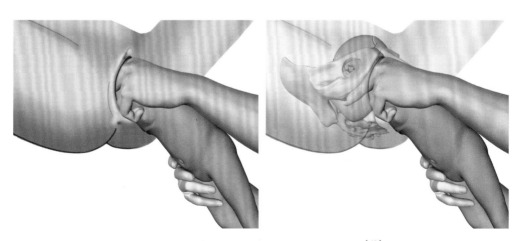

图 6.14　娩出 / 滑出胎儿左臂：Løvset 手法[49]

6. 按步骤 1、2 所述,握住胎儿。

7. 将胎儿 180° 转回,胎背部再次位于耻骨弓旁(图 6.15)。

8. 重复步骤 4、5。

Sellheim 手法[50]

在胎臂嵌入时,将胎体绕纵轴旋转 180°,解脱受阻胎臂(图 6.16A)。胎体通过数次快速、短暂的旋转动作,完成 180° 旋转。因此,胎体在"停顿"动作中完成 180° 旋转。即:胎儿并非经单个动作完成旋转,而是通过一系列短暂的转动动作,将胎体每次都向骶骨方向推一点、然后向后拉出来一些(图 6.9)。

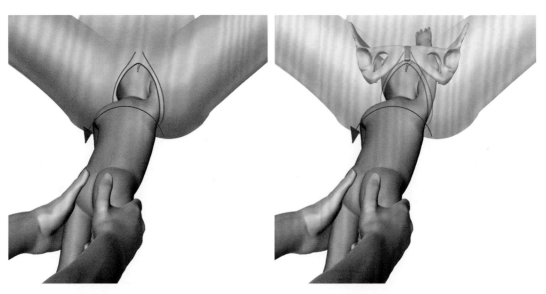

图 6.15 胎体 180° 反向旋转(箭头表示旋转方向)[49]

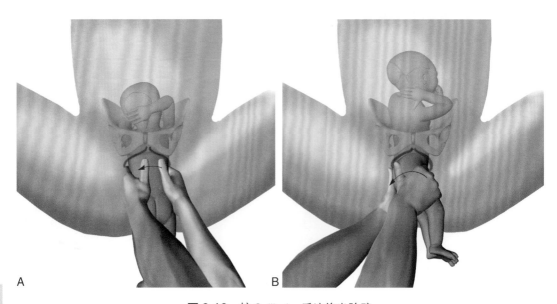

A　　　　　　　　　　　　　　B

图 6.16 按 Sellheim 手法娩出胎臂

嵌入胎儿上肢的手所指示方向即为旋转方向(图 6.16A,B)。即:胎儿决定方向。随后胎体必须向后旋转 180°,否则胎背将转向产妇背部[50]！

娩出后出胎头

必须按照 Bracht 手法娩出后出胎头;部分臀牵引时,若胎儿上肢娩出后胎头未娩出,可使用 Mauriceau 和 De Snoo 手法及产钳娩出后出胎头。

胎头娩出的重点:胎儿枕骨位于耻骨弓下,尽可能地俯屈。

宫底加压是这三种方法成功的关键。

Mauriceau 手法[28,46]

见动画 6.5 和 6.6。

方法

1. 一只手托住胎儿下肢、抬高胎体。

2. 将另一只手的中指(如果小囟在右盆腔,则用右手;如果在左盆腔,则用左手)伸入胎儿口中,拇指抵胎儿下巴,示指和无名指放在胎儿颧骨上。

动画 6.5
Mauriceau
手法

动画 6.6
Mauriceau
手法:近景

3. 让婴儿身体放在同侧手的手掌和前臂上,双腿骑跨于前臂。

4. 用伸入的手指辅助旋转胎头至小囟位于耻骨弓下,辅助胎头俯屈。

5. 另一只手的两只手指勾住胎儿颈部,并抓住胎肩、向下牵拉(图 6.17C);避免胎肩悬空,否则易损伤神经丛。

6. 注意:不能将手指伸在胎儿口中进行牵引。

7. 外部的手向下牵拉(孕妇背侧方向),如:向产科医生脚的方向牵拉,直至胎儿后发际线(枕骨下部)出现在耻骨弓下方。

8. 助手在耻骨上方的宫底处轻柔加压,以减小经过胎颈所施加的牵引力。

9. 当枕骨下部出现在耻骨弓下方时,向产妇腹部及头部方向托起胎体,以耻骨弓为支点、逐渐娩出胎头(图 6.17B)。

De Snoo 手法[51,52]

见动画 6.7 和 6.8。

动画 6.7
De Snoo 手
法:俯视

动画 6.8
De Snoo 手
法:仰视

方法

1. 一只手托住胎体。

2. 顺着转向下方的胎儿胸部和颈部伸入左手示指及中指。

3. 胎儿通常由腹侧转向背侧,阴道检查再次确认胎儿下巴朝后(产妇背侧);如非如此,则将手指伸入胎儿口中,将下巴转向后方。

4. 用左手的示指和中指从前方钩住胎儿肩膀及颈部。

5. 将胎儿身体放在左侧手掌和前臂上,双腿骑跨在前臂上。

6. 将右手放在耻骨上(图 6.18A)。

7. 左手牵拉胎肩,同时右手在耻骨联合上胎头部加压。

8. 左手顺产轴的方向牵拉,随着胎头下降而逐渐向外、向上。

后出胎头中产钳的使用[53-57]

后出胎头中使用产钳在臀牵引术中并不多见。分娩重点是:通过产钳增加胎头俯屈。Naegele 产钳(大号)、Kielland 产钳,以及 Piper 产钳都是适用的。重点是:颈部足够长、在正确的方向牵拉。关键是要始终准备好用于模拟练习的产钳。

胎头已进入骨盆腔并衔接,枕前位的后出胎头才能使用产钳。

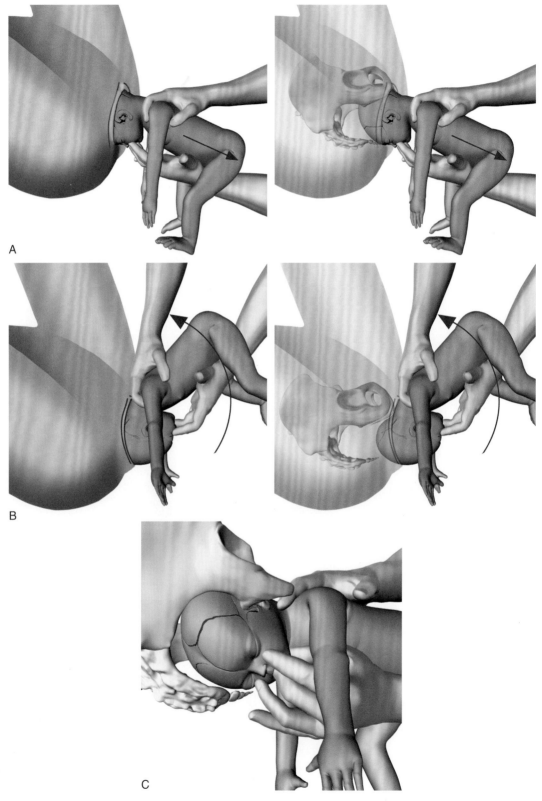

A

B

C

图 6.17 Mauriceau 手法(A,B)及细节图解(C)[46]

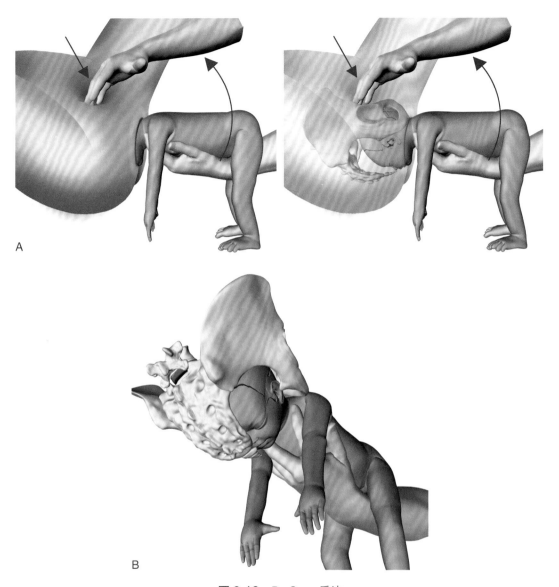

图 **6.18**　De Snoo 手法

方法

见动画 6.9 和 6.10。

1. 助手弓背,胳膊闪在一旁,托举住胎儿,具体步骤:

– 用一条温毛巾悬吊并托举胎体;或者

– 用一只手抓住胎儿下肢、将胎儿举过水平面,同时另一只手握住胎儿背部的

动画 6.9
后出胎头中产钳的使用:侧视

手(助手最好站在产妇左侧)(图 6.19A)。按第 7 章"阴道助产"中所述,置入产钳的两叶。

2. 确保产钳叶从产床以下的平面置入,由背侧至腹侧(图 6.19B)。

3. 产钳围绕胎儿头部,沿着枕颏周径(= 枕颏线)(图 6.19C)。

4. 首先,产钳辅助胎头最大程度俯屈,然后顺骨盆轴方向牵拉。以胎儿颈部为旋转点。

动画 6.10
后出胎头中产钳的使用:仰视

123

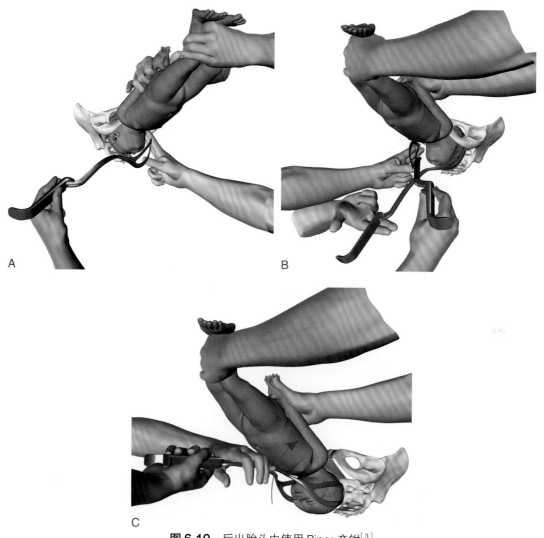

图 6-19 后出胎头中使用 Piper 产钳[3]

使用橡皮吸球吸出胎儿黏液、让其呼吸,如果胎头下降不理想,可根据需要放置 Doyen 阴道窥具(25cm,180mm×60mm),也可以考虑会阴切开术(图6.20)[58]。

完全臀牵引术

完全臀牵引术唯一无争议的指征是双胎中第二胎为无法纠正的横位,必须牵引助产[证据级别A2][59-61]。

同样,如果臀位第二个胎儿出现指征,并且如果该胎儿的预估体重不比第一个婴儿的体重大很多,则可以选择臀位牵引[62]。阴道分娩(胎儿 A)合并剖宫产(胎儿 B)有最高的围产期窒息风险(对胎儿 B),不论是与双胎均阴道分娩还是计划剖宫产相比都是如此[证据级别 C][63,64](围产期窒息的定义是 5 分钟后 Apgar 评分 <4)。

如果在单胎躯干娩出之前就出现有停止臀位分娩的指征,则要进行紧急剖宫产,因为完全臀牵引术的死亡率(14%)和发病率均较高。如果无法进行剖宫产,则只能进行臀位牵引[2,22,25,46,62]。

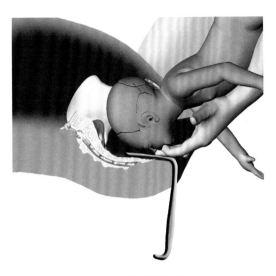

图 6-20 根据需要放置窥具

完全性臀先露

见动画 6.11。

方法

动画 6.11
臀牵引术

1. 外侧的手扶住宫底,与胎儿腹侧方向一致的手伸入阴道。

2. 以手指夹持胎儿前下肢的足踝部、缓慢向下牵引,将拇指置于胎儿小腿后方(图 6.21)。重点是:胎儿小腿的后侧朝前,或通过转动使其转向前方,以防胎背转向产妇背侧;将前下肢向下牵引,以免胎臀卡于耻骨弓处,若牵引后下肢,则可能出现此情况。

3. 然后握持小腿牵拉,重要的是牵拉方向:先向产妇后下方、向产科医生脚的方向(图 6.22)牵拉;然后另一只手尽可能向上,握住下肢将其向下牵拉,直至臀部娩出。双手拇指置于胎儿臀部,其余各指握胎儿大腿(图 6.23)。

4. 等胎儿前粗隆(anterior trochanter)外露于阴道口时(图 6.24),站在胎儿腹侧。一只手尽可能地向上环握住胎儿大腿(若

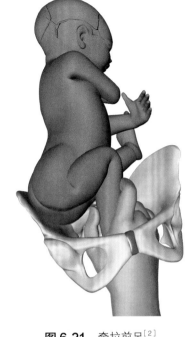

图 6.21 牵拉前足[2]

胎背在右侧,用右手;若胎背在左侧,用左手)。手腕环绕胎儿大腿、靠于耻骨弓处,通过将前下肢移动至垂直位置(图 6.25),将后臀部旋至会阴体上。在前粗隆通过后,向前拉(腹侧),然后完全向上,娩出后髋(图 6.25)。

5. 另一只手的示指尽快勾住后髋。不要用两根手指,以免增加股骨骨折风险!拇指自然地放置于臀部,双手拇指平行置于胎儿骶骨(图 6.26)。

6. 两只手紧握住胎臀,如果拟按"经典"手法先娩胎儿后肩(图 6.27),则先向前牵拉(腹侧);或者拟按 Müller 手法先娩出胎儿前肩,则直接向下牵拉(背侧),直至胎儿肩胛显露(图 6.28)。

接着是娩出上肢及头部(动画 6.14),见上文"部分臀牵引术"部分。

建议:如果胎肩下缘显露时,胎儿后足抬高并抵住腹部、卡在阴道内尚未脱出,不要拉动该下肢。通过将胎体向胎背的方向转动,下肢将自行娩出!

125

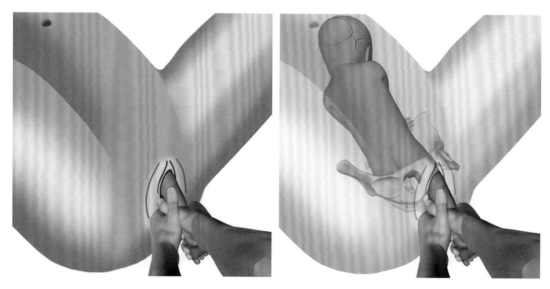

图 6.22 握住小腿,向下牵引[1]

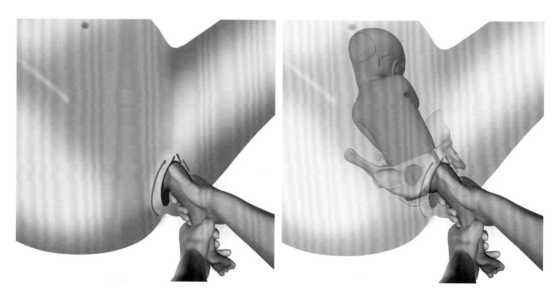

图 6.23 向背侧方向牵拉下肢[1]

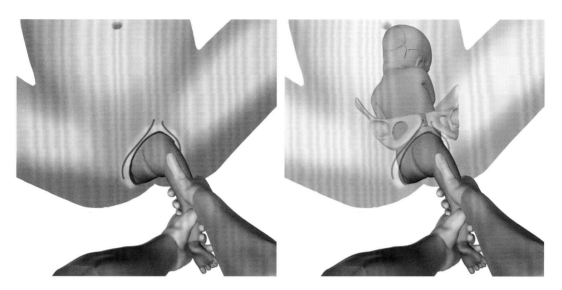

图 6.24 等前粗隆显露,向背侧方向牵拉前下肢

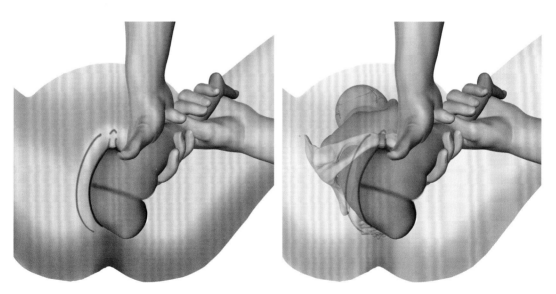

图 6.25 向腹侧方向牵拉前下肢、直至后粗隆显露[49]

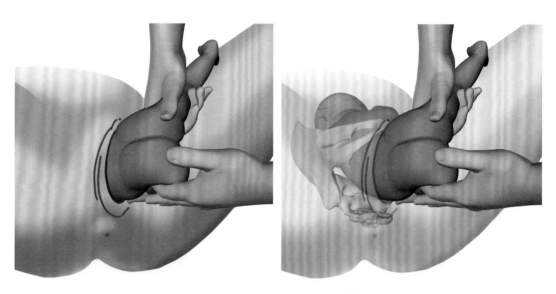

图 6.26 用手指勾住后臀部[49]

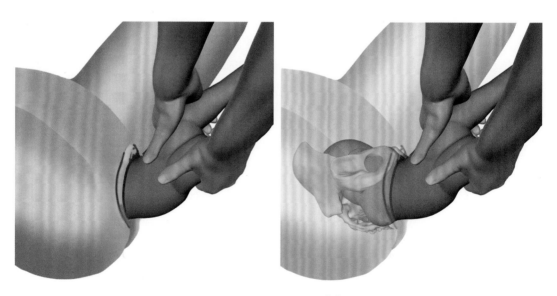

图 6.27 向腹侧牵拉[2]

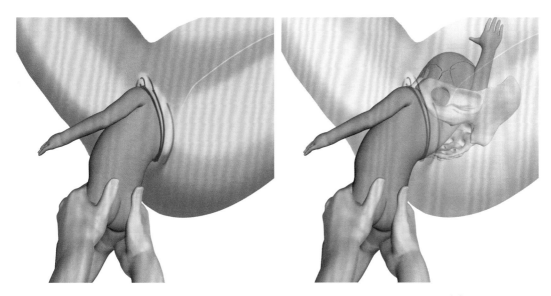

图 6.28　向产科医生脚的方向牵拉：拇指置于胎儿骶骨，示指跨过髂嵴[2]

单臀先露

有两种可能性：尚未衔接；或已深衔接。

臀部尚未衔接

单臀先露中，胎儿前下肢仅能在胎臀没有很好的衔接时才可放下。胎臀衔接后，有时可以将胎臀推到骨盆入口上方，以 Pinard 手法牵出前下肢（动画 6.12）。胎臀被推至骨盆入口上方，置于髂窝处，髂窝与婴儿的背侧吻合。

动画 6.12
Pinard 手法

将胎儿肢体侧的手置入阴道内（若胎背在右侧，用右手；如果胎背在左侧，则用左手），展开示指和中指，指尖触及胎儿前下肢膝盖背侧：由于胎儿下肢被抓住了，从而产生了弯曲小腿和足部下降的空间。首先，抓住整个小腿，如果小腿弯曲，以示指和中指夹持胎足踝部，拇指置于胎足背处，然后牵出胎足（图 6.29）。

臀部深衔接

若胎臀已衔接于盆底，有时将其上推，以放下腿是不可行的。因此，必须将胎臀牵拉至阴道口外，这个操作困难并且危险。因此，到目前为止，已衔接的胎臀牵引（动画 6.13）的最佳方式是朝头部方向上推胎臀，按 Pinard 手法拉出胎儿下肢（图 6.29）。

动画 6.13
臀部深衔接的臀牵引术

为此，建议使用松弛子宫的吸入麻醉（七氟醚）。如果麻醉师尚未就位，建议使用咪达唑仑（多美康）。

动画 6.14
臀位分娩

臀牵引术的具体方法：与其他助产方法类似，将左手伸入右半骨盆，右手伸入左半骨盆。手掌朝向胎儿腹侧，示指从侧面钩住腹股沟、贴着髂嵴，拇指置于骶骨向下牵引，由于用一只手很难用力拉，所以将另一只手握持该手腕部，以助牵引。当阴道口可见前臀时，将另一只手的示指钩住对侧腹股沟。通过用力向上牵拉胎臀，从会阴上娩出后臀（图 6.30、图 6.31）。该步骤的重点仍是持续宫底加压！

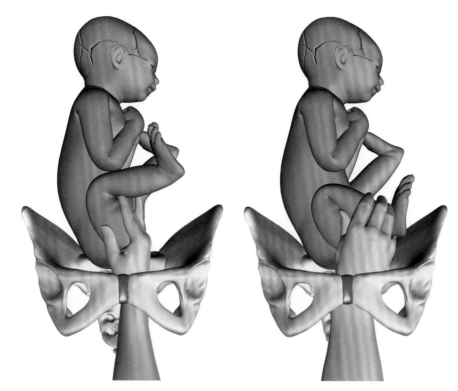

图 6.29　Pinard 手法, 牵出前脚[1]

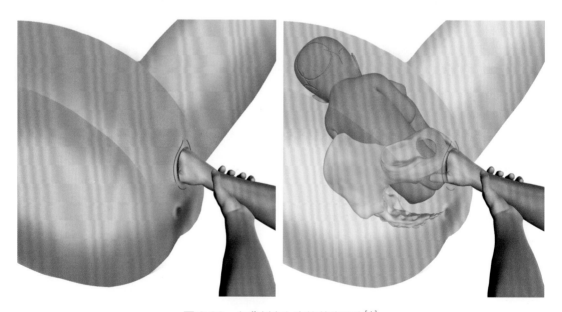

图 6.30　向背侧方向牵拉前腹股沟[1]

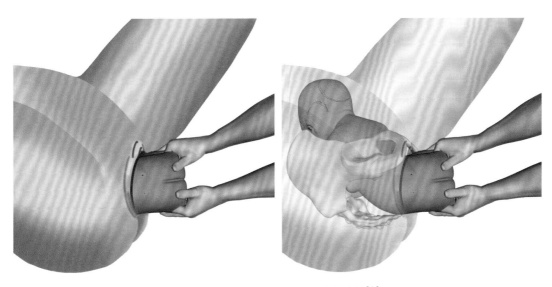

图 6.31　钩住两腹股沟,向腹侧牵拉[1]

注意

臀牵引中的常见错误:

- 牵引方向不够向背侧或腹侧。
- 牵引臀部时用了两根手指、而非一根,导致髋部骨折风险高;
- 过早娩出胎臂:应在前肩胛骨可见 / 可触及后再娩出胎儿上肢。

要点和建议[17]

分娩前

- 如果没有外倒转或臀位阴道分娩的禁忌,建议行外倒转术。若外倒转失败,或患者拒绝,可选择的方案是臀位阴道分娩或择期剖宫产。
- 讨论臀位阴道分娩及剖宫产的利弊,并记录讨论结果。
- 分娩前行超声检查。
  - 判断是否为完全臀先露、单臀先露或足先露;
  - 如为足先露、建议剖宫产,除非阴

道分娩不可避免;
  - 确定头部与躯干的相对位置;
  - 如果胎儿头部过度仰伸,建议剖宫产;
  - 如为脐带先露,则行剖宫产[证据级别 A2]。
- 进行腹部查体及超声检查、评估胎儿出生体重(在查体及超声检查中,胎儿估重与实际出生体重的误差为 10%~20%)。
- 如估计胎儿出生体重为 2 500~4 000g,可考虑臀位阴道分娩。
- 巨大儿和胎儿宫内生长受限是臀位阴道分娩的禁忌证[证据级别 B]。
- 进行骨盆内检查
  - 如有异常,则建议剖宫产。
- 胎儿盆腔关系充分的最佳证据是良好的产程及分娩。
- 难产史是臀位阴道分娩的禁忌[证据级别 D]。
- 对于臀位阴道分娩,需要有经验丰富的产科医生和训练有素的助手(进行宫底加压!),以及随时待命的儿科医生和麻醉医师[证据级别 A1]。

分娩期间

- 如果近期未行超声和骨盆内检查，则进行此检查。
- 建立静脉通路。
- CTG 监测：胎膜未破时，行外检测；已破膜时，行内监测；宫口完全扩张后开始持续 CTG 监测［证据级别 A1］。
- 准备好产钳，以防胎头未娩出、需产钳娩出胎头。
- 准备好手术团队和儿科医生［证据级别 A1］。
- 除非有指征，否则不要过早人工破膜；
- 自然破膜时，行阴道检查以排除脐带脱垂［证据级别 D］。
- 宫缩欠佳时，在第一、二产程可以使用缩宫素［证据级别 A2］。
- 如果宫口扩张不充分，实施剖宫产术［证据级别 A2］。
- 由经验丰富的产科医生判断"宫口开全"［证据级别 D］。
- 若宫口开全，胎儿臀部未接近或达到盆底，则鼓励产妇避免主动用力（CTG 良好，至少需 90 分钟），胎臀衔接需要时间［证据级别 A1 级］。
- 当胎臀达到或接近盆底时，产妇开始主动用力。如果胎儿在 60 分钟后仍未娩出（CTG 良好），行剖宫产［证据级别 A2］。
- 用力无进展时，避免完全臀牵引术［证据级别 B］。
- 在胎臀着冠前行会阴切开术［证据级别 B］。
- 正确记录臀位分娩。

（宋晓晨 译 蒋宇林 校）

参考文献

1. Holmer AJM, Ten Berge BS, Van Bouwdijk Bastiaanse MA, et al (eds). Leerboek der Verloskunde. 3rd edition. Amsterdam: Van Holkema Warendorf, 1963.
2. Dudenhausen JW, Pschyrembel W. Praktische Geburtshilfe. Berlin/New York: Walter de Gruyter, 2000.
3. Cunningham G, Gant NF, Leveno KJ, et al (eds). Williams Obstetrics: Techniques for breech delivery. 21st edition. Stanford, Connecticut: Appleton & Lange, 2001, pp. 495–508.
4. Stoeckel W. Lehrbuch der Geburtshilfe. 7th edition. Jena: Fisher Verlag, 1943.
5. Gimovsky ML, McIlhargie CJ. Munro Kerr's operative obstetrics. London: Williams & Wilkins, 1995.
6. Martius H. Die geburtshilflichen Operationen. 8th edition. Stuttgart: Georg Thieme Verlag, 1958.
7. Hickock DE, Gordon DC, Milberg JA, et al. The frequency of breech presentation by gestational age at birth: a large population-based study Am J Obstet Gynecol. 1992;**166**:605–18.
8. Hsieh YY, Tsai FJ, Lin CC, et al. Breech deformation-complex in neonates. J Reprod Med. 2000;**45**:933–5.
9. Shipp TD, Bromley B, Benacerraf B. The prognostic significance of hyperextension of the fetal head detected antenatally with ultrasound. Ultrasound Obstet Gynecol. 2000;**15**:391–6.
10. Collea JV, Rabin SC, Weghorst GR, et al. The randomized management of term frank breech presentation. Vaginal delivery vs cesarean section. Am J Obstet Gynecol. 1978;**131**:186–95.
11. Krebs L, Langhoff-Roos J. Breech presentation at term: indications for secondary caesarean section. In: Künzel W (ed). Breech delivery, European practice in gynaecology and obstetrics. Paris: Éditions Scientifiques et Médicales/Elsevier SAS, 2002, pp. 129–37.
12. Fischl F, Janisch H, Wagner G. pH-Messungen nach Geburt aus Beckenendlage. Z Geburtshilfe Perinatol. 1979;**58**:183–7.
13. Zimmerman P, Zimmerman M, Dehnhard F. Noch eine Untersuchung zur Frage des optimalen Entbindungsmodus bei Beckenendlage. Z Geburtshilfe Perinatol. 1978;**57**:182–8.
14. Kubli F, Boos W, Rüttgers H. Caesarean section in the management of singleton breech presentation. In: Rooth G, Bratteby LE (eds). Perinatal medicine. 5th European Congress of Perinatal Medicine, Uppsala. Uppsala: Almqvist & Wiksell, 1976, pp. 69–75.
15. Kubli F. Geburtsleitung bei Beckenendlagen. Gynäkologe. 1975;**8**:48–57.
16. Flanagan TA, Mulchahey KM, Korenbrot CC, et al. Management of term breech presentation. Am J Obstet Gynecol. 1987;**156**:1492–9.

17. Society of Obstetricians & Gynaecologists of Canada. Vaginal delivery of breech presentation. Guideline Society of Obstetricians & Gynaecologists of Canada (www.sogc.org). J Obstet Gynaecol Can. 2009;**31**:557–66.

18. Verhoeven ATM, de Leeuw JP, Bruinse HW. Aterme stuitligging: onterechte keus voor de electieve keizersnede als standaardbehandeling vanwege te hoge risico's voor moeder en haar volgende kinderen. Ned Tijdschr Geneeskd. 2005;**149**:2007–10.

19. Rietberg C. Term breech delivery in the Netherlands. Unpublished Ph.D. thesis, University of Utrecht, 2006.

20. Goffinet F, Carayol M, Foidart JM, et al. Is planned vaginal delivery for breech presentation still an option? Results of an observational prospective survey in France and Belgium. Am J Obstet Gynecol. 2006;**194**:1002–11.

21. Verhoeven ATM. Tien jaar na de Term Breech Trial, een balans voor Nederland. Ned Tijdschr Obstet Gynaecol. 2011;**124**:143–7.

22. Dutch Society Obstetrics & Gynecology. Guideline Breech Position, 2008. www.nvog.nl.

23. Bergenhenegouwen LA, Meertens LJE, Schaaf J, et al. Vaginal delivery versus caesarean section in preterm delivery: a systematic review. Eur J Obstet Gynec Reprod Biol. 2014;**172**:1–6.

24. Barrett JFR, Hannah ME, Hutton EK, et al. A randomized trial of planned cesarean or vaginal delivery for twin pregnancy. N Engl J Med. 2013;**369**:295–305.

25. Royal College of Obstetricians and Gynaecologists. The management of breech presentation. Guideline No 20b. London: RCOG, 2006.

26. Su M, McLeod L, Ross S, et al. Factors associated with adverse perinatal outcome in the Term Breech Trial. Am J Obstet Gynecol. 2003;**189**:740–5.

27. Mulder ME. Het ontwikkelen der armen en de extractie volgens A. Müller. Ph.D. thesis, University of Groningen, 1908.

28. Verhoeven ATM. Handgreep van Mauriceau (Levret-Smellie-Veit) – Eponiemen. Ned Tijdschr Obstet Gynaecol. 2010;**123**:86–92.

29. Bracht E. Vortrag: Zur Manualhilfe bei Beckenendlage. Z Geburtsh Gynäkol. 1936;**112**:271.

30. Bracht E. Zur Behandlung der Steisslage. Handelingen Internationaal Congres voor Verloskunde en Gynaecologie. Congresbericht II. Amsterdam: Brill, 1938, pp. 93–4.

31. Bracht E. Zur Beckenendlage-Behandlung. Geburtsh Frauenheilkd. 1965;**25**:635–7.

32. Verhoeven ATM. Methode van Bracht – 70 jaar – Eponiemen. Ned Tijdschr Obstet Gynaecol. 2006;**119**:8–12.

33. Verhoeven ATM, de Leeuw JP. De theorie van de methode van Bracht en de praktische gevolgen. Ned Tijdschr Obstet Gynaecol. 2008;**121**:58–60.

34. Løvset J. Schulterentwicklung ohne Armlösung bei natürlicher und künstlicher Beckenendlage. Arch Gynäkol. 1936;**161**:397–8.

35. Løvset J. Shoulder delivery by breech presentation. J Obstet Gynaecol Br Emp. 1937;**44**:696–704.

36. Løvset J. Vaginal operative delivery. Oslo: Scandinavian University Books, 1968.

37. Verhoeven ATM. Handgreep van Løvset – 70 jaar Eponiemen. Ned Tijdschr Obstet Gynaecol. 2007;**120**:21–3.

38. Verhoeven ATM. Dührssense incisies. Ned Tijdschr Obstet Gynaecol. 2010;**123**:61–3.

39. Verhoeven ATM. De handgreep van Wigand-Martin-Von Winckel – Eponiemen, Geschiedkundige ontwikkeling en betekenis voor de huidige praktijk. Ned Tijdschr Obstet Gynaecol. 2008;**121**:345–50.

40. van Loon AJ, Mantingh A, Serlier EK, et al. Randomised controlled trial of magnetic resonance pelvimetry in breech presentation at term. Lancet. 1997;**350**:1799–804.

41. de Leeuw JW de, Struijk PC, Vierhout ME, et al. Risk factors for third degree perineal ruptures during delivery. BJOG. 2001;**108**:383–7.

42. Kurz CS, Künzel W. Fetale Herzfrequenz, Dezelerationsfläche und Säure-Basen-Status bei Entbindung aus Beckenendlage-und Schädellage. Z Geburtshilfe Perinat. 1977;**181**:9–16.Ref in: Künzel W (ed). Breech delivery, European practice in gynaecology and obstetrics. Paris: Elsevier, 2002, p. 126.

43. de Leeuw JP. Breech presentation vaginal or abdominal delivery? A prospective longitudinal study. Ph.D. thesis, University of Maastricht, 1989.

44. Brady K, Duff P, Read JA, et al. Reliability of fetal buttock sampling in assessing the acid-base balance of the breech fetus. Obstet Gynecol. 1989;**74**:886–8.

45. Collea JV, Chein C, Quilligan EJ. The randomized management of term frank breech presentation: a study of 208 cases. Am J Obstet Gynecol. 1980;**137**:235–44.

46. Künzel W, Kirschbaum M. Management of vaginal delivery in breech presentation at term. In: Künzel W (ed). Breech delivery, European practice in gynaecology and obstetrics. Paris: Elsevier, 2002.

47. van Grinsven-Dmitrieva N, Verhoeven ATM. Stuitgeboorte volgens Bracht (1935) of Covjanov (1928)... wie had de primeur? Ned Tijdschr Obstet Gynaecol. 2013;**126**:245–50.

48. Verhoeven ATM, De ontwikkeling van de armpjes bij stuitgeboorte volgens Müller – 110 jaar – Eponiemen. Ned Tijdschr Obstet Gynaecol. 2009;**122**:251–4.

49. von Mickulicz-Radecki F. Geburtshilfe des praktischen Ärztes. 3rd edition. Leipzig: Barth, 1943.

50. Verhoeven ATM, Methode volgens Sellheim. Ned Tijdschr Obstet Gynaecol. 2008;**121**:64–6.

51. Verhoeven ATM. Handgreep van De Snoo – Eponiemen. Ned Tijdschr Obstet Gynaecol. 2003;**116**:101–2.

52. de Snoo K. Leerboek der verloskunde. 4th edition. Groningen: Wolters, 1943.

53. Piper EB, Backman C. The prevention of fetal injuries in breech delivery. JAMA. 1929;**92**:217–21.

54. Gordon Douglas R, Stromme W. Operative obstetrics. 3rd edition. New York: Appleton Century Crofts, 1976.

55. Grady JP, Gimovsky M. Instrumental delivery: a lost art? In: Studd J (ed). Progress in obstetrics and gynecology. Vol **10**. Edinburgh: Churchill Livingstone, 1993.

56. Gabbe SG, Niebyl JR, Simpson JL, et al. Obstetrics, normal and problem pregnancies. 4th edition. Edinburgh: Churchill Livingstone, 2002.

57. Verhoeven ATM. De Piperforceps – 80 jaar – Eponiemen. Ned Tijdschr Obstet Gynaecol. 2009;**122**:180–5.

58. Verhoeven ATM. Handgreep van DeLee. In: Eponiemen en geschiedenis van de stuitgeboorte. Haarlem: DCHG, 2010, pp. 131–7.

59. Crowther CA. Caesarean delivery for the second twin. Cochrane Database Syst Rev. 2000;**2**:CD000047.

60. Ayres A, Johnson TR. Management of multiple pregnancy: labor and delivery. Obstet Gynecol Surv. 2005;**60**:550–6.

61. Rabinovici J, Barkai G, Reichman B, et al. Randomized management of the second nonvertex twin: vaginal delivery or caesarean section. Am J Obstet Gynecol. 1987;**156**:52–6.

62. Hofmeyr GJ, Kulier R. Expedited versus conservative approaches for vaginal delivery in breech presentation. Cochrane Database Syst Rev. 2000;**2**: CD000082.

63. Usta IM, Nassar AH, Awwad JT, et al. Comparison of the perinatal morbidity and mortality of the presenting twin and its co-twin. J Perinatol. 2002;**22**:391–6.

64. Caukwell S, Murphy DJ. The effect of mode of delivery and gestational age on neonatal outcome of the non-cephalic-presenting second twin. Am J Obstet Gynecol. 2002;**187**:1356–61.

第 7 章

阴道助产（胎头吸引及产钳助产）

P.J.Dörr, G.G.M. Essed, F.K.Lotgering

概述

引言

进行吸引产和产钳助产（钳产）之前，需要掌握助产指征、所需器械和操作方法。阴道助产的操作者必须在决策产时情况和实施手术助产方面有足够的经验[1-3]。

定义

本章论述的阴道手术助产主要涉及正常头位分娩，通过胎头吸引术（胎吸）和钳产的方式加速第二产程进展。

发生率

全球范围内吸引产和钳产的概率约在 3%~13%[3,4]。在许多国家钳产的比例逐渐下降，而胎吸的比例上升[5]。在荷兰，1990—2012 年期间钳产的比例从 5.0% 降至 0.4%，胎吸从 11.5% 增长至 12.4%。美国阴道助产的比例也在下降，2010 年两种手术助产的比例是 3.6%，钳产的比例则从 1990 年的 6.6% 下降至 2010 年的 1%[6]。

适应证与禁忌证

能否经阴道分娩终止妊娠取决于母体及胎儿双方面的因素，也常有一些混合的原因导致需要这种干预。下列适应证和禁忌证并不是绝对的：

适应证

胎吸和钳产的适应证为[2,3,7]：

- 第二产程进展不充分（胎头的骨质部分）
  - 初产妇超过 2 小时（区域麻醉镇痛者超过 3 小时）；
  - 经产妇超过 1 小时（区域麻醉镇痛者超过 2 小时）；
  - 产妇疲劳。
- 胎儿：可疑胎儿宫内窘迫（如：胎心监护提示胎心异常）；
- 产妇：有用力分娩的禁忌（如：特定的心脏或神经系统异常）。

禁忌证

阴道分娩的禁忌证为：

- 胎儿有出血性疾病，如血友病（某些男性胎儿）和血小板减少。这些情况的一般处理原则都是非创伤性的分娩；有经验的医生也可以进行出口平面的产钳助产［证据级别 B］[3,8]；
- 胎儿骨质脱矿（成骨不良）和结缔组织疾病（马方综合征和 Ehlers-Danlos 综合征）：分娩方式和可能的禁忌证取决于原发病的类型以及助产可能对母婴产生的影响[3]；
- 面先露：面先露是胎头吸引的绝对

禁忌。

既往有过在胎儿头皮血取样之后进行胎头吸引造成的头皮血肿[证据级别 C][9,10]。

胎头吸引和产钳助产的分类[7]

胎头吸引和产钳助产可分为：

- 出口胎吸或钳产：
  - 胎头到达盆底（S+5，Hodge 4 平面）；
  ○ 矢状缝在距离正中小于 45° 的方位，后囟位于前方或后方。
- 低位胎吸或钳产：
  - 胎头骨质部分到达 S+2 平面及以下（通过了 Hodge3 平面），但还没有触及盆底，还可进一步分为：
  ○ 旋转 <45°（矢状缝和正中线的夹角 <45°，后囟位于前方或后方）；
  ○ 旋转 >45°（矢状缝和正中线的夹角 >45°，后囟位于前方或后方）。
- 中位胎吸或钳产：
  - 胎头已经衔接（胎头最大径通过了骨盆入口平面），但还没有到达 S+2 平面。
- 高位胎吸或钳产：
  - 胎头尚未衔接，并且在坐骨棘以上的平面（S0 以上，Hodge3 平面）。

胎头吸引和产钳助产的标准[11]

进行胎头吸引和产钳助产的标准包括：

- 知情告知，解释并且同意进行操作。
- 宫口开全。
- 胎膜已破。
- 胎头衔接（胎头最大径已通过骨盆入口平面）；枕先露的胎头骨质部分已经到达或超过了坐骨棘平面（S0，Hodge3 平面）。
- 可确定胎头的准确位置。
- 排空膀胱，拔除尿管。

- 禁忌决策：预先设定牵引或胎吸脱落的次数限制，知道下一步应该怎样处理，并且明确可以迅速施行。
- 预估并发症，例如肩难产或产后出血等。
- 备有手术室和手术团队。
- 有儿科医生可对新生儿进行复苏。

要点和建议

- 知情同意：孕期就应告知孕妇手术阴道助产是可能的分娩形式之一。产时征求口头同意即可①。
- 巨大儿：阴道助产分娩巨大儿（体重 >4 000g）失败和产伤的概率都远大于自然分娩[相对危险度（RR）2.6]或剖宫产（RR 4.2）。但巨大儿并不是阴道助产的禁忌，因为在分娩前很难确定巨大儿的诊断，而且造成永久损伤的概率很小（0.3%）。对于有阴道助产的指征的患者，需要 50 次至 99 次剖宫产才能预防一次新生儿的永久性损伤[证据级别 B][12]。
- 早产儿：许多不同的指南推荐不要硬对小于 34 周的早产儿进行胎吸助产，因为会增加头皮血肿、帽状腱膜下血肿和颅内血肿的风险[证据级别 D][3,11]。基于两项队列研究报告，吸引产不增加出生体重在 1 500~2 500g 的早产儿颅内出血的风险[证据级别 B][13,14]。
- 中骨盆平面旋转和高位的胎头吸引较低位的助产操作失败概率更高。实施这类操作的医生必须有足够的信心能够成功。一旦助产失败，需要立即急诊剖宫产。高位产钳术已经废弃[证据级别 D][15]。
- 超声检查可以协助明确胎头的位置。经腹和经阴道的超声较直肠超声更有利于明确胎头的高度和位置[证据级别 B][16,17]。

① 译注：临床实践中应根据当地法规要求执行。

- 通常在宫缩和产妇屏气用力时开始阴道助产的牵引[证据级别 D]。

- 在胎头吸引和产钳助产过程中,如果反复牵引都没有进展,要考虑到头盆不称的可能性。牵引次数越多(大于 3 次),改换另一种助产器械(吸引器或产钳)或阴道助产失败,都会使产伤的概率增高(表 7.1)[证据级别 B][18]。在这种情况下应停止助产操作,转行剖宫产[证据级别 D]。

因此,如果由有经验的医生正确操作助产器械,3 次牵引不成功就应当放弃阴道助产[3,10]。如果经过 3 次牵引后有明显进展,可以继续助产,头在会阴部时进行阴道助产明显较剖宫产造成的合并症少。

当决定胎吸失败要转为钳产时,必须要权衡新生儿产伤和母体接受剖宫产风险的利弊。简单的出口产钳助产比复杂的剖宫产更有优势。

- 现有的证据并不支持常规做会阴侧切能减少肛门括约肌的损伤。前瞻性和回顾性队列显示了不同的结果[证据级别 B][19-21]。仅有的一项随机对照试验研究认为,常规使用会阴侧切和仅在严格条件下做侧切,最终肛门括约肌撕裂的概率相似[证据级别 A2][22]。

- 推荐对胎吸和钳产者做旁正中的会阴切开,尤其是初产妇[证据级别 D]。

- 产时硬膜外麻醉镇痛:

  - 较非硬膜外麻醉镇痛者,增加了阴道助产的概率(RR 1.42,95% CI 1.28~1.57)[证据级别 A1][23]。

  - 在用力时间超过 1~2 小时后,显著减少了胎头旋转或中骨盆助产的概率[证据级别 A1]。[24]

- 产程晚期停止硬膜外阵痛可以减少阴道助产的概率[证据级别 A1][25]。

- 助产时必须通过连续或间断的内/外监护记录胎儿情况。

- 从医疗和法律的角度都需要规范的记录阴道助产的操作。

胎吸与钳产的选择

明确的助产指征、熟悉助产的母婴并发症、个人的操作经验和指导人员,这些条件都对选择哪一种阴道助产器械产生影响。

胎头吸引较产钳更容易掌握,而且吸

表 7.1 不同分娩方式的新生儿发病率(每 10 000 例分娩)[28,29]

	自然分娩	胎吸	钳产	胎吸和钳产	中转剖宫产
头皮血肿 [a]	167.7	1 116.6[b]	634.6[b]	1 360.5[b]	
硬膜下出血或脑出血	2.9	8.0[b]	9.8[b]	21.3[b]	7.4
脑室内出血	1.1	1.5	2.6	3.7[b]	2.5[b]
蛛网膜下腔出血	1.3	2.2	3.3	10.7[b]	1.2
面神经损伤	3.3	4.6	45.4[b]	28.5[b]	3.1
臂丛损伤	7.7	17.6[b]	25.0[b]	46.4[b]	1.8[b]
惊厥抽搐	6.4	11.7[b]	9.8[b]	24.9[b]	21.3[b]
抑郁	3.1	9.2[b]	5.2	21.3[b]	9.6[b]
喂养困难	68.5	72.1	74.6	60.7	117.2[b]
人工呼吸	25.8	39.1[b]	45.4[b]	50.0[b]	103.2[b]

[a] 数据来源 Demissie et al.[28];其他数据来源 Towner et al.[29]。
[b] 与自然分娩相比存在显著性差异。

引时胎头的下降和旋转更符合产道的生理特点，而且胎吸能够限制牵引力，当力量太大、牵引方向不正确时，胎吸会自动脱落。在面先露或臀位分娩后出头困难时，阴道助产则只能选用产钳（详见第6章"臀位阴道分娩"）。

一项 Cochrane 综述回顾了10项随机对照试验研究，胎吸和产钳助产的利弊见表7.2[26]。

并发症

尽管阴道助产和自然阴道分娩都会出现新生儿和母体并发症，但是阴道助产确实更容易产生相关并发症。

新生儿并发症

阴道助产的新生儿并发症主要发生在出生后的10小时内[证据级别 B][27]。吸引产和钳产如果挤压和/或牵拉到了脸部、头皮和/或颅骨，或者牵引方向不正确（如与骨盆对抗），可引起以下并发症：

- 皮肤撕裂或血肿。
- 面部神经损伤。
- 视网膜出血（图 7.1）、骨膜下出血（头皮下血肿）、帽状腱膜下和颅内的出血（硬膜下、蛛网膜下、脑内和脑室内）。
- 颅骨骨折。

基于两项较为全面的回顾性研究，表7.1 给出了发生上述各类并发症的概率[证据级别 B][28,29]。

新生儿晚期并发症较少，而且多为早期并发症的后遗症（神经肌肉损伤、血肿）。目前没有证据表明阴道助产的胎儿在后续认知发育上和自然分娩者存在差异[证据级别 B][30,31]。

感染

不论是采用胎吸还是钳产，阴道助产都会因为胎儿头皮的损伤而增加病毒感染

表7.2 胎吸和产钳的优势与劣势对比

	胎头吸引（%）	产钳助产（%）	比值比	95% 置信区间
胎吸的优势				
阴道及会阴裂伤	10	20	0.41	0.33~0.50
产时与产后的疼痛	9	15	0.54	0.31~0.93
钳产的优势				
失败率	12	7	1.69	1.31~2.19
头皮血肿	10	4	2.38	1.68~3.37
视网膜出血	49	33	1.99	1.35~2.96
母亲对婴儿的担忧	14	8	2.17	1.19~3.94
胎吸与钳产无差异之处				
助产失败转剖宫产的概率	2	3	0.56	0.31~1.02
1 分钟 Apgar 评分 <7 分	16	15	1.13	0.76~1.68
5 分钟 Apgar 评分 <7 分	5	3	1.67	0.99~2.81
皮肤损伤	17	17	0.89	0.70~1.13
新生儿需要光疗	4	4	1.08	0.66~1.77
围产期死亡	0.3	0.4	0.80	0.18~3.52

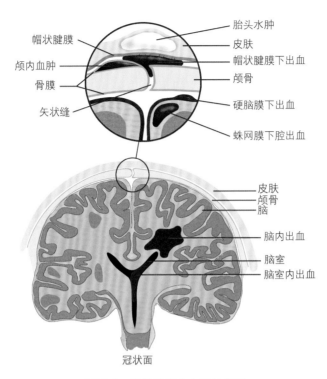

帽状腱膜

颅内血肿

骨膜

矢状缝

胎头水肿

皮肤

帽状腱膜下出血

颅骨

硬脑膜下出血

蛛网膜下腔出血

皮肤
颅骨
脑

脑内出血

脑室
脑室内出血

冠状面

图 7.1　颅外及颅内血肿的解剖

垂直传播的概率。但关于阴道助产和病毒垂直传播关系的研究较少。

目前的研究没有证明吸引产会增加单纯疱疹病毒的感染概率,也没有证明在免疫后的人群中乙型肝炎的传播因胎吸或钳产而增加[证据级别 B][32,33]。关于人类免疫缺陷病毒和丙型肝炎病毒尚无与阴道助产关系的报道。传播概率的大小可能和母体血液中的病毒载量有关。对于血液中能监测到病毒的孕妇,最好尽量减少阴道助产的使用,毕竟胎儿面部和头皮损伤发生的机会较高[证据级别 D]。

母体并发症

阴道助产可能造成盆底的损伤,继而发展为尿失禁、粪失禁或脱垂。

尿失禁

病例对照研究显示:

● 阴道助产 3 个月后尿失禁的发病率

约为 29%,其中 3/4 的患者中这种症状将会持续。

● 在短期(<1 年)和长期(1 年半至 6 年)的观察中,自然分娩、胎吸和钳产尿失禁的发生没有差异[证据级别 B][34-36]。

粪失禁

系统综述中将粪失禁分为两组,第 1 组的失禁是指排出了稀便、固体便或者是排气,女性在产后 1 年内的发生率在 3.8% 至 39.5% 不等。如果将失禁的定义仅局限为第 2 组中的稀便或固体便,则发生率仅在 0 至 4.9% 左右。表 7.3 列出了综述中几种分娩方式后粪失禁的发生率[37]。

系统综述中的一项研究在产后随访五年,尿失禁的发生率为 47%,大便急迫感为 44%,偶然或习惯性的粪失禁发生率约 20%。钳产和胎吸后尿和粪失禁的发生率没有差异[31]。

表 7.3 不同分娩方式后的粪失禁

	第 1 组 OR (95%CI)	第 2 组 OR (95%CI)
自然分娩 对比 剖宫产	1.32 (1.04-1.68)[a]	1.86 (0.62-5.64)
钳产 对比 自然分娩	1.50 (1.19-1.89)[a]	1.52 (0.58, −3.97)
胎吸 对比 自然分娩	1.31 (0.97-1.77)	0.80 (0.29-2.18)
钳产 / 胎吸 对比 自然分娩	1.47 (1.22-1.78)[a]	1.91 (1.00-3.67)
钳产 对比 胎吸	1.51 (1.07-2.13)[a]	1.63 (0.23-10.02)

OR,比值比;95% CI,95% 置信区间。
a 显著性差异。
第 1 组:稀便、固体便和排气失禁;第 2 组:固体便失禁。

脱垂

孕期和产后器官脱垂的数据并不统一,阴道助产对脱垂的影响也不明确[38]。

一项病例对照研究认为胎吸和钳产都不会增加脱垂的发生[39]。

钳产

历史上一共有 700 多种产钳被使用,尚无对它们进行系统对比的研究。没有任何一种产钳是适用于所有的情况的,最好能够掌握几种不同的产钳使用。

本章将会讨论几种各具特点的产钳,如 Naegele 产钳、Kielland 产钳、DeLee 产钳、Luikart 产钳和 Piper 产钳,并详细介绍它们的优势和缺陷[40]。掌握这些信息对于在不同的场合下选择正确的器械至关重要。

描述

产钳由左叶和右叶组成,两叶由中间的扣锁相连。叶的方向由产钳和骨盆的方位关系命名。

每一支产钳包括(图 7.2):
- 钳叶;
- 钳茎;
- 钳锁;
- 钳柄。

钳叶

产钳的叶有两个弯曲(图 7.2):
- 胎头弯,用来适应胎头的弧度。
- 骨盆弯,用来顺应骨盆的轴向。

大多数产钳既有胎头弯又有骨盆弯,但 Kielland 产钳只有胎头弯,钳叶可以有窗(方便紧贴胎头)或实心(方便置入)。Luikart 产钳是实心的,但插入叶的边缘隆起。

钳茎

钳茎上包含了扣锁,左叶包含了主要部分,右叶则是嵌入左叶当中,钳茎的方位适合骨盆的弯曲。

钳锁

Naegele 产钳有一个套接式(或称英式)扣锁(使钳叶紧紧与胎头贴合)。Kielland 产钳和 Luikart 产钳具有滑动扣锁(图 7.4),在胎头倾势不均时这种结构产钳的一叶可以比另一叶插入更深,因此更具优势。

钳柄

不同产钳种类的钳柄是类似的,都是一种中空的设计,以减轻重量。

不同产钳的特点

Naegele 产钳(1854 年)是一种专门用于中骨盆平面助产的器械,适用于胎头嵌顿于中骨盆并严重塑形,套接式扣锁(socket lock)能使产钳紧抱胎头,适应骨盆形状,解决头盆不称(图 7.4A)。

Kielland 最早提制造出了没有骨盆弯

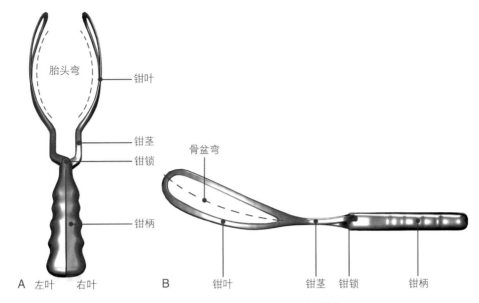

图 7.2　产钳的构成。(A)俯视图。(B)侧视图

胎头弯　钳叶　骨盆弯　钳茎　钳锁　钳柄

A　左叶　右叶　B　钳叶　钳茎　钳锁　钳柄

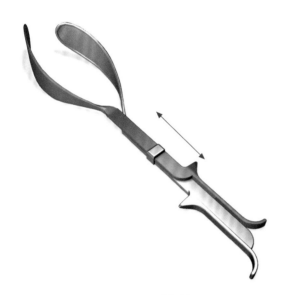

图 7.3　滑动扣锁

的产钳(1915 年,图 7.4B),并且采用了荷兰人 Boerma 发明的滑动扣锁结构(1907 年)。因为没有骨盆弯,Kielland 产钳可以旋转 90°,并且用于倾势不均时的助产。准确地说,Kielland 产钳不是一种"牵引器械",而是一种"旋转器械"。

DeLee 产钳(1920 年,图 7.4C)是对经典 Simpson 产钳的改良,区别在于 DeLee

产钳更加轻便,并且笼子型结构对早产儿的头部能提供保护。1924 年 Piper 设计了一种新的产钳,它在茎处增加了一个适合会阴部的弧度,这个结构增加了操作时胎儿躯干和钳茎之间的空间从而适用于臀位分娩的后出头。1937 年 Luikart 设计了一种实心并且边缘隆起的钳叶(图 7.4E),其弯曲的弧度处于适用于高度塑形的胎头的 Naegele 产钳和适用于未塑形胎头的 DeLee 产钳之间(图 7.5),滑动扣锁设计可适应胎头的位置。

产钳牵引技术

正枕前位的出口平面和低位钳产术[41]

见动画 7.1。

明确指征并达到阴道助产的条件后,应选择合适的设备,然后按如下步骤进行正枕前位助产:

● 向患者解释操作步骤。

动画 7.1
枕前位的产钳助产

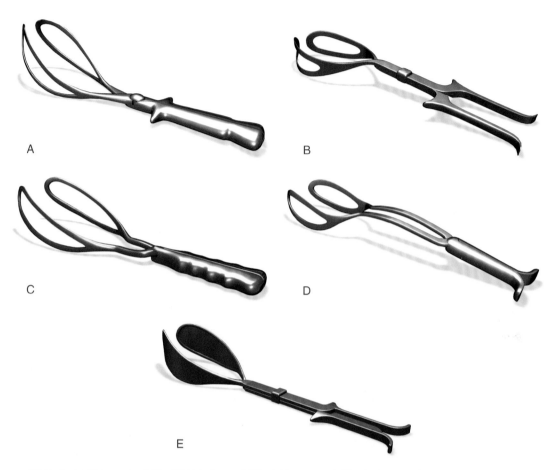

A

B

C

D

E

图 7.4 （A）Naegele 产钳。（B）Kielland 产钳。（C）DeLee 产钳。（D）Piper 产钳。（E）Luikart 产钳

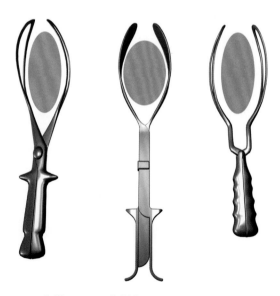

图 7.5 Naegele 产钳、Luikart 产钳和 DeLee 产钳的钳叶胎头弯（从左至右）

- 告知产妇脚踩脚蹬。
- 清洗消毒外阴。
- 必要时导尿，然后拔除导尿管。
- 会阴浸润和阴部神经阻滞麻醉。
- 仔细评估胎头衔接情况、高度和胎头位置（阴道检查，超声）。
- 扣合产钳、握住钳柄合适的位置，试验产钳是否合适（图 7.6）。
- 润滑钳叶。
- 置入产钳（在宫缩间期）。
  - 左手拇指和示指以执笔式握住左叶产钳并置入，避免对胎儿和母体组织施加过大的力；
  - 右手检查的手指插入胎头和阴道壁之间后，在右手示指和拇指的指示下平缓的将左叶产钳沿右腹股沟的方向滑入阴道壁和胎头左侧（图 7.7）；
  - 同法将右叶产钳沿左腹股沟的方向按照左手手指的指示滑入；
  - 放入右叶时应由助手扶住左叶，右叶由左叶的上方滑入（图 7.8）；

  - 扣合两叶产钳（图 7.9）；
  - 一手握住钳柄，另一只手的手指检查产钳放置的位置是否恰当：
    ○ 矢状缝从前向后，距离两叶产钳基本相等；
    ○ 扣锁对准俯屈点（图 7.11）。
  - 钳叶沿枕颏径完美地包绕胎头，左叶在骨盆左侧，右叶在骨盆右侧。
- 宫缩来时嘱产妇用力，开始牵引。
- 一只手握住钳柄牵引，另一只手握住钳茎，适当的用力，帮助调整牵引方向（7.10A）。
- Pajot 手法：牵引方向为钳柄的牵拉力和另一只手向下压钳茎的合力方向（图 7.10B）
- 沿产轴牵引，先向下，再向上（图 7.10C）。
- 如果会阴较紧，可以做旁正中侧切。
- 向上牵拉钳柄至由耻骨联合下方露出胎头后侧的发际线，逐渐娩出头部。
- 撤钳：先左叶，后右叶。

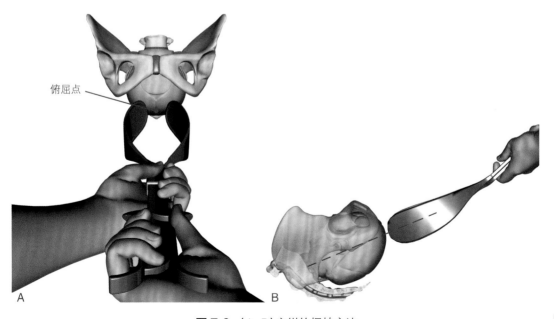

图 7.6 （A~B）产钳的握持方法

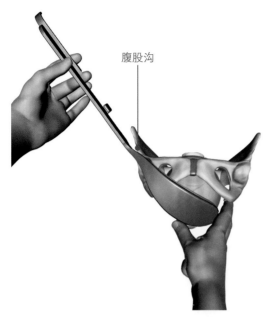

图 7.7　放置左叶

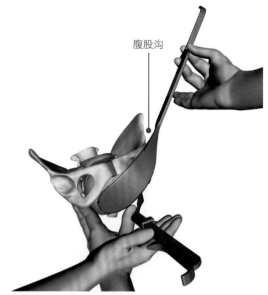

图 7.8　放置右叶

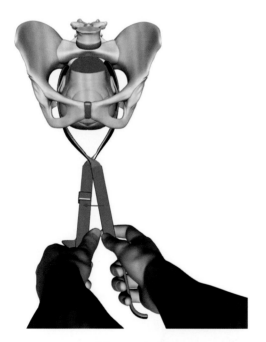

图 7.9　扣合

点评

- 俯屈点（图 7.11）是指在枕前位的分娩中，在矢状缝上距离前囟 6cm、后囟 3cm 处的一个点。

- 通常先置入左叶，再置入右叶，右叶在上、左叶在下，这样可以避免交叠处上下放反，导致上下交换时钳叶撕扯胎儿头部和阴道壁的皮肤。

- 如果钳叶扣合困难，应该确定是哪一叶位置不正确，并在手指的指示和检查下调整。

- 为了防止牵拉时对头部压力太大，可以将一个手指垫在钳柄之间。

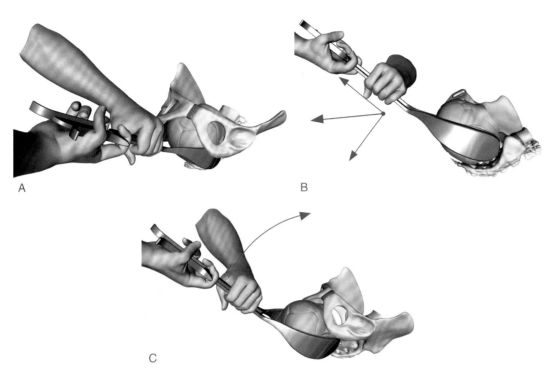

图 7.10 （A~C）Pajot 手法牵引

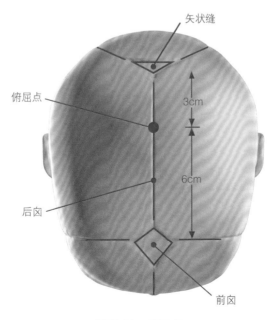

图 7.11 俯屈点

左枕前位和右枕前位的出口平面和低位产钳术

动画 7.2
左枕前位的
产钳助产

见动画 7.2。

放置好的产钳应该环抱胎头两侧,但是钳叶未必能够很好地正对骨盆方向。

- **对于左枕前位**,左叶产钳在右手的引导下沿右侧腹股沟和耻骨联合之间的,放置于骨盆的左后方,放好后钳柄指向左侧大腿(图 7.12)。

- 右叶产钳在左手的引导下,从骨盆的左后方置入(图 7.13),然后滑到右前方(图 7.14),扣合后钳柄指向左侧。

- 牵引和旋转必须同步进行。

- 在到达盆底时必须完成旋转的过程。

- **对于右枕前位**,上述操作是基本一致的,但是左叶产钳从左后方滑至左前方。

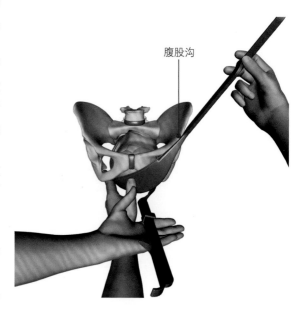

图 7.13 左枕前位放置右叶产钳

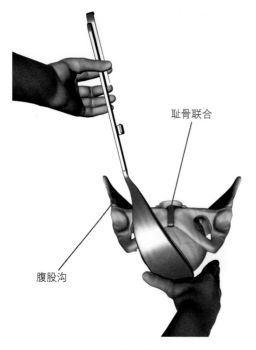

图 7.12 左枕前位放置左叶产钳

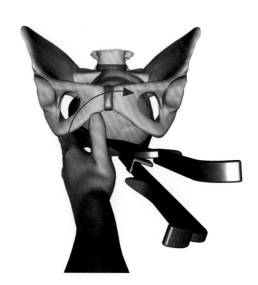

图 7.14 右叶产钳滑动至目标位置

面先露时的钳产

仅当满足以下条件时才可进行面先露的钳产:

- 胎头位于盆底:只有当胎头下降到盆底时才能说明胎头的最大径已经通过了骨盆的入口。
- 颏前位:如果胎儿颏没有处于耻骨联合下方而钳叶斜向置入,则会有很大概率损伤胎儿面部;颏后位则不能通过经阴道分娩。

操作技术

见动画 7.3 和 7.4。

- 在颏前位时钳叶贴合在胎头两侧并位于骨盆正中(图7.15),扣锁正对胎儿颏,钳叶位于枕颏径上。

当扣合钳叶时,没有完全合紧的钳柄向腹侧牵拉,胎头沿枕颏径娩出,前额不要超过钳叶,以防臂丛神经损伤(图7.16)。

动画 7.3
面先露的产
钳助产:透视

动画 7.4
面先露的产
钳助产:侧视

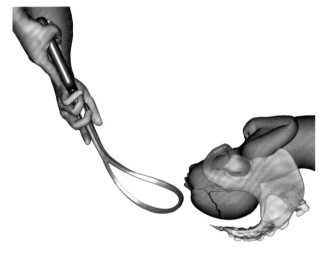

图 7.15　颏前位时产钳的放置

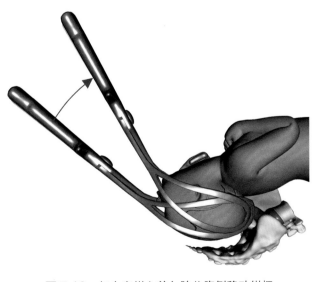

图 7.16　扣合产钳之前向胎儿腹侧移动钳柄

● 当扣合钳叶并且紧贴胎头后,向外侧和背侧方向牵拉,胎儿后部至耻骨联合后开始向腹侧旋转钳柄,娩出前额和枕部(图7.17)。

点评

如果有指征对左枕横和右枕横位、左枕后和右枕后的胎儿进行助产时,胎头吸引更加合适,因为这能让胎头更好地适应产道并且旋转[证据级别 D]。

胎头吸引

胎头吸引器最早在1849年由James Young Simpson 发明,但直到1957年 Malmström发明了蘑菇形胎头吸引器才得到广泛使用。蘑菇形吸引器相对于之前的钟形吸引器,在相同的负压下能产生更大的牵引力。但如果牵引方向和吸引器表面方向不垂直,蘑菇形吸引器就丧失了这种拉力的优势,最终吸引器会倾向一侧然后滑脱。因为理想的牵引方向应该是沿着骨盆轴的,所以常常无法保持牵引力垂直于吸引器表面,为了弥补这一缺陷,有些人尝试改进牵引技术,使用三根手指的握持技术(Dreifingergriff),有的则尝试改良设备,包括 O'Neil 及新一代 Bird 吸引器。

器材

目前市面有售的胎头吸引器形形色色,材料、形状、大小都不尽相同。

材质

现今常用的吸引器一般是使用金属或者软塑料、硬塑料制作的。软塑料较硬塑料材质牵引的失败率更高(OR 1.65,95%RI 1.19~2.29),但软塑料对胎儿头皮的损伤较小(OR 0.45,95% RI0.34~0.60)[证据级别 A][42]。因此,对于正枕前位的出口平面胎头吸引完全可以尝试软质吸引器,而金属或硬质塑料的吸引器则可以用于其他的胎头位置(图7.18)[43]。

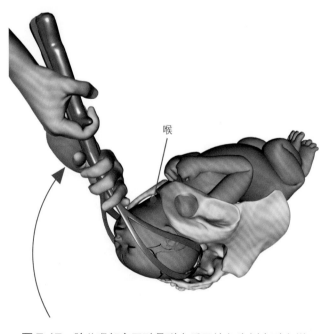

喉

图7.17 胎儿喉部离开耻骨联合后开始向腹侧牵引产钳

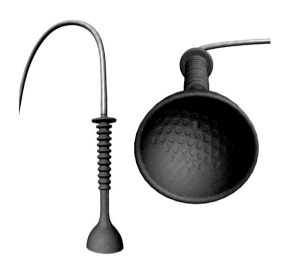

图 7.18　软质吸引器

形状

金属吸引器一般是蘑菇形的,软质的吸引器则是钟形更为常见。蘑菇形吸引器比钟形拉力要强,所以软质吸引器失败率高可能主要是形状的原因,而不是材质。

2001 年诞生了 Kiwi Omni 吸引器,这种便携的负压吸引器虽然是硬塑料材质,但是采用了蘑菇形的吸头,同时 Kiwi Omni 上配有负压指示方便读取压力情况。目前关于 Kiwi Omni 安全性和有效性的研究尚较少。

尺寸

吸引器的大小对牵引力也有很大的影响,如果负压是 $0.8kg/cm^2$,直径是 5cm 的蘑菇形吸引器最大可提供 15.7kg 拉力,而直径 6cm 者则可产生 22.6kg 拉力,但究竟多大尺寸的吸引器、多大的拉力更好,目前尚无研究证明。

负压

一般推荐 $0.8kg/cm^2$ 的负压,相当于 600mmHg 压力。压力越低吸引器越容易脱落,压力越高则越容易出现胎头皮肤损伤或头皮血肿[44]。

一次性加压到 $0.8kg/cm^2$ 和逐步将负压升至该水平的安全性和有效性是一样的[证据级别 A1][45]。

不同胎头吸引器的特点

当代的吸引器都衍生于 Malmström 吸引器,并且具有前面所说的蘑菇形的吸头。吸引器的负压管连接于吸头的活瓣上,吸头上还连着一条牵引用的链子,链子经过吸引管或把手内部来传递拉力。Malmström 吸引器有很多种大小型号,最常用的是直径 50mm 的吸头(图 7.19)。为了使这种吸引器产生最大的拉力,牵引力必须垂直于吸头,并且沿产轴的方向。如果牵引方向与吸头不垂直,即使一个很小的角度也会使吸头容易滑脱。

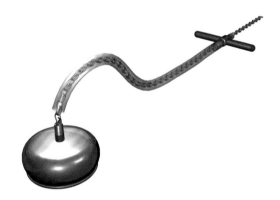

图 7.19　Malmström 吸引器

O'Neil 对这一缺点进行了改进(图 7.20),这种吸引器的吸头顶端和牵引链的连接点是可活动的,这样连接点的角度就总能适应牵引方向,在偏离垂直角度 30° 的范围内的牵引都不会造成拉力的减小(图 7.20)。而且在通过产道时这种设计能够保持同样的拉力。提供吸引力的管子可以位于吸头的正中(适用于枕前位)或者一侧(适用于枕后位),和牵引链条没有必然关系。O'Neil 吸引器的吸头直径有 50mm 和 55mm 两种。

149

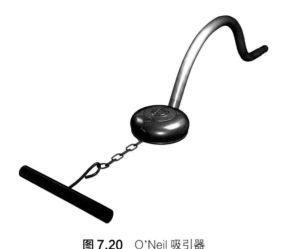

图 7.20 O'Neil 吸引器

Bird 吸引器的链条位于正中间,固定于吸头的表面,相比于 Malmström 吸引器能更好地贴合胎儿的颅骨,这样减少了牵引力不垂直时吸头脱落的风险。

类似于 O'Neil 吸引器,Bird 吸引器的用于枕前位吸头的负压吸引管位于吸头的中央(图 7.21A),尤其适用于正枕前位的吸引产。枕后位吸头的负压管则位于吸头的一侧(图 7.21B),方便于正枕后位时将吸头放置于骶骨前较深的位置。Bird 吸头比 Malmström 吸头更容易清洁。

Kiwi Omni 是一种便携式一次性的塑料负压吸引器(图 7.22),它的牵引链条的附着点比 Malmström 吸引器距离胎儿头骨更近。牵引条索贯穿于负压吸引管质中,吸引管的直径非常细(图 7.22)。因此牵引中即使只吸入很少的羊水或血都很容易造成负压管的阻塞。

吸引器吸头的直径约 50mm。

Kiwi Omni 相对于传统吸引器阴道助产的失败率没有统计学差异,母婴预后方面也没有差异[证据级别 A2][45]。

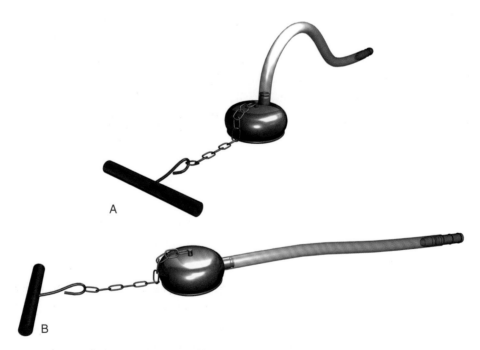

图 7.21 Bird 吸引器。(A)正枕前位吸头。(B)正枕后位吸头

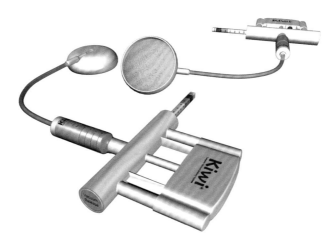

图 7.22　Kiwi Omni 吸引器

胎头吸引器的操作技术[41,43]

当阴道助产指征明确、满足胎头吸引的条件,以及选择合适的操作器械后,按照以下步骤进行胎头吸引操作:

- 向孕妇解释操作步骤。
- 告知并帮助孕妇将双脚踩于脚蹬上。
- 清洗和消毒外阴。
- 必要时导尿,并移除已经留置的尿管。
- 会阴及阴部神经的阻滞麻醉。
- 仔细评估胎头的衔接情况、高度和位置(通过阴道检查或者超声)。
- 连接组装胎头吸引器与负压设备。
- 检查吸引器的负压工作情况。
- 润滑吸头的外部。
- 在宫缩间期置入吸引器(图 7.23)。
　- 拨开阴唇后,将金属或塑料材质的吸头以一定的角度置入阴道,当吸头后部碰到胎头后,再将吸头的前部与胎头逐渐贴合。
　- 软质吸头可以折叠后再放入阴道。
- 吸投的正中应该置于胎头俯屈点的位置(图 7.24),对于一个直径 5cm 或 6cm 的吸投,中心大约位于距离后囟 3cm 往前的位置,吸头的边缘位于后囟的边缘;因为

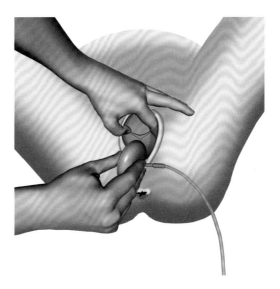

图 7.23　放置吸引器吸头

放入吸头后后囟扪不清,可以借助前囟来参考估计吸头的位置。当吸头的中心位于俯屈点时可以使胎头倾式合适,充分俯屈,以枕下前囟径通过产道。

- 放好吸头后一定要仔细检查吸头与胎头之间是否有夹入宫颈或阴道壁组织。如果没有,开始将负压加至 $0.1\sim0.2\text{kg/cm}^2$ 并再次检查宫颈和阴道壁组织(以防组织嵌顿导致漏气和吸头移位)。然后逐渐将负压加至 0.8kg/cm^2。
- 在接下来的牵引中要配合产妇的

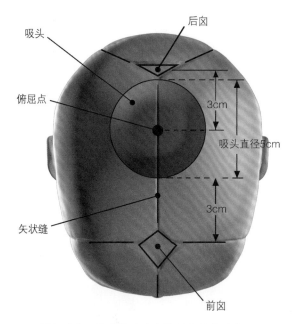

图 7.24 吸引器吸头在俯屈点的放置位置

产力。

动画 7.5
枕前位的胎头吸引

动画 7.6
左枕前位的胎头吸引

－ 用优势手拉住手柄，另一只手的手指放在胎头和吸头上（两根手指放在胎头上，拇指按在吸头上），以控制牵引的方向并防止吸引器吸头提前脱落，这称为 3 指法（图 7.25 和图 7.26；动画 7.5）。

－ 牵引方向必须沿产道轴向，防止胎头嵌顿于耻骨联合。因此牵引方向无法总是垂直于吸头（图 7.27，动画 7.6）。

－ 如果牵引方向与吸头不垂直，可能吸头的局部会松脱，此时应立刻使用手指加压防止吸头与胎头的分离。牵引力应逐渐增加，突然发力容易导致杯的松脱。

－ 牵引时随着胎头的下降，胎头会自发地旋转，但不应该刻意旋转吸头的方向，否则剪切力可能会造成胎儿头皮的损伤。

● 建议对于初产妇在胎头着冠后进行会阴侧切。

● 当胎头娩出后可以解除负压，移除吸引器吸头。

● 肩和躯干的娩出与正常分娩相同。

胎吸失败的原因[43]

胎吸失败可能有多重原因，包括：

● 头盆不称。

● 吸引器吸头未放置在俯屈点，这会造成通过产道的胎头径线过大。

● 牵引方向错误：如果牵引方向不沿产轴，会导致吸引器吸头容易脱落，例如在胎头着冠前就将吸引器向上拉。

● 过大的胎头水肿[46]。

要点和建议

● 在胎吸和钳产之前，一定要仔细评估胎头的衔接、姿势和方位，如果评估有困难，可以借助超声［证据级别 D］。

● 建立一套紧急的阴道助产预案。

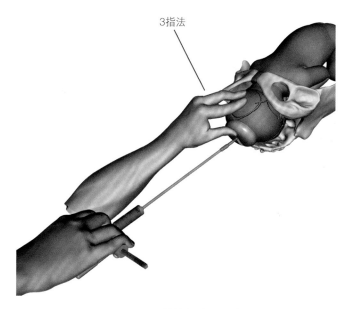

图 7.25　正枕前位胎头的牵拉

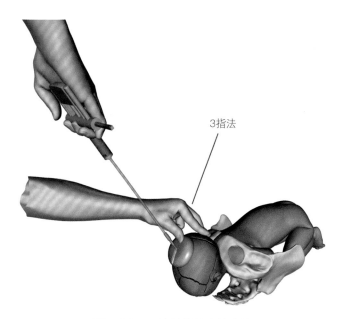

图 7.26　正枕前位胎头的牵拉

－ 决定尝试牵引的次数、时间，一般可以进行 3~4 次牵引，时间在 20 分钟以内［证据级别 D］。

－ 明晰下一步需要进行的操作并确保每一步都能连贯、及时地进行［证据级别 D］。

－ 预计可能的并发症（肩难产、产后出血）［证据级别 D］。

● 新生儿娩出后要仔细评估，阴道助产的新生儿并发症常在分娩后的最初 10 小时内发生［证据级别 B］[27]。

● 经常进行阴道助产的模拟练习［证据级别 D］。

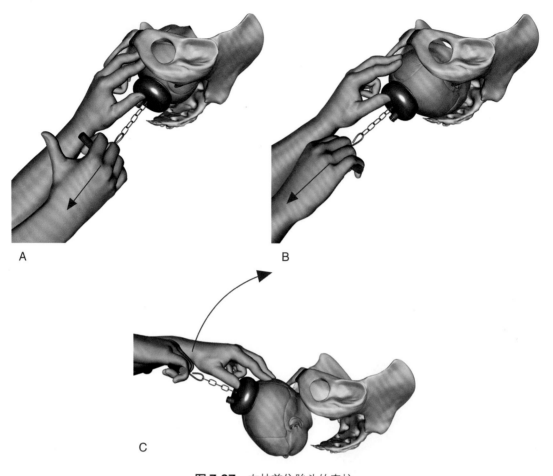

图 7.27 左枕前位胎头的牵拉

（张多多 译　蒋宇林 校）

参考文献

1 Essed GGM. Complicaties bij kunstverlossingen. In: Heineman MJ (ed.). Complicaties in obstetrie en gynaecologie. Bussum: Medicom Europe, 1994, pp. 19–30.

2 NVOG. Vaginale kunstverlossing (vacuümextractie, forcipale extractie). NVOG richtlijn, 2005.

3 Royal College of Obstetricians and Gynaecologists. Guideline No 26, Operative Vaginal Delivery, 2011.

4 Lumbiganon P, Laopaiboon M, Gülmezoglu M, et al. Method of delivery and pregnancy outcomes in Asia: the WHO global survey on maternal and perinatal health 2007–8. Lancet. 2010;**375**:490–9.

5 Goetzonger KR, Macones GA. Operative vaginal delivery: current trends in obstetrics. Womens Health (Lond Engl). 2008;4:281–90.

6 Births: Final data for 2010. Natl Vital Stat Rep. 2012;**61**:1–70.

7 ACOG. Operative vaginal delivery. ACOG Practice Bulletin No 17, 2000.

8 Meijer K, Bouman K, Sollie KM, et al. Begeleiding van de zwangerschap en de partus bij draagsters van hemofilie. Ned Tijdschr Geneeskd. 2008;**152**:1249–53.

9 Roberts IF, Stone M. Fetal hemorrhage: complication of vacuum extractor after fetal blood sampling. Am J Obstet Gynecol. 1978;**132**:109.

10 Thierry M. Fetal hemorrhage following blood sampling and use of vacuum extractor. Am J Obstet Gynecol. 1979;**134**:251

11 Wegner EK, Lockwood CJ, Baras VA. Operative vaginal delivery. UpToDate. 2013; April.

12 Kolderup LB, Laros RK Jr, Musci TJ. Incidence of persistent birth injury in macrosomic infant: association with mode of delivery. Am J Obstet Gynecol. 1997;**177**:37–41.

13　Morales R Adair CD, Sanchez-Ramos L, et al. Vacuum extraction of preterm infants with birthweights of 1500 to 2499 grams. J Reprod Med. 1995;**40**:127–30.

14　Castro MA, Hoey SD, Towner D. Controversies in the use of the vacuum extractor. Semin Perinatal 2003;**27**:46–53.

15　Hankins DV, Rowe TF. Operative vaginal delivery – Year 2000. Am J Obstet Gynecol. 1996;**175**:275–82.

16　Zahalka N, Sadan O, Malinger G, et al. Comparison of transvaginal sonography with digital examination and transabdominal sonography for the determination of fetal head position in the second stage of labor. Am J Obstet Gynecol. 2005;**193**:381–6.

17　Ramphul M, Kennelly M, Murphy DJ. Establishing the accuracy and acceptability of abdominal ultrasound to define the foetal head position in the second stage of labour: a validation study. Eur J Obstet Gynecol Reprod Biol. 2012;**164**:35–9.

18　Murphey DJ, Liebling RE, Patel R, et al. Cohort study of operative delivery in the second stage of labour and standard of obstetric care. Br J Obstet Gynaecol. 2003;**110**:610–15.

19　de Leeuw JW, de Wit C, Kuijken JPJA, et al. Mediolateral episiotomy reduces the risk for anal sphincter injury during operative vaginal delivery. Br J Obstet Gynaecol. 2008;**115**:104–8.

20　Räisänen SH, Vehviläinen-Julkunen K, Gissler M, et al. Lateral episiotomy protects primiparous women from obstetric anal sphincter rupture. Acta Obstet Gynecol Scand. 2009;**88**:1365–72.

21　Macleod M, Strachan B, Bahl R, et al. A prospective cohort study of maternal and neonatal morbidity in relation to use of episiotomy at operative vaginal delivery. Br J Obstet Gynaecol. 2008;**115**:1688–94.

22　Murphey DJ, Macleod M, Bahl R, et al. A randomized controlled trial of routine versus restrictive use of episiotomy at operative vaginal delivery: a multicenter pilot study. Br J Obstet Gynaecol. 2008;**115**:1695–702.

23　Anim-Somuah M, Smyth RM, Jones L. Epidural versus non-epidural or no analgesia in labour. Cochrane Database Syst Rev. 2011;**12**:CD000331. DOI: 10.1002/14651858.CD000331.pub3.

24　Roberts CL, Torvaldsen S, Camaron CA, et al. Delayed versus early pushing in women with epidural anesthesia: a systematic review and meta-analysis. BJOG. 2004;**111**:1333–40.

25　Torvaldsen S, Roberts CL, Bell JC, et al. Discontinuation of epidural analgesia late in labour for reducing adverse delivery outcomes associated with epidural analgesia. Cochrane Database Syst Rev. 2004;**4**:CD004457.

26　Johanson RB, Menon V. Vacuum extraction versus forceps for assisted delivery. Cochrane Database Syst Rev. 1999;**2**:CD000224. DOI: 10.1002/14651858.CD000224.

27　Smit-Wu MN, Moonen-Delarue DM, Benders MJ, et al. Onset of vacuum-related complaints in neonates. Eur J Pediatr. 2006;**165**:374–9.

28　Demissie K, Rhoads GC, Smulian JC, et al. Operative vaginal delivery and neonatal and infant adverse outcomes: population based retrospective analyses. BMJ. 2004;**329**:1–6.

29　Towner D, Castro MA, Eby-Wilkins BS, et al. Effect of mode of delivery in nulliparous women on neonatal intracranial delivery. N Engl J Med. 1999;**341**:1709–14.

30　Carmody F, Grant A, Mutch L, et al. Follow up of babies delivered in a randomized controlled comparison of vacuum extraction and forceps delivery. Acta Obstet Gynecol Scand. 1986;**65**:763–6.

31　Johanson RB, Heycock E, Carter J, et al. Maternal and child health after assisted vaginal delivery: five year follow of a randomized controlled study comparing forceps and ventouse. Br J Obstet Gynaecol. 1999;**106**:544–9.

32　Sedan O, Dishi M, Somekh E, et al. Vacuum extraction and herpes simplex virus infections. Int J Gynecol Obstet. 2005;**89**:242–6.

33　Wang J, Zhu O, Zhang X. Effect of delivery mode on maternal-infant transistor of hepatitis B virus by immunoprophylaxis. Chin Med J. 2002;**115**:1510–12.

34　MacArthur C, Glazener CM, Wilson PD, et al. Persistent urinary incontinence and delivery mode history: a six-year longitudinal study. BJOG. 2006;**113**:218–24.

35　Glazener CM, Herbison GP, MacArthur C, et al. New postnatal urinary incontinence: obstetric and other risk factors in primiparae. BJOG. 2006;**113**:208–17.

36　Gartland D, Donath S, MacArthur C, Brown SJ. The onset, recurrence and associated obstetric risk factors for urine incontinence in the first 18 months after a first birth: an Australian nulliparous cohort study. BJOG. 2012;**119**:1361–9.

37　Pretlove SJ, Thompson PJ, Toosz-Hobson PM, et al. Does the mode of delivery predispose women to anal incontinence in the first year postpartum? A comparative systematic review. BJOG. 2008;**115**:421–34.

38　Handa VL, Brubaker L, Flak S. Pelvic floor disorders associated with pregnancy. UpToDate. 2008;May.

39　Tegerstedt G, Miedel A, Maehle-Schmidt M, et al. Obstetric risk factors for symptomatic prolapse: a population-based approach. Am J Obstet Gynecol. 2006;**194**:75–81.

40　Essed GGM. Geschiedenis van de vaginale kunstverlossing. In: Merkus JMWM (ed.). Obstetrische interventies. Bussum: Medicom Europe, 1991, pp. 3–15.

41　O'Grady JP, McIlhargie CJ. Instrumental delivery. In: O'Grady JP, Gomovski ML, McIlhargie CJ (eds). Operative obstetrics. Baltimore: Williams & Wilkins, 1995.

42　Johanson R, Menon V. Soft versus rigid vacuum extractor cups for assisted vaginal delivery. Cochrane Database Syst Rev. 2000;**2**:CD000446. DOI: 10.1002/14651858.CD000446.

43　Greenberg J, Lockwood CJ, Barss V. Procedure for vacuum assisted operative vaginal delivery. UpToDate. 2013, March.

44　Suwannachat B, Lumbiganon P, Laopaiboon M. Rapid versus stepwise negative pressure application for vacuum extraction assisted vaginal delivery. Cochrane Database Syst Rev. 2012;**8**:CD006636. DOI:10.1002/14651858.CD006636.pub3.

45　O'Mahony F, Hofmeyr GJ, Menon V. Choice of instruments for assisted vaginal delivery. Cochrane Database Syst Rev. 2010;**11**:CD005455. DOI: 10.1002/14651858.CD005455.pub2.

46　Muise KL, Duchon MA, Brown RH. The effect of artificial caput on performance of vacuum extractors. Obstet Gynecol. 1993;**81**:170–3.

第8章

肩　难　产

P.P. van den Berg, S.G. Oei

概述

引言

肩难产属于一种产科急症,胎儿的患病风险高,包括窒息和创伤(如臂丛神经损伤)。

定义

在分娩过程中,经过常规的分娩步骤后,婴儿的前肩嵌顿在母亲的耻骨联合后,此时就发生了肩难产。由于肩难产的定义是相当主观的,文献中将其定义为“从出头到出肩的时间间隔”超过 60 秒。另一个定义则是需要额外的手法帮助娩出胎肩的情况[证据级别 D][1]。

发生率

肩难产的发生率为 0.2%~0.3%[2]。

危险因素

- 肩难产的发生存在很多危险因素:
- 有肩难产史。
- 有糖尿病或妊娠期糖尿病。
- 肥胖、过期妊娠。

- 经产妇。
- 出生体重大。
- 骨盆异常[证据级别 C][2,3]。

许多危险因素都与出生体重大有关,但以目前的方法评估胎儿体重是很困难的,比如触诊、测量宫底高度及超声。估计出生体重及实际出生体重之间的误差在 15%~20%。因此这个风险值的预测价值较低[2,3]。

在估计胎儿出生体重较大,以及产程中宫颈扩张、胎儿娩出较慢时,必须考虑到肩难产的风险。肩难产的早期症状包括胎头拨露及乌龟征。胎头拨露是指在每次用力时胎儿头部会出现在会阴口,在两次宫缩之间消失。所谓乌龟征,表现为胎头缓慢娩出会阴后又发生胎头回缩(图 8.1)。

适应证

为了预防上述危险因素的发生,应激励产科医生进行额外的培训。出现胎儿预估体重大、宫颈扩张及胎儿下降延缓时,应警惕肩难产的可能。

当出现前肩娩出困难的情况时,确保做到:

- 提供充足的休息及空间。
- 停止向下用力、牵拉或旋转胎头。
- 使用有脚蹬的产床。
- 有行动计划:即采取有固定顺序的一系列手法。

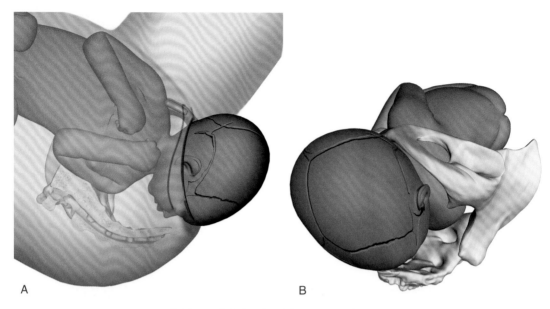

图8.1 乌龟征。(A)侧面观。(B)前面观

肩难产时采取一系列手法的指征,应该是从对母婴的压力从小到大的顺序进行。首先实施的手法应该是损伤最小的方法。如果该措施不能解决问题,则应该采取下一步行动。

技术

肩难产的处理需要一系列连续的动作,并需要产科团队迅速而熟练地完成。这一系列动作应从简单到复杂,但是在不同医疗机构其顺序不尽相同。然而,最重要的是每一个医疗机构的产科团队应该遵循一套固定的处理顺序。其中一种被称为HELPERR口诀,将在下面进行介绍[证据级别 D][4,5]。

寻找帮助(Help)

需要寻求额外的帮助,包括护士、产科大夫及儿科大夫。开始计时,并详细记录每一步操作。重要的是每个人都应该熟悉该流程,以及其担人的职责,这将避免不必要的时间浪费。

会阴切开术(Episiotomy)

尽管肩难产是骨性问题造成的,但是在实施旋转手法时,为了获得更多的操作空间并防止组织损伤,应该考虑会阴侧切。因为 McRoberts 手法配合耻骨上加压的成功率高(40%-50%),会阴侧切应该在后续的步骤时再实行。

腿(Legs)(McRoberts 手法)

动画 8.1
McRoberts
手法

孕妇的腿采用极度屈曲外展的姿势,这能促进骨盆旋转,使耻骨联合上抬、腰椎和骶骨之间的角度减小(图8.2;动画8.1),从而使胎儿后肩向下移动,为前肩提供更多的空间。

耻骨上加压（Pressure Suprapubic）

行耻骨上加压，施压方向为指向胎儿腹侧，通过该压力可以帮助前肩内收，从而在耻骨联合下方滑出（图 8.2；动画 8.2）。在耻骨上加压的同时，将胎头向背侧牵拉（注意防止臂丛神经损伤）。这个动作也可以配合 McRoberts 手法。

动画 8.2
耻骨上加压

内操作（Enter Maneuvers）（内旋转）

阴道内操作包括了一系列旋转技巧，所有的技巧都是为了使前肩以斜径通过耻骨联合下方。

● 在 Rubin 法中，用两个手指按压胎儿前肩的肩胛骨后部，通过内收来减小双肩径。（图 8.4；动画 8.3）。

动画 8.3
Rubin 法

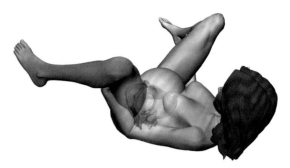

图 8.2 McRoberts 手法

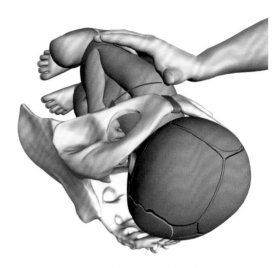

图 8.3 耻骨上加压

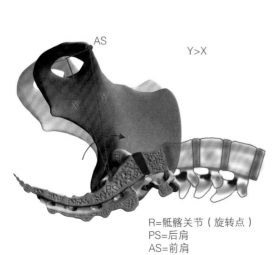

AS

Y>X

R=骶髂关节（旋转点）
PS=后肩
AS=前肩

图 8.4 Rubin 法

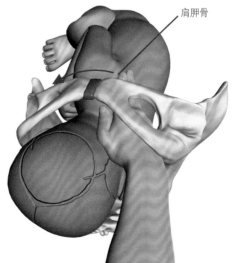

肩胛骨

159

动画 8.4
Woods 手法

· 在 Woods 手法中，同时按压胎儿后肩的前部并向背侧施压，用双手促成拧螺丝样的动作（图 8.5；动画 8.4）。这个动作将前肩内收和后肩外展相结合，使得被嵌顿在耻骨联合后方的后肩得到解脱。该动作可以继续进行直到旋转 180°，使后肩变成前肩。

娩后臂（Remove the posterior arm）

顺着骶凹将手伸入胎儿腹侧（如果胎腹朝向右侧则使用左手，反之使用右手），将胎儿后臂牵出。操作时，手指顺着胎儿肱骨向上达到肘部，通过压迫肘窝使得胎儿前臂弯曲，使得胎儿手臂依次划过胸部和脸部娩出。该动作通过减小双肩峰的距离，使得胎儿进一步下降至骶腔而解除嵌顿。

动画 8.5
娩后臂

一定要避免紧抓和牵拉胎儿的手臂，因为这样可能导致肱骨骨折。在实施阴道内操作时，应该使用整只手，包括大拇指，否则不可能将手进入产道深处将后臂取出（图 8.6；动画 8.5）。

翻转患者（Roll the patient）（四肢着床法）[6-8]

动画 8.6
四肢着床法

施行四肢着床动作：患者从仰卧位翻转到膝肘着床。通过转动，胎儿的前肩常可自发解除嵌顿，后臂也会因为重力作用而移向腹侧，这可以增加骶腔的空间，方便实施内旋转手法或推动后臂（图 8.7；动画 8.6）［证据级别 C/D］。

先尝试 Remove（孕妇仰卧位时娩出后臂）还是 Roll（产妇膝肘着床，并开始尝试松解手臂），这取决于产科团队的决定（HELPERR 口诀中的两个 R）。

如果上述手法反复尝试还是没能娩出胎儿，还有很多其他可选择的方案[4]。然而操作者必须反复问自己，这个有风险的处理是不是最好的选择，尤其是当团队缺乏相关经验时。这些选择如下：

· 有意折断锁骨。

· Zavanelli 法：将胎头重新推回盆腔，使用宫缩抑制剂后，将胎头回到之前的枕前或者枕后位，俯屈并推送回阴道，然后行剖宫产。

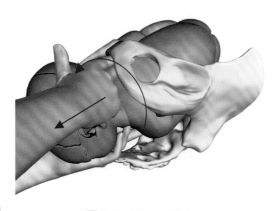

图 8.5 Woods 手法

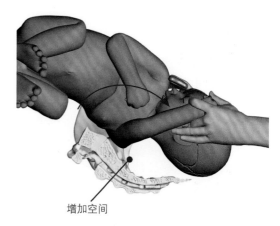

增加空间

图 8.6 娩后臂

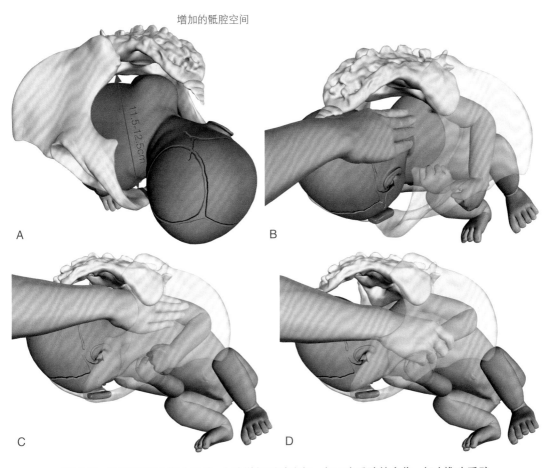

增加的骶腔空间

A

B

C

D

图 8.7 四肢着床法推动后臂。(A)增加骶腔空间。(B,C)后臂的定位。(D)推动后臂

● 耻骨联合切开术(图 8.8;动画 8.7)

动画 8.7 耻骨联合切开术

– 两个助手必须支撑住产妇两只腿,以防在耻骨联合切开术后两腿突然外展(两腿之间的角度不能超过 60°~80°);

– 2% 的利多卡因浸润性麻醉皮肤及耻骨;

– 插入导尿管,并使用示指和中指使尿管远离中线;

– 用手术刀切开耻骨联合上的皮肤,然后切开耻骨联合之间的纤维直至示指和中指感受到手术刀的压力;

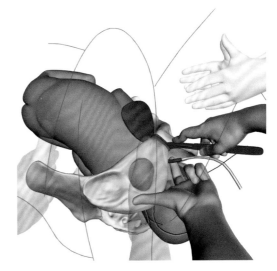

图 8.8 耻骨联合切开术

– 拔出导尿管,使分娩继续进行[9]。

并发症

肩难产可能会对新生儿造成很严重的并发症。文献中报道的发病率在8%~20%[证据级别 C][2,10,11]。过度牵拉头部时由于过度牵拉及延伸神经纤维,可能造成臂丛神经损伤(C_5~T_1)。这使得手臂或手的活动受限。此外,这些手法还可能造成锁骨或肱骨骨折。

由于灌注不足导致的缺氧会导致胎儿永久性的神经损伤或死亡。胎头娩出后,分娩每延迟一分钟,胎儿血 pH 可下降 0.04。因此,我们必须争取从胎头到躯干娩出的时间间隔不超过 5 分钟。达 10 分钟时,胎儿出现永久性脑损伤的可能性逐渐升高。

对于产妇,严重的肩难产及相应的操作可导致产道的损伤(耻骨联合分离)以及出血。即使操作到位,也有可能出现并发症。

我们应该谨记,分娩时发生肩难产的并发症会引发社会及医疗/法律方面的争议。这就是要书写一份良好的医疗记录的另一个原因[证据级别 D][12]。以下清单会很有用[证据级别 D][8,12]:

- 分娩的日期及时间。
- 分娩时在场的医护人员。
- 将肩难产记录为并发症。
- 指出前肩为左肩还是右肩。
- 胎头及躯干娩出的时间间隔。
- 实行的操作及顺序。
- 出生体重及 Apgar 评分。
- 脐带血的血液分析结果。
- 新生儿体格检查,重点是上肢的功能性检查及是否骨折。
- 失血量。
- 会阴状况。

此外,当发生母婴并发症时,产科医生与父母的良好沟通至关重要。要解释产程中发生了什么,以及医生是如何解决肩难

产的。应提供充分的建议、明确的行动计划以及必要的转诊。如果出现了肩难产,不管新生儿是否存在并发症,在孕妇以后进行产前咨询时,应该讨论下次分娩是否采取选择性剖宫产。

预防

对于有危险因素的患者,采取一定的预防措施可能会减少肩难产的发生。早期的随机试验结果令人失望[证据级别 A1/2][13,14]。然而,最近的一次随机对照试验研究发现,对于可疑的大于胎龄儿进行引产,发生肩难产的风险小于期待治疗组[证据级别 A2][15]。严格控制孕前患 1、2 型糖尿病及妊娠期糖尿病孕妇的血糖可有效预防巨大儿及肩难产的发生[证据级别 A2][16,17]。

考虑到肩难产发生的不可预测性、事件的紧急性,以及临床医生由于该并发症发生率低而缺少经验,所有的工作人员都应该接受适当的培训来应对该并发症。使用模型模拟肩难产的培训可以提高操作技巧[证据级别 A2/C][18.19]。这不仅适用于产科医生,也适用于整个产科团队。制订处理方案(规范)可以提供相应支持。在模拟训练中,我们提倡所有的医护人员都应熟悉该处理方案[证据级别 B/D][8,20-24]。

要点和建议

- 肩难产的发生通常是难以预测的[证据级别 C]。
- 胎儿头部及躯干娩出时间的间隔过久可导致胎儿严重缺氧,并可能导致永久性的神经损伤[证据级别 C]。
- 然而,操作过快带来的风险在于胎头被过度牵扯而使胎肩无法娩出。过度牵拉胎头会导致臂丛神经永久性损伤[证据级别 C]。

- 有明确的团队操作流程可安全解决肩难产[证据级别 A2]。
- 适当的书面记录以及与家长的良好沟通是很有必要的[证据级别 D]。
- 如果本次分娩存在肩难产,无论有无胎儿的并发症,在孕妇下次分娩咨询时必须讨论是否采用选择性剖宫产[证据级别 D]。

(陈晓旭 译 高劲松 校)

参考文献

1 Resnik R. Management of shoulder girdle dystocia. Clin Obstet Gynecol. 1980;23:559–64.

2 Dutch Society of Obstetrics and Gynaecology. Guideline Shoulder dystocia. September 2008.

3 Geary M, McParland P, Johnson H, et al. Shoulder dystocia – is it predictable? Eur J Obstet Gynecol Reprod Biol. 1995;62:15–18.

4 Gobbo R, Baxley EG. Shoulder dystocia. In: Leeman L (ed.). ALSO: advanced life support in obstetrics provider course syllabus. Leawood: American Academy of Family Physicians, 2000; p. 5.

5 Baxley EG, Gobbo RW. Shoulder dystocia. Am Fam Physician. 2004;69:1707–2014.

6 Gaskin IM. For the first time in history an obstetrical maneuver is named after a midwife. Birth Gaz. 1998;14:50.

7 Bruner JP, Drummond SB, Meenan AL, et al. All-fours maneuver for reducing shoulder dystocia during labor. J Reprod Med. 1998;43:439–43.

8 Coppus SFPJ, Langeveld J, Oei SG. Een onderschatte techniek voor het opheffen van schouderdystocie: baren op handen en knieën ('all-fours manoeuvre'). Ned Tijdschr Geneeskd. 2007;151:1493–7.

9 Grady K, Howell C, Cox C (eds). Shoulder dystocia. In: The MOET Course Manual, 2nd edition. London: RCOG Press, 2007; pp. 221–33.

10 Gherman RB, Ouzounian JG, Goodwin TM. Obstetric maneuvers for shoulder dystocia and associated fetal morbidity. Am J Obstet Gynecol. 1998;178:1126–30.

11 McFarland MB, Langer O, Piper JM, et al. Perinatal outcome and the type and number of maneuvers in shoulder dystocia. Int J Gynaecol Obstet. 1996;55:219–24.

12 Borell U, Femstrom I. A pelvimetric method for the assessment of pelvic mouldability. Acta Radiol. 1957;47:365–70.

13 Boulvain M, Stan C, Irion O. Elective delivery in diabetic pregnant women. Cochrane Database Syst Rev. 2001;2:CD001997.

14 Irion O, Boulvain M. Induction of labour for suspected fetal macrosomia. Cochrane Database Syst Rev. 2000;2: CD000938.

15 Boulvain M, Senat MV, Perrotin F, et al. Induction of labour versus expectant management for large-for-date fetuses: a randomised controlled trial. Lancet. 2015;385(9987):2600–5. DOI: 10.1016/S0140-6736(14)61904–8.

16 Metzger BE; HAPO Study Cooperative Research Group. Hyperglycemia and adverse pregnancy outcomes. N Engl J Med. 2008;358:1991–2002.

17 Landon MB, Spong GY, Thom E, et al. A multicenter, randomized trial of treatment for mild gestational diabetes. N Engl J Med. 2009;361:1339–48.

18 Deering S, Poggi S, Macedonia C, et al. Improving resident competency in the management of shoulder dystocia with simulation. Obstet Gynecol. 2004;103: 1224–8.

19 Deering S, Poggi S, Hodor J, et al. Evaluation of residents' delivery notes after a simulated shoulder dystocia. Obstet Gynecol. 2004;104:667–70.

20 Draycott T, Sibanda T, Owen L, et al. Does training in obstetric emergencies improve neonatal outcome? BJOG. 2006;113:177–82.

21 Draycott TJ, Crofts JF, Ash JP, et al. Improving neonatal outcome through practical shoulder dystocia training. Obstet Gynecol. 2008;112:14–20.

22 Fransen AF, van de Ven J, Merién AE, et al. Effect of obstetric team training on team performance and medical technical skills: a randomised controlled trial. BJOG. 2012;119(11):1387–93.

23 Grobman WA, Miller D, Burke C, et al. Outcomes associated with introduction of a shoulder dystocia protocol. Am J Obstet Gynecol. 2011;205:513–17.

24 Grobman W. Shoulder dystocia. Obstet Gynecol Clin North Am. 2013;40:59–67.

第 9 章

胎 盘 残 留

H.J. van Beekhuizen, J.H. Schagen van Leeuwen

概述

引言

第三产程是指胎儿娩出之后胎盘、胎膜剥离和娩出的时间。第三产程的处理既可以是期待性的也可以是积极的,后者可以降低平均出血量,因此得到世界卫生组织推荐[1]。积极处理第三产程降低了严重产后出血(大于 1 000mL)风险,相对危险度(RR)为 0.34[95% 置信区间(CI)0.14~0.87][证据级别 A1][2]。然而,与期待处理相比,这并没有降低人工剥离胎盘(manual removal of the placenta,MRP)的需要(RR 1.21,95% CI 0.82~1.78)[证据级别 A1][2]。最近,关于第三产程处理,一项纳入 4 000 名女性的大型随机对照实验表明,控制性牵拉脐带(controlled cord traction,CCT)可明显降低胎盘残留(retained placenta,RP)的风险:RP 发生率在 CCT 组为 4.2%,在仅接受缩宫素组为 6.1%(RR 0.69,95% CI 0.53~0.90)[证据级别 A2][3]。在三项积极处理的措施中缩宫素应用最有效[4],同时最新的指南推荐延迟断脐至少 2~3 分钟,因为延迟断脐虽然不会增加产后出血风险,但是可以提高铁储备使新生儿获益,尤其对于出生后不能获得良好营养的新生儿更有临床意义[证据级别 A1][5]。排空膀胱可能有助于胎盘残留患者娩出胎盘[证据级别 D]。

第三产程的正常时长并没有明确定义。足月分娩中第三产程平均时长为 5~6 分钟[证据级别 B][6,7]。90% 的足月胎盘在 15 分钟内娩出,97% 在 30 分钟内娩出。而在早产分娩中,第三产程通常时间更长。

不同国家的专业协会对于何时实施 MRP 有自己的标准。早期进行 MRP 可减少出血量,代价是干预措施较多,而晚期进行 MRP 可能导致出血量增多。实施 MRP 的时机不仅取决于临床因素,同时受工作环境的约束。需要警惕的是,人们往往低估产后出血量。产后出血的诊断通常具有主观性,而且很多临床表现明确的出血病例未被诊断。因此建议称重或测量出血量[证据级别 D]。实施 MRP 的决定不应该被不适当地延误。

定义

胎盘残留定义为胎儿娩出后 30~60 分钟内胎盘未娩出[证据级别 D][1],是产后出血(postpartum hemorrhage)的常见原因(世界卫生组织定义产后 24 小时内阴道出血大于 500mL 为轻度产后出血;大于 1 000mL 为重度产后出血)。

完全或部分胎盘残留可影响子宫收缩和复旧,因此可以导致产后出血。

发病率

胎盘残留在世界范围内的发病率约为

$0.5\%\sim3.3\%$ [6-18]。回顾性研究发现发达国家的产后 30 分钟时 RP 的中位发生率和实施 MRP 的比例均高于发展中国家(2.67% 对比 1.46%,$P<0.02$;2.24% 对比 0.45%,$P<0.001$)[18]。这可能与医疗保健差异有关,比如:高危女性多在医院分娩,RP 记录的准确率,在设备缺乏时不愿意实施 MRP,准确定义和适时应用 MRP。此外,人们推测其他因素包括种族差异、产次、剖宫产史也可引起上述差异。

危险因素

危险因素包括:胎盘残留病史、剖宫产、清宫术史、高龄妊娠、多次分娩史、引产及早产。孕周同样是危险因素,可影响第三产程时间及胎盘残留的概率。早于 37 周分娩时,因胎盘残留导致的第三产程延长的概率是足月分娩的三倍[证据级别 B][6],中孕期终止妊娠也是如此。最近一个病例对照研究表明,在产程中应用缩宫素点滴加强宫缩 195~415 分钟是危险因素[比值比(OR)2.00,95% CI 1.20~3.34][证据级别 B][19]。

胎盘残留的预防措施

关于在第三产程中如何干预而有效地避免 RP,目前已有广泛研究,详见表 9.1。只有控制性牵拉脐带具有明显作用[3]。在减少 MRP 方面,麦角新碱效果明显差于缩宫素[20]。

胎盘残留的治疗

MRP 是治疗 RP 的标准方法。MRP 通常在麻醉下实施(全身或区域麻醉),在外阴、阴道消毒及单次应用抗生素后操作。没有数据表明抗生素可以预防子宫内膜炎[26]或者增强 MRP 效果。众所周知,MRP 结果可能会不完全,而不完全的 MRP 需要再次干预。

在 RP 的药物治疗中,硝酸甘油、脐静脉应用缩宫素、硫前列酮以及米索前列醇均有单独研究[4,27-30],并以 MRP 和大量出血为研究终止点。只有一个研究显示了有益的结局:当胎儿娩出后 60 分钟胎盘仍未

表 9.1 第三产程中预防 MRP 的病例对照研究

干预措施	对照	病例数	相对危险度	95% CI
第三产程积极干预[2]	期待治疗	4 829	1.78	0.57~5.56
第三产程积极干预[4]	缩宫素 10IU	18 831	0.97	0.68~1.37
缩宫素[20]	安慰剂	2 243	1.18	0.79~1.75
麦角新碱[21]	安慰剂	2 429	3.75	0.14~99.7
口服米索前列醇 400μg[22]	安慰剂	900	0.43	0.06~2.89
缩宫素[20]	麦角新碱	2 800	0.57	0.41~0.79
缩宫素 5IU+ 麦角新碱 0.5mg[23]	缩宫素 5 或 10IU	9 932	1.03(OR)	0.80~1.33
口服米索前列醇 600μg[22]	缩宫素 / 麦角新碱	21 806	0.97	0.81~1.16
前列腺素 $F_{2\alpha}$	缩宫素 / 麦角新碱	231	1.09	0.31~3.81
卡贝缩宫素 100μg[24]	缩宫素 5IU+ 麦角新碱 0.5mg	329	0.33	0.03~3.20
脐带引流 +CCT[25]	期待治疗	477	0.90	0.49~1.65
主动干预(包括 CCT)	主动干预(不包括 CCT)	4 000	0.69	0.53~0.90

OR,比值比;CCT,控制性脐带牵拉。

剥离时,静脉应用 250μg 硫前列酮(前列腺素 E2)可减少 50% 人工剥离胎盘的发生[证据级别 A2][28]。当然,在应用之前要考虑前列酮的使用禁忌证。

适应证

实施 MRP 的适应证包括:

- 因胎盘残留而导致出血超过 500~1 000mL(基于地区标准和分娩前血红蛋白水平)。
- 胎儿娩出后 30~60 分钟胎盘仍未剥离。
- (可疑)胎盘部分残留。
- 控制性脐带牵拉后胎盘仍未自然娩出[证据级别 D]。

麻醉

移除残留的胎盘通常在手术室麻醉下进行,当产后出血较少时可以区域麻醉,但操作必须符合流程标准并在麻醉师严密监护下进行。流程中需要强调的是开放静脉通路,抽血检测血红蛋白水平,交叉配血以防输血,操作前应使患者排空膀胱,在麻醉前需要再次确认胎盘是否自然或者经过牵拉而剥离。

人工剥离胎盘技术

动画 9.1
胎盘残留

MRP 需要在无菌环境下进行,包括佩戴至肘部的手套[27,31]和穿无菌手术衣。人工剥离胎盘的方法如下(动画 9.1)[1]:

- 一手扶住子宫底。
- 另一手沿脐带通过阴道和宫颈进入宫腔(图 9.1)。
- 很重要的一点是外面的手要继续压住子宫底防止子宫破裂和产道损伤。

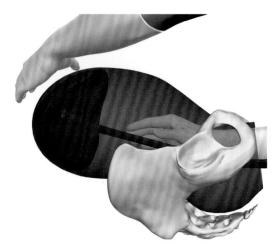

图 9.1 外侧手扶住宫底,内侧手沿脐带进入宫腔

- 触摸胎盘边缘,用手指向子宫壁及胎盘之间的分界面用力,缓慢将胎盘从边缘开始逐渐自子宫壁分离。两手的相互配合非常重要(内侧手松解胎盘,外侧手扶住子宫底)(图 9.2)。
- 待完全剥离后,胎盘沿宫腔内的手娩出体外。之后触诊宫腔,确保胎盘全部娩出及宫腔恢复正常形态(图 9.3)。
- 对于很小面积的胎盘植入者,我们建议缓慢持续地用手指分离胎盘以创造母

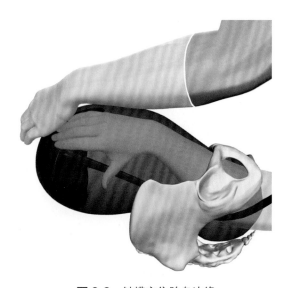

图 9.2 触摸定位胎盘边缘

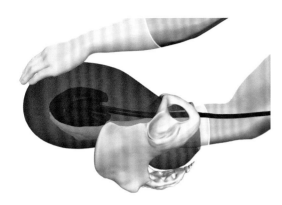

图9.3 胎盘剥离并娩出体外

体 - 胎盘连接的分离面［证据级别 D］。

· **非预期胎盘植入**：在手取胎盘时首次发现胎盘植入的情况非常少见。在这种情况下，子宫和胎盘没有分离面，尝试手取胎盘往往会造成危及生命的大出血。当胎盘不分离时我们建议采取以下操作[32]。

■ 使用大剂量的促宫缩药物和做好切除子宫的准备。对于不想保留生育功能的患者，子宫切除是胎盘植入明确的治疗方法。在子宫切除之前，可使用膀胱镜检查评估膀胱受侵情况并置入输尿管支架。

■ 当患者强烈要求保留生育功能时，需接受突发出血、感染、弥散性血管内凝血的风险，当无明显出血时，可暂不处理植入的胎盘并应用抗生素，观察胎盘能否逐渐吸收。

■ 当胎盘部分剥离时，娩出剥离的部分，将植入的部分原地保留。在子宫收缩较好的前提下，这并不会引起产后出血，并且不会引起胎盘残留部位子宫复旧不全。但是需警惕晚期产后出血的可能。

· 在 MRP 期间预防性应用抗生素的价值尚未被证实［证据级别 A1］[26]，但可在咨询微生物学家后，将其列入当地医疗机构的处理规范。

积极处理之后，用超声检查评估胎盘娩出的完整性是简便可行的，但是其益处尚不明确[33]。

当胎盘娩出之后，常规应用促进宫缩药物可以防止并治疗子宫收缩不良。

并发症

子宫内翻是指宫底被牵拉穿过宫颈翻出子宫外，是控制性脐带牵拉和人工剥离胎盘的罕见并发症。在这种情况下，在应用抑制宫缩药后需快速复位，详见第11章相关内容。

人工剥离胎盘可导致阴唇、阴道口、宫颈或宫腔的损伤（通过撕裂或穿孔所致）。当 MRP 之后持续出血时应排除上述损伤。

对于侵入性和植入性胎盘的诊断和治疗可见第10章。

当出现（可疑）胎盘残留时——可能是分娩后立即发生也可能是更长时间后——在某些情况下不能充分进入子宫，因而无法进行人工胎盘剥离。在这种情况下，可进行清宫或宫腔镜治疗，后者仅用于出血并不丰富时。清宫可用负压吸引、钝性或锐性刮匙。推荐在超声监视下进行产后刮宫，可以尽可能避免子宫穿孔并确保刮宫彻底。宫腔镜治疗可以减少宫腔粘连和提高之后的妊娠率［证据级别 C］[5]。

要点和推荐

· 分娩中积极处理并不能降低 MRP 风险［证据级别 A1］；然而可降低严重产后出血概率。

· 应用缩宫素和控制性牵拉脐带是积极处理产程、预防 RP 的最重要措施［证据级别 A1］。

· 世界卫生组织不再推荐尽快断脐［证据级别 A1］。

· 胎儿娩出后30分钟胎盘仍未娩出定义为胎盘残留，此时开始应用预防措施来预防和治疗可能的产后出血，如开放静脉通路和交叉配血。如果大量出血需立即实施 MRP。如果出血量可控，可在 60 分钟后再实施 MRP。在诊断 RP 和实施 MRP 的 30 分钟时间间隔内，可以学习干预措施以更好地排出胎盘和避免 MRP〔证据级别 D〕。

● 在胎盘残留时，静脉应用 250μg 前列酮可减少人工剥离胎盘〔证据级别 A2〕。

● MRP 需基于当地规范并在麻醉师协作下进行〔证据级别 D〕。

（王晓雨 译　付晨薇 审）

参考文献

1. Mathai M, Gülmezoglu AM, Hill S. WHO Guidelines for the Management of Postpartum Haemorrhage and Retained Placenta. 2009. http://apps.who.int/iris/bit stream/10665/75411/1/9789241548502_eng.pdf?ua=1

2. Begley CM, Gyte GM, Murphy DJ, et al. Active versus expectant management for women in the third stage of labour. Cochrane Database Syst Rev. 2010;7:CD007412.

3. Deneux-Tharaux C, Sentilhes L, Maillard F, et al. Effect of routine controlled cord traction as part of the active management of the third stage of labour on postpartum haemorrhage: multicentre randomised controlled trial (TRACOR). BMJ. 2013;346:f1541 doi: 10.1136/bmj.f1541.

4. Gulmezoglu AM, Lumbiganon P, Landoulsi S, et al. Active management of the third stage of labour with and without controlled cord traction: a randomised, controlled, non-inferiority trial. Lancet. 2012;379 (9827):1721–7.

5. McDonald SJ, Middleton P. Effect of timing of umbilical cord clamping of term infants on maternal and neonatal outcomes. Cochrane Database Syst Rev. 2008;2: CD004074.

6. Combs CA, Laros RK, Jr. Prolonged third stage of labor: morbidity and risk factors. Obstet Gynecol. 1991;77(6):863–7.

7. Dombrowski MP, Bottoms SF, Saleh AA, Hurd WW, Romero R. Third stage of labor: analysis of duration and clinical practice. Am J Obstet Gynecol. 1995;172(4, Part 1):1279–84.

8. Adelusi B, Soltan MH, Chowdhury N, Kangave D. Risk of retained placenta: multivariate approach. Acta Obstet Gynecol Scand. 1997;76(5):414–18.

9. Bais JM, Eskes M, Pel M, Bonsel GJ, Bleker OP. Postpartum haemorrhage in nulliparous women: incidence and risk factors in low and high risk women. A Dutch population-based cohort study on standard (> or = 500 ml) and severe (> or = 1000 ml) postpartum haemorrhage. Eur J Obstet Gynecol Reprod Biol. 2004;115(2):166–72.

10. Chhabra S, Dhorey M. Retained placenta continues to

11. Owolabi AT, Dare FO, Fasubaa OB, et al. Risk factors for retained placenta in southwestern Nigeria. Singapore Med J. 2008;49(7):532–7.

12. Panpaprai P, Boriboonhirunsarn D. Risk factors of retained placenta in Siriraj Hospital. J Med Assoc Thai. 2007;90(7):1293–7.

13. Soltan MH, Khashoggi T. Retained placenta and associated risk factors. J Obstet Gynaecol. 1997;17(3):245–7.

14. Tandberg A, Albrechtsen S, Iversen OE. Manual removal of the placenta: incidence and clinical significance. Acta Obstet Gynecol Scand. 1999;78(1):33–6.

15. Titiz H, Wallace A, Voaklander DC. Manual removal of the placenta – a case control study. Aust N Z J Obstet Gynaecol. 2001;41(1):41–4.

16. Weeks AD. The retained placenta. Best Pract Res Clin Obstet Gynaecol. 2008;22(6):1103–17.

17. Onwudiegwu U, Makinde ON. Retained placenta: a cause of reproductive morbidity in Nigeria. J Obstet Gynaecol. 1999;19(4):355–9.

18. Cheung WM, Hawkes A, Ibish S, Weeks AD. The retained placenta: historical and geographical rate variations. J Obstet Gynaecol. 2011;31(1):37–42.

19. Endler M, Grunewald C, Saltvedt S. Epidemiology of retained placenta: oxytocin as an independent risk factor. Obstet Gynecol. 2012;119(4):801–9.

20. Westerhoff G, Cotter AM, Tolosa JE. Prophylactic oxytocin for the third stage of labour to prevent postpartum haemorrhage. Cochrane Database Syst Rev. 2013;10:CD001808. doi: 10.1002/14651858. CD001808.pub2.

21. Liabsuetrakul T, Choobun T, Peeyananjarassri K, Islam QM. Prophylactic use of ergot alkaloids in the third stage of labour. Cochrane Database Syst Rev. 2007;2:CD005456.

22. Gulmezoglu AM, Forna F, Villar J, Hofmeyr GJ. Prostaglandins for preventing postpartum haemorrhage. Cochrane Database Syst Rev. 2007;3: CD000494.

23. McDonald S, Abbott JM, Higgins SP. Prophylactic ergometrine-oxytocin versus oxytocin for the third stage of labour. Cochrane Database Syst Rev. 2004;1:CD000201.

24. Leung SW, Ng PS, Wong WY, Cheung TH. A randomised trial of carbetocin versus syntometrine in the management of the third stage of labour. BJOG. 2006;113(12):1459–64.

25. Giacalone PL, Vignal J, Daures JP, Boulot P, Hedon B, Laffargue F. A randomised evaluation of two techniques of management of the third stage of labour in women at low risk of postpartum haemorrhage. BJOG. 2000;107(3):396–400.

26. Chongsomchai C, Lumbiganon P, Laopaiboon M. Prophylactic antibiotics for manual removal of retained placenta in vaginal birth. Cochrane Database Syst Rev. 2006;2:CD004904.

27. Weeks AD, Alia G, Vernon G, et al. Umbilical vein

be fatal but frequency can be reduced. J Obstet Gynaecol. 2002;22(6):630–3.

oxytocin for the treatment of retained placenta (Release Study): a double-blind, randomised controlled trial. Lancet. 2010;**375**(9709):141–7.

28. van Beekhuizen HJ, de Groot AN, De Boo T, et al. Sulprostone reduces the need for the manual removal of the placenta in patients with retained placenta: a randomized controlled trial. Am J Obstet Gynecol. 2006;**194**(2):446–50.

29. van Beekhuizen HJ, Tarimo V, Pembe AB, Fauteck H, Lotgering FK. Misoprostol is not beneficial in the treatment of retained placenta in a low-resource setting. Int J Gynaecol Obstet. 2013;**122**(3):234–7.

30. van Stralen G, Veenhof M, Holleboom C, van Roosmalen J. No reduction of manual removal after

misoprostol for retained placenta: a double-blind, randomized trial. Acta Obstet Gynecol Scand. 2013;**92**(4):398–403.

31. Johanson R, Cox C, Grady K, Howell C, editors. Managing Obstetric Emergencies and Trauma: The MOET Course Manual. 2nd edition. London: RCOG Press; 2007.

32. Rao KP, Belogolovkin V, Yankowitz J, Spinnato JA. Abnormal placentation: evidence-based diagnosis and management of placenta previa, placenta accreta, and vasa previa. Obstet Gynecol Surv. 2012;**67**(8): 503–19.

33. Herman A. Complicated third stage of labor: time to switch on the scanner. Ultrasound Obstet Gynecol. 2000;**15**(2):89–95.

第 10 章

侵入性胎盘、植入性胎盘、穿透性胎盘

W. Mingelen, F.M. van Dunné, P.J. Dörr

概述

引言

在侵入性胎盘、植入性胎盘、穿透性胎盘中，由于子宫蜕膜缺失，导致胎盘部分或全部嵌入子宫肌层（侵入性胎盘；图 10.1A），植入子宫肌层（植入性胎盘，图 10.1B），或穿透肌层侵入周围脏器和组织（穿透性胎盘，图 10.1C）[1]。

母体死亡率和发病率较高，主要是由于胎儿娩出后胎盘无法从宫体剥离，胎盘异常嵌入导致的大量失血[2]。在过去十年里，胎盘植入发病率升高，并预计会继续上升，这与剖宫产率升高有关[3]。

定义

侵入性胎盘、植入性胎盘或穿透性胎盘是指胎盘部分或全部异常黏附于子宫肌层。

发病率

在 1980 年前，胎盘植入发病率很低，约占妊娠的 1/4 000。最近，发病率为（1.9~3）/1 000[3,4]。发病率上升与剖宫产率上升呈正相关[证据级别 B][5,6]。

危险因素

胎盘植入的危险因素如下：
- 妊娠年龄超过 35 岁。
- 前置胎盘。
- 前次剖宫产。
- 子宫内膜或肌层损伤的操作，如肌瘤剔除、刮宫、内膜消融、子宫动脉栓塞或黏膜下肌瘤[7-9]。

剖宫产史合并前置胎盘且部分胎盘位于子宫前壁的孕妇风险更高。胎盘植入在一次、两次、三次、四次、五次剖宫产史的孕妇中发生概率分别为 3%、11%、40%、61%、

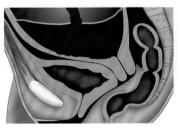
A

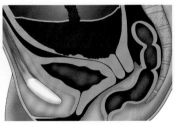
B

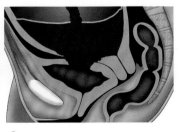
C

图 10.1 （A）侵入性胎盘。（B）植入性胎盘。（C）穿透性胎盘

67%,无论此次妊娠胎盘是否覆盖原子宫切口[10]。剖宫产史[校正比值比(AOR)5;95% 置信区间(CI)3.4~7.7]和前置胎盘(AOR 51;95% CI 36~73)都是胎盘植入的独立危险因素[证据级别 B][11]。相较于紧急剖宫产,选择性剖宫产后再次妊娠发生胎盘植入的风险更高[比值比(OR)3.0;95% CI 1.5~6.1][证据级别 B][12]。

诊断

胎盘植入的产前诊断对于恰当治疗十分重要。及时的产前诊断可以允许多学科协作制定治疗方案,进而降低母婴的发病率和致死率。

胎盘位置与宫颈和子宫瘢痕的关系需要通过超声评估。对于低置胎盘,经阴道超声较经腹超声更加准确[证据级别 B]。

当怀疑前置胎盘或胎盘覆盖剖宫产瘢痕时,需在晚孕期开始时重复超声检查。这可为晚孕期多学科协作制订治疗方案提供充足的时间[13]。

超声是有效的诊断工具(敏感度 91%,95% CI 87~94;特异度 97%,95% CI 96~98;LR$^+$11,95% CI 6~20;LR−0.2,95% CI 0.1~0.2;诊断性 OR 99,95% CI 49~199),但是并不能全部诊断[14,15]。明确诊断必须依赖手术探查(剖宫产或人工剥离胎盘)[证据级别 D][13]。

胎盘嵌入子宫壁的超声特点包括:
- 胎盘后无回声区缺失(图 10.2)。
- 胎盘后子宫肌层厚度小于 1mm。
- 胎盘多发不规则腔隙(图 10.3)。
- 局部胎盘侵入膀胱。

作为独立诊断工具,彩色多普勒超声和 3D 多普勒超声并不能提高诊断的敏感性或特异性,但是联合传统超声则有助于诊断。假阳性的患者通常仅具有一个孤立的胎盘植入超声特点[16]。

彩色多普勒超声可以用于观察胎盘腔隙弥漫性或局限性血流、子宫膀胱连接处增加的血供(图 10.4),以及胎盘周围扩张的血管,以上这些均为胎盘植入的特点[17,18]。

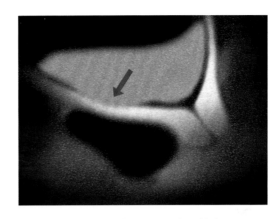

图 10.2 胎盘后无回声区缺失

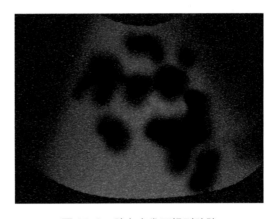

图 10.3 胎盘多发不规则腔隙

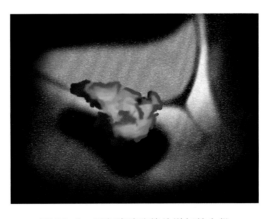

图 10.4 子宫膀胱连接处增加的血供

基于以上超声特点,彩色多普勒超声用于鉴别诊断时特异性最强[15]。

相较于传统超声,MRI 可以提供相似的结果[19,20]。当超声诊断不明确时,MRI 可以帮助诊断。MRI 在明确浸润周围组织(肌层)深度以及可疑宫底及子宫后壁的胎盘植入时价值更高[证据级别 B][20]。

规范

对于可疑胎盘植入的孕妇,需明确告知风险及潜在的并发症。最主要的风险为大量出血及必要时需子宫切除。考虑到出血风险,必要时需在产前预防和纠正贫血[21]。

对于可疑胎盘植入时,推荐的分娩方式为择期剖宫产。如果没有再次分娩计划,胎盘植入的首选治疗方案为剖宫产娩出胎儿后胎盘原处保留并切除子宫[22]。

择期剖宫产优于紧急剖宫产。相较于择期剖宫产,紧急剖宫产会导致更多的并发症和更大的出血量。

如果妊娠过程无并发症,建议在 37 周实施剖宫产[证据级别 D]。在此孕周时,是否运用类固醇促进胎肺成熟仍然存在争议。在选择性剖宫产中,产前运用类固醇类药物可以降低新生儿呼吸窘迫综合征风险(RR0.46,95% CI 0.23-0.93,P=0.02)[证据级别 B],但是并没有证据表明 36 周后应用类固醇并不会引起新生儿不良反应[23,24]。当妊娠后期有出血事件或早产风险逐渐增加时,如有必要,在运用类固醇促胎肺成熟之后[证据级别 A2][24,25],可以在 34 周或更早实施剖宫产[证据级别 D]。

为了优化母婴结局,剖宫产之前需进行多学科讨论,并不仅仅包括麻醉医生、围产期医生、具有丰富手术技巧的妇产科医生、新生儿科医生,还包括特护医生、泌尿科医生、血液科医生、介入科医生和普通外科医生。可疑植入胎盘侵犯膀胱时,术前需行膀胱镜检查[26]。

子宫切除术

关于实施子宫切除术步骤的观点如下:

● 在剖宫产前进行超声检查,以精确定位胎盘。当对胎盘位置存疑时,可行术中超声。

● 考虑到控制阴道失血和术中可能应用的膀胱镜检查,术中可采取膀胱截石位。

● 当必须切除子宫时,考虑术前或术中置入输尿管支架以便定位输尿管。

● 考虑术前由介入放射科医师在双子宫动脉内放置鞘,以备可能的球囊栓塞。

● 胎盘的位置决定了皮肤和子宫切口的位置。正中切口可提供更好的视野,如果必要,可使切开宫底或(取出子宫至腹外后)切开子宫后壁来实现。

● 子宫切口需远离胎盘,穿透胎盘的切口可引起大量出血,因此必须避免[证据级别 B]。

● 当胎儿娩出后,检查胎盘是否自然剥离,因为胎盘植入产前诊断的阳性预测值并非 100%。

● 如果胎盘没有自然娩出,需原位保留并在剖宫产后立即进行子宫切除术。

● 不推荐尝试人工移除植入的胎盘,因为会造成大量出血而提高孕妇的发病率和致死率[证据级别 B][22]。

● 当怀疑胎盘穿透入膀胱时,膀胱植入的部分需与子宫一同切除[27]。

● 由于手术时间延长,推荐全身麻醉;但是联合蛛网膜下腔麻醉可以让患者在胎儿娩出前清醒,在子宫切除时再运用全身麻醉[28]。

● 预防性应用抗生素的指征是手术时间长于 2~3 小时或出血量多于 1 500mL,此时可用重复剂量[1]。

● 输血科需要被告知此手术出血风

险。荷兰输血指南提出在大量失血时,红细胞、血浆、血小板比例为 3 : 3 : 1 的多成分输血可以有效提高生存率,预防或纠正血管内凝血。然而这三种成分最恰当的比例仍然未知[29]。

当盆腔广泛充血时,血流动力学稳定的患者可以在后期再考虑行子宫切除术。随着时间发展,血供逐渐减少。在后期,即使缺乏有经验的医师、合适的手术室和实验室条件时,子宫切除术仍然可以进行。

保留子宫的治疗

为了保留子宫,胎盘植入的保守性治疗是可行的。在胎儿娩出之后,胎盘原处保留并缝合子宫。这种决策只能用于具有强烈再次妊娠意愿的患者,且其凝血功能正常、血流动力学稳定。保守性治疗的风险是出血、感染、弥散性血管内凝血,以及发生上述情况后仍有需切除子宫的可能。

一项纳入 253 名孕妇接受保守性治疗的研究结果表明成功率(保留子宫)为 80%[30-32]。绝大多数患者额外接受了动脉栓塞、髂内血管结扎或甲氨蝶呤(methotrexate,MTX)的治疗。由于入组病人量较少,上述三种治疗的价值尚不确切。MTX 是文献中最常见的辅助治疗方法。MTX 可以降低胎盘血供因而导致胎盘坏死和快速吸收[33]。另一方面,MTX 被证实仅对快速分裂的细胞有效,如增殖期滋养细胞,并且具有明显副作用[34]。

没有足够的数据证明胎盘植入保守性治疗后可以成功妊娠。目前规模最大的一项研究结果似乎是积极的。96 名成功接受保守性治疗的患者中,最终只有 27 名患者有再次妊娠的意愿,其中 24 名患者成功妊娠[24]。再次妊娠中,胎盘位置异常的概率从 29% 至 100% 不等[30,31,35,36]。

要点和建议

* 产前发现侵入性胎盘、植入性胎盘、穿透性胎盘对于多学科协作治疗非常重要。

* 当妊娠妇女发现上述情况时需考虑择期剖宫产,其中胎盘原处保留并立即实施子宫切除。

* 尝试人工移除(部分)胎盘会明显增加大量出血的风险。

* 对于具有强烈再次妊娠意愿的孕妇,在告知其风险后,可以在胎儿娩出后将胎盘原处保留并缝合子宫。

(王晓雨 译　付晨薇 审)

参考文献

1. American College of Obstetricians and Gynecologists. Placenta accreta. ACOG. 2012;**529**:207–11.

2. O'Brien JM, Barton JR, Donaldson ES. The management of placenta percreta: conservative and operative strategies. Am J Obstet Gynecol. 1996;**175**:1632–8.

3. Wu S, Kocherginsky M, Hibbard JU. Abnormal placentation: twenty-year analysis. Am J Obstet Gynecol. 2005;**192**:1458–61.

4. Miller DA, Chollet JA, Goodwin TM. Clinical risk factors for placenta previa-placenta accreta. Am J Obstet Gynecol. 1997;**177**:210–14.

5. Higgins MF, Monteith C, Foley M, O'Herlihy C. Real increasing incidence of hysterectomy for placenta accreta following previous caesarean section. Eur J Obstet Gynecol Reprod Biol. 2013;**171**:54–6.

6. Morlando M, Sarno L, Napolitano R, et al. Placenta accreta: incidence and risk factors in an area with a particularly high rate of cesarean section. Acta Obstet Gynecol Scand. 2013;**92**:457–60.

7. Al-Serehi A, Mhoyan Q, Brown M, et al. Placenta accreta: an association with fibroids and Asherman syndrome. J Ultrasound Med. 2008;**27**:1623–8.

8. Hamar BD, Wolff EF, Kodaman PH, et al. Premature rupture of membranes, placenta increta and hysterectomy in a pregnancy following endometrial ablation. J Perinatol. 2006;**26**:135–7.

9. Pron G, Mocarski E, Bennet J, et al. Pregnancy after uterine artery embolization for leiomyomata: the Ontario multicenter trial. Obstet Gynecol. 2005;**26**:89–96.

10. Silver RM, Landon MB, Rouse DJ, et al. Maternal morbidity associated with multiple repeat cesarean

deliveries. Obstet Gynecol. 2006;**107**:1226–32.

11. Eshkoli T, Weintraub AY, Sergienko R, Sheiner E. Placenta accreta: risk factors, perinatal outcomes, and consequences for subsequent births. Am J Obstet Gynecol. 2013;**208**:219.e1–7.

12. Kamara M, Henderson JJ, Doherty DA, et al. The risk of placenta accreta following primary elective caesarean delivery: a case-control study. BJOG. 2013;**120**:879–86.

13. Royal College of Obstetricians and Gynaecologists. RCOG Green-top Guideline No. 27: Placenta praevia, placenta praevia accreta and vasa praevia: diagnosis and management. London: RCOG, 2011.

14. Calì G, Giambanco L, Puccio G, Forlani F. Morbidly adherent placenta: evaluation of ultrasound diagnostic criteria and differentiation of placenta accreta from percreta. Ultrasound Obstet Gynecol. 2013;**41**:406–12.

15. D'Antonio F, Iacovella C, Bhide A. Prenatal identification of invasive placentation using ultrasound: systematic review and meta-analysis. Ultrasound Obstet Gynecol. 2013;**42**:509–17.

16. Shih JC, Palacios Jaraquemada JM, Su YN, et al. Role of three-dimensional power Doppler in the antenatal diagnosis of placenta accreta: comparison with gray-scale and color Doppler techniques. Ultrasound Obstet Gynecol. 2009;**33**:193–203.

17. Comstock CH. Antenatal diagnosis of placenta accreta: a review. Ultrasound Obstet Gynecol. 2005;**26**:89–96.

18. Warshak CR, Eskander R, Hull AD, et al. Accuracy of ultrasonography and magnetic resonance imaging in the diagnosis of placenta accreta. Obstet Gynecol. 2006;**108**:573–81.

19. Dwyer BK, Belogolovin V, Tran L, et al. Prenatal diagnosis of placenta accreta: sonography or magnetic resonance imaging? J Ultrasound Med. 2008;**27**:1275–81.

20. Masseli G, Brunelli R, Casciani E, et al. Magnetic resonance imaging in the evaluation of placental adhesive disorders: correlation with color Doppler ultrasound. Eur Radiol. 2008;**18**:1292–9.

21. American College of Obstetricians and Gynecologists. ACOG Practice Bulletin No. 95: anemia in pregnancy. Obstet Gynecol. 2008;**112**:201–7.

22. Eller AG, Porter TF, Soisson P, et al. Optimal management strategies for placenta accreta. BJOG. 2009;**116**:648–54.

23. Stutchfield P, Whitaker R, Russell I; Antenatal Steroids for Term Elective Caesarean Section (ASTECS) Research Team. Antenatal betamethasone and

incidence of neonatal respiratory distress after elective caesarean section: pragmatic randomised trial. BMJ. 2005;**331**:662.

24. Royal College of Obstetricians and Gynaecologists. Green-top Guideline No. 7: Antenatal corticosteroids to reduce neonatal morbidity and mortality. London: RCOG, 2010.

25. Rao KP, Belogolovkin V, Yankowitz Y, et al. Abnormal placentation: evidence-based diagnosis and management of placenta previa, placenta accreta and vasa previa. Obstet Gynecol Surv. 2012;**67**:503–19.

26. Eller AG, Bennett MA, Sharshiner M, et al. Maternal morbidity in cases of placenta accreta managed by a multidisciplinary care team compared with standard obstetric care. Obstet Gynecol. 2011;**117**:331–7.

27. Hoffman MS, Karlnoski RA, Mangar D, et al. Morbidity associated with nonemergent hysterectomy for placenta accreta. Am J Obstet Gynecol. 2010;**202**:628.e1–5.

28. Kato R, Terui K, Yokota K, et al. Anesthetic management for cases of placenta accreta presented for cesarean section: a 7-year single-center experience [article in Japanese; English abstract]. Masui. 2008;**57**:1421–6.

29. Dutch Blood Transfusion Guideline, 2011. Core group: F.J.L.M. Haas, Prof. D.J. van Rhenen, Prof. R.R.P. de Vries, Mrs. M.A.M. Overbeeke, Dr V.M.J. Novotny, Dr Ch.P. Henny. http://www.sanquin.nl/repository/docu menten/en/prod-en-dienst/287294/blood-transfusion-guideline.pdf

30. Timmermans S, van Hof AC, Duvekot JJ. Conservative management of abnormally invasive placentation. Obstet Gynecol Surv. 2007;**62**:529–39.

31. Bretelle F, Courbiere B, Mazouni C, et al. Management of placenta accreta: morbidity and outcome. Eur J Obstet Gynecol Reprod Biol. 2007;**133**:34–9.

32. Sentilhes L, Ambroselli C, Kayem G, et al. Maternal outcome after conservative treatment of placenta accreta. Obstet Gynecol. 2010;**115**:526–34.

33. Arulkumaran S, Ng CS, Ingemarsson I, et al. Medical treatment of placenta accreta with methotrexate. Acta Obstet Gynecol Scand. 1986;**65**:285–6.

34. Winick M, Coscia A, Noble A. Cellular growth in human placenta: normal placental growth. Pediatrics. 1967;**39**:248–51.

35. Sentilhes L, Kayem G, Ambroselli C, et al. Fertility and pregnancy outcomes following conservative treatment for placenta accreta. Hum Reprod. 2010;**25**:2803–10.

36. Kayem G, Clement D, Goffinet F. Recurrence following conservative management of placenta accreta. Int J Gynecol Obstet. 2007;**99**:142–3.

第 11 章

子 宫 内 翻

J.B. Derks, J. van Roosmalen

概述

引言和定义

子宫内翻是指在胎儿分娩出后子宫完全或部分通过宫颈翻出到外面,是一种严重的并发症。

分类

有几种分类:

基于发生时间(急性:产后 24 小时内;亚急性:在产后 24 小时到 4 周之间诊断;慢性:产后 4 周以后诊断);

基于严重程度(一度:子宫在宫颈内;二度:子宫越过宫颈;三度:子宫到达会阴;完全性:内翻的子宫越过会阴)。

在荷兰,最近所有子宫内翻病例都伴有严重程度不一的急性子宫内翻,在某些情况下,内翻仅在手取胎盘前行阴道内检查时被诊断[1]。

发病率

子宫内翻是一种罕见的并发症。《威廉姆斯产科学》中引用的发病率为 1∶6 400 例分娩[2]。从 2004 年 8 月 1 日至 2006 年 8 月 1 日期间,在荷兰共有 358 874 例分娩,其中 15 例发生子宫内翻,即其发生率为

1/23 925 例分娩[1]。

病因

子宫内翻的病因有:

● 当胎盘种植于宫底时,可能由于子宫和宫底较软,过度的牵拉脐带会导致子宫内翻。

● 胎盘植入,侵入子宫肌层。

症状

子宫内翻的症状有:

● 下腹剧烈疼痛。

● 危及生命的出血并常伴有重度休克;休克通常与失血量不成比例,这是因为牵拉腹膜造成严重的迷走神经反应。

上述 15 例患者均出现产后出血,需要输血,其中 5 例在诊断时患者已处于休克状态,4 例为胎盘植入[3]。

体检

体格检查时,腹部触诊扪不到宫底,阴道检查时,子宫可能已翻出阴道口,或可能在阴道内被触及。有时内翻子宫可到达外阴,而胎盘则通常留在原位。

治疗

子宫内翻的治疗包括:

- 呼叫帮助(护士、助产士、麻醉师)。
- 治疗休克[吸氧,开通两条静脉通路,静脉输入晶体液(0.9%NaCl),必要时给予血浆扩容剂和血液制品]。
- 尽快恢复子宫位置;越快,成功的可能越大。

动画 11.1
恢复子宫位
置:头侧视

动画 11.2
恢复子宫位
置:足侧视

技术

恢复子宫位置的操作如下(动画 11.1 和 11.2):

- 通过子宫颈推回子宫底,同时用另一只手在外部施加压力(Johnson 手法;图 11.1)[3,4]。如果胎盘仍在宫腔内,须在子宫复位后才能取出胎盘。

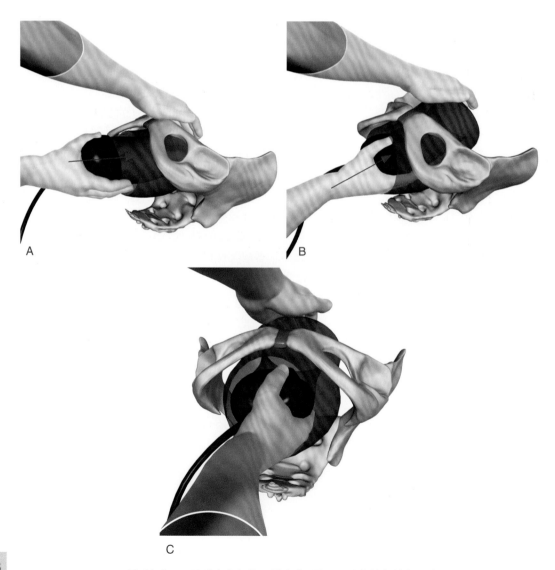

图 11.1 一只手在内部推回子宫底,另一只手在外部施加压力

● 将手放在子宫内并给予宫缩剂,促进子宫收缩,直到不再担心会再次发生子宫内翻(图 11.2)。

采用这种方法治疗子宫内翻,在这 15 例患者中只有一例不成功[3]。有 1 名患者需要宫内放置 Rusch 球囊来止血,并预防子宫内翻再次发生[5]。

另一种治疗方法是利用液体静压帮助子宫复位,将温的生理盐水充满阴道,用一只手或用硅胶杯封闭阴道口(O'Sullivan 的技术)[6]。

如果在产房中不能立即使子宫复位,则必须立即将患者转移至手术室,在全麻下尽快完成操作。这 15 例患者都是如此。有时可能需要给予宫缩抑制剂促使子宫松弛,如静脉注射利托君或阿托西班或舌下给予硝酸甘油喷剂。

当无法在麻醉下复位子宫时,则需要进行开腹手术。如果分娩后很快诊断出子宫内翻,则很少需要开腹手术。早期文献报道,在 102 例子宫内翻病例中仅 3 例需要开腹手术[7]。而在荷兰最近报道的 15 例中都没有进行开腹手术[3]。

在开腹手术时,可以在宫底上方用缝线牵拉,同时从下方经阴道给予压力,从而恢复子宫位置。如果由于缩复环存在使子宫无法复位,可从后方切开子宫,即可使子宫复位。子宫复位后,必须仔细检查内脏器官,处理撕裂伤。一旦子宫复位,须立即给予宫缩剂(催产素或硫前列酮),以防止再次发生子宫内翻。如果在子宫复位后发现胎盘植入,有时需要切除子宫。

预防

可以在第三产程先使子宫充分收缩后再有控制地牵拉脐带,以此预防子宫内翻。

要点和建议

子宫内翻是一种罕见但可能危及生命的急症,是指子宫完全或部分从子宫颈翻出,伴有严重的腹痛、大量出血和休克症状。此时胎盘可能仍然在子宫内,尤其是在胎盘植入的情况下。治疗的重点是缓解休克和尽快复位子宫。如无法在产房进行,则应将患者转移至手术室,在全麻下尽快复位子宫[证据级别 D]。

(庄彩霞 译 戚庆炜 校)

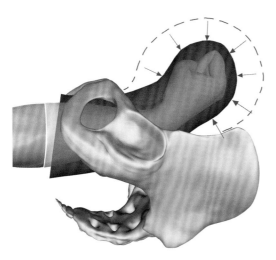

图 11.2 放在内部的手留在内部,直到子宫可正常收缩

参考文献

1 Zwart JJ, Richters JM, Öry F, et al. Severe maternal morbidity during pregnancy, delivery and puerperium in the Netherlands: a nationwide population-based study of 371000 pregnancies. BJOG. 2008;**115**:842–50.

2 Cunningham FG, Gant NF, Leveno KJ, et al. *Williams obstetrics*. NewYork: McGraw-Hill, 2001.

3 Witteveen T, van Stralen G, Zwart J, van Roosmalen J. Puerperal uterine inversion in the Netherlands: a nationwide cohort study. *Acta Obstet Gynecol Scand.* 2013;**92**(3):334–7.

4 Kochenour NK. Diagnosis and management of uterine inversion. In: Hankins GDV, Clark SL, Cunningham FG, et al (eds). *Operative obstetrics*. Connecticut: Appleton & Lange, 1995: pp. 273–81.

5 Soleymani Majd H, Pilsniak A, Reginald PW. Recurrent uterine inversion: a novel treatment approach using SOS Bakri balloon. BJOG. 2009;**116**:999–1001.

6 Grady K, Howell C, Cox C. *Managing obstetric emergencies and trauma: The MOET course*

manual. Uterine inversion. London: RCOG Press, 2007: pp. 239–42.

7 Brar HS, Greenspoon JS, Platt LD, et al. Acute puerperal uterine inversion: New approaches to management. J Reprod Med. 1989;**34**:173–7.

第12章

剖宫产技巧

S.A. Scherjon, J.G. Nijhuis, W.J.A. Gyselaers

概述

引言

本章介绍了剖宫产操作中的技巧,同其他外科手术一样,旨在减少对组织的损伤,尽可能地预防缺血、感染和粘连形成。此外,还包括对切口的准确评估,缝合间距合理,既能彻底止血,又适当宽松,尽可能少使用缝合材料。

目前剖宫产相对安全,产妇发病率和死亡率均较低。在一项研究中,择期剖宫产和阴道分娩产妇的发病率没有差异[比值比(OR)1.02;95% 置信区间(CI)0.77~1.34][证据级别 A1/C][1,2]。剖宫产的潜在风险包括后续妊娠的严重并发症,如明显增加子宫破裂、前置胎盘、胎盘植入、膀胱和肠道损伤,以及子宫切除的可能性[证据级别 C][3]。一项来自加拿大的研究显示,进行择期剖宫产的单胎妊娠初产妇发生产后心脏骤停、伤口血肿、子宫切除术、产褥感染、麻醉并发症、静脉血栓栓塞和因出血而需要切除子宫的风险升高[证据级别 C][4]。

剖宫产并发症的降低与产科领域以外的发展,如安全血液制品、抗生素的应用,以及麻醉药的改进均有关[证据级别 D][5]。出现严重并发症通常与基本的手术技能不足、意外并发症,以及解决特定剖宫产相关问题的经验不足有关。

发生率

剖宫产是世界上最常用的外科手术。近年来剖宫产率急剧上升。1977 年的剖宫产率约为 3%~5%。在美国,1970 年的剖宫产率为 5.5%,到 2007 年增长为 30.5%。来自 119 个国家的数据显示,1991—2003 年间中位剖宫产率差异近百倍,为 0.4%~40%。如果按收入分类(低收入、中等收入、高收入国家),中位数剖宫产率分别为 4.0%(2.3%~9.6%),16.1%(13.6%~21.9%)和 17.0%(15.0%~21.3%)(括号内为四分位数范围),剖宫产率超过 20% 的比例分别为 3%、36% 和 31%[证据级别 C][6]。

围手术期

概述

与其他外科手术一样,重要的是评估和记录患者的病史和当前状态,如此,本章所述的标准剖宫产技术才能够做到个性化,并预见一些潜在的问题。

咨询

剖宫产手术的决定必须基于适当的指征以及医师与孕妇(和她的伴侣)之间的良好沟通。本书第 14 章将更详细地介绍咨询方面的问题。孕妇及其伴侣必须同意该手术。尽管知情同意书尚未成为普遍规则，但仍建议在文件中注明已获得同意①。

术前检查

在进行剖宫产之前，最好了解患者最近的血红蛋白水平，因为 4%~8% 的剖宫产术出血量超过 1 000mL［证据级别 A1］[7]。如果存在潜在出血风险增加的情况，如前置胎盘或胎盘早剥，建议术前配血或在有 24 小时输血条件的情况下进行剖宫产。该特定措施不适用于无妊娠合并症的初次剖宫产手术。

抗生素

无论是初次剖宫产还是再次剖宫产，预防性抗生素治疗均可以减少 60% 以上的产后子宫内膜炎［相对危险度（RR）0.4；95%CI 0.2~0.6 对比 RR 0.4；95% CI 0.3~0.4］。另外，还可以减少伤口感染的发生率，分别为 25%（RR 0.7；95% CI 0.5~0.99%）和 65%（RR 0.4；95% CI 0.3~0.5）［证据级别 A1］[8]。

此外，应用抗生素也可减少尿路感染的发生率。与夹紧脐带后再开始给予抗生素相比，切皮前即给予抗生素可降低子宫内膜炎（RR 0.5；95% CI 0.3~0.9）、一般感染（RR 0.5；95% CI 0.3~0.8），以及伤口感染（RR 0.6；95% CI 0.3~1.2）的风险，但在一些重要的新生儿指标方面没有观察到差异，例如可疑败血症（RR 1.0；95% CI 0.7~1.4）、确诊败血症（RR 0.9；95% CI 0.5~2.0）、入住重症监护病房（RR 1.1；95% CI 0.5~2.2）［证据级别 A1/D］[9,10]。

建议使用头孢唑啉（1g，单次静脉注射剂量）和甲硝唑（500mg，单次静脉内剂量）

作为预防，特别是在再次剖宫产中［证据级别 C］[11]。头孢唑啉（第一代广谱头孢菌素）对革兰氏阳性球菌（解脲脲原体和支原体）尤其有效，而甲硝唑则对厌氧菌有效。除了这个方案，其他抗生素也可用于预防。对不同的预防方案之间功效差异的研究尚不足[10]。有几项试验支持阿奇霉素作为二线广谱抗生素（对抗需氧菌、厌氧菌和支原体属）用于预防新生儿败血症和慢性肺病［证据级别 C］[11]，这还有待进行进一步的随机对照试验研究（广谱／切皮前对比窄谱／切皮后）。其他防止术后伤口感染的重要措施，例如限制手术室门的开启和保持病人的体温在适当的水平，则往往被忽视。

预防血栓形成

虽然剖宫产后血栓形成的绝对风险很低，但仍建议对其进行预防。术后血栓栓塞并发症的发生虽不频繁，但其风险增加确实存在，且对产妇发病率和死亡率有潜在的破坏性意义。对于所有剖宫产而言，这些预防方法均可选择使用，例如使用弹力袜、早期活动和短期应用低分子肝素（low-molecular-weight heparins，LMWH）。尽管最近制定的方案是建议使用低剂量肝素［证据级别 C］[12]，但同时使用弹力袜可以增加预防效果［证据级别 A1］[13]。短期使用 LMWH 对肝素诱导性血小板减少症和出血的风险可忽略不计。

预防持续出血

预防剖宫产子宫收缩乏力和产后出血的方案同阴道分娩第三产程：婴儿娩出后立即静脉慢推催产素 5IU。催产素可在夹闭婴儿脐带之前给予，这有利于将胎盘内

① 译注：临床实践中应依据当地相关法规要求执行。

的血输给新生儿。

卡贝缩宫素已注册用于预防蛛网膜或硬膜外麻醉下剖宫产的宫缩乏力,这是一种合成的长效催产素类似物。有四项试验显示,与催产素组[不同剂量方案:从5HU(Howell 单位)推注到 32.5HU 持续静滴 16 小时]相比,卡贝缩宫素组(静脉注射 100μg)出现需治疗性宫缩剂患者的例数(RR 0.62;95% CI 0.44~0.88)以及对子宫按摩的需求(RR0.54;95% CI 0.37~0.79)明显减少。两组之间出血量超过 500mL(RR 0.66;95% CI 0.42~1.06)、超过 1 000mL(RR 0.91;95% CI 0.39~2.15)、平均失血量(平均差异 –29.00mL;95% CI –83~25mL)、以及不良母体反应均没有差异[证据级别 A1][14-16]。

孕妇体位

通常将孕妇置于左倾位置:右侧腰部下面放入楔形物或倾斜手术台使其处于半倾斜左侧卧位。这是一种预防由于子宫体积大而导致腔静脉受压迫从而减少母体低血压风险的方法,但对新生儿的好处似乎有限。相比于仰卧位而言,低 Apgar 评分似有减少的趋势,胎儿 pH 无任何差异[证据级别 A1][7]。目前还没有相关的荟萃分析。

其他体位,如站立、半坐、倾斜 15°,可能会在(区域)麻醉中增加主动脉腔压迫[证据级别 C][17]。

导尿

膀胱导尿通常用于在剖宫术中防止膀胱受损,无论是单次导尿还是留置导管。

单次导尿是否优于留置尿管尚不确定[证据级别 A1][7]。预防膀胱感染有时会导致消毒不足,尤其是在紧急剖宫产时,因此有些学者建议不要导尿[证据级别 B][18]。还有建议保留尿管至硬膜外麻醉最后一次追加药物后至少 12 小时以上,以及在患者再次活动后[证据级别 A1][7]。

胎盘位置

胎盘的位置可能与失血量增加有关。在术前了解胎盘位置是个好习惯,明确产妇你是否是在处理一个位置异常的胎盘,如低置胎盘、前壁胎盘且邻近前次子宫瘢痕、或胎盘覆盖前次子宫肌瘤部位。如果有前次剖宫产史(无论胎盘是位于前壁还是后壁),胎盘植入的机会超过 20%[证据级别 B][19]。如果之前有四次剖宫产的病史,则胎盘植入的风险直线上升至 67%[证据级别 B/D][20,21]。如果有两次以上的剖宫产史,胎盘植入的相对风险为 8.7,而无论胎盘位置如何(95% CI 3.5~21.2)[证据级别 B][22]。

在高危人群中,伴或不伴湍流的特征性的"孔奶酪征"成像(表现为胎盘内不规则形状的腔隙)具有很高的阳性预测价值(positive predictive value,PPV)(93%)。最小矢状肌层厚度、空隙和桥接血管,联合剖宫产的数量和胎盘位置,形成区域的曲线下面积为 0.87(95%CI 0.80~0.95)[证据级别 C][23]。

其他特征性异常包括子宫肌层薄(<1mm)和前置胎盘且胎盘侵入膀胱生长。胎盘后方延长界限消失的特异性小(PPV 6%)[证据级别 D][24]。当高度怀疑胎盘植入时,建议进一步行 MRI 或 CT 扫描进行评估和诊断[证据级别 D][21]。对于所有前置胎盘和前次剖宫产史的患者,都应该假设其存在胎盘植入的情况,除非有证据表明没有胎盘植入。

麻醉

区域麻醉

在超过 90% 的病例中,区域麻醉

(regional anesthesia,RA)都是最安全的技术。

- **效果**:蛛网膜下腔和硬膜外技术在缓解疼痛方面同样有效。
  - **禁忌证包括**:
    – 凝血功能障碍和近期使用过抗凝剂(香豆素衍生物和 LMWH)(相对禁忌证);
    – 血小板减少症(临界值通常为 $50 \times 10^9/mL$);
    – 脑肿瘤(颅内压增高)(相对禁忌证)[证据级别 C][25]。

血小板聚集抑制剂(乙酰水杨酸)不是硬膜外和蛛网膜下腔区域麻醉的禁忌证[证据级别 C][26]。

具体方案和技术因不同禁忌证而有所不同,取决于使用的 LMWH 剂量(低剂量还是高剂量;预防还是治疗)和所采用的麻醉方式(单次腰椎麻醉还是硬膜外麻醉)。一个重要影响因素是最后一次注射和区域麻醉时间的间隔最好超过 10 小时[证据级别 C][26]。

硬膜外和蛛网膜下腔麻醉的比较

- 硬膜外技术的优势在于血压下降较蛛网膜下腔麻醉小(从而对胎盘灌注的影响较小)。
- 硬膜外镇痛可以继续用于术后患者自控镇痛(patient-controlled analgesia,PCA)。
- 蛛网膜下腔麻醉技术相对快,但为了防止血压下降,必须先静脉输入 0.9% NaCl。

另一种方法是腰 - 硬联合(spinal-epidural,SE)麻醉技术[证据级别 D][27],两种技术相结合可以减少腰麻所需的剂量。

全身麻醉

全身麻醉(general anesthesia,GA)仅适用于那些无法行蛛网膜下腔或硬膜外麻醉的患者,例如既往有背部手术史,或合并严

重的血液系统疾病。在急诊情况下偶尔也可以使用全身麻醉。

区域麻醉和全身麻醉的比较

- GA 的安全性较低,并发症风险增加(OR 1.5;95% CI 1.1~2.1),主要是增加了吸入和失血的风险(OR 2.0;95% CI 1.5~2.7)[证据级别 C][28]。与 GA 相比,RA 的术前和术后的红细胞比容差更小,硬膜外麻醉(epidural anesthesia,EA)为 1.7%(95% CI 0.5~2.9%),蛛网膜下腔麻醉为 3.1%(95% CI 1.7~4.5%)。此外硬膜外麻醉估计出血量较 GA 低(-0.32mL;95% CI -0.59~-0.07mL)[证据级别 A1][29]。
- 没有证据表明 GA 出生后的婴儿更受抑制:GA 与 EA 的平均适应性评分没有差别[平均差(MD)2.17;95% CI -1.1~5.5],5 分钟 Apgar 评分也没有差异(MD 0.2;95% CI -0.2~0.6)[证据级别 A1][30]。脐动脉和脐静脉血 pH 也无差异[证据级别 A1][29]。
- 两种麻醉方式下孕产妇死亡率无差异。
- 在紧急剖宫产时全麻是否比区域麻醉更快尚有待于证实。然而,相对于非紧急剖宫产而言,GA 更常见于紧急剖宫产(OR 18.5;95% CI 6.0~64.0)[证据级别 B][31]。
- 一项系统评价显示,与全身麻醉组相比,有区域麻醉经历的患者再次使用相同技术的偏好较低:硬膜外麻醉(RR 0.8;95% CI 0.7~0.98),蛛网膜下腔麻醉(RR 0.8;95% CI 0.7~0.99)[证据级别 A1][29]。
- GA 和 RA 相比,两者之间不良产妇结局无显著差异[证据级别 A1][29]。

局部麻醉

很少应用,例如母亲颅内占位性肿瘤致颅内压增高,则会完全使用局部麻醉。在局部麻醉过程中,腹壁局部注射 0.5%~1%

的利多卡因 1~2mL，一共约 12 次，也可能会额外注入筋膜和腹膜。

肥胖是剖宫产的附加危险因素?

肥胖患者的剖宫产率增加了三倍（60%），产妇体重增加为剖宫产的独立危险因素［证据级别 B］[32-34]。相比非超重的孕妇，肥胖（BMI≥30）孕妇硬膜外置管失败的可能性更大（6% 对比 42%~74.4%）［证据级别 B］[35]。

对于全身麻醉而言，更大的问题是插管（约 33%）和穿刺困难［证据级别 C］[36]。此外，手术时间更长，失血更多［证据级别 C］[36]，伤口感染［证据级别 C］[37]和血栓栓塞并发症也更多。

手术

切开腹壁

有 5 种切开腹壁的方式（图 12.1）:

- 中线切口。
- Pfannenstiel 法（传统下腹横切口）。
- Joel-Cohen 法。
    - Misgav-Ladach 法（Michael Stark 剖宫产）。
- Maylard 技术。
- 脐上或脐下横切口。

腹壁切口的一般建议:

- 为使皮肤切口直而对称，可于消毒前在皮肤上画出切口的位置。这种方法通

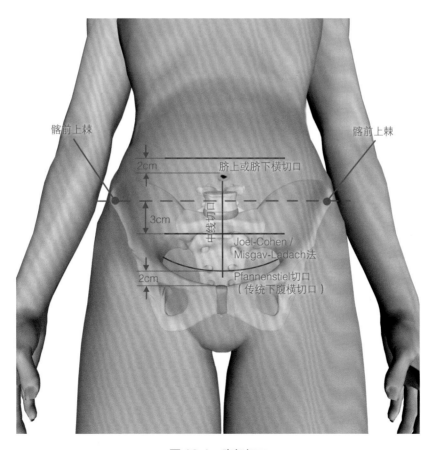

图 12.1　腹部切口

常用于美容手术［证据级别 C］[38]。

• 为防止皮肤切口与筋膜粘连，一些外科医生会在略高于皮肤切口的位置切开筋膜，这样皮肤闭合后皮下组织自动填充到皮肤和筋膜之间，不会和瘢痕相互叠加。

• 没有必要对所有皮肤切口使用单独的"皮肤手术刀"，然后再改用"腹部手术刀"［证据级别 B］[39]。

• 外科医生可以根据自己的偏好使用冷刀或电刀来切开腹部和皮肤。

– 与其他手术相比，剖宫产更容易发生液体溢出。使用电刀在理论上会增加电流异常传导和随后烧伤的风险，尽管对此尚无随机调查试验，但外科医生应高度警惕应用电刀的安全性[40]。

– 使用电刀切开中线切口具有明显的优点，例如手术时间较短、可减少失血量、降低疼痛评分，以及没有关于伤口愈合或感染的弊端［证据级别 A2］[41]。

• 如果前次手术瘢痕很难看，则建议切除原瘢痕。

中线切口

中线切口的适应证是：

• 须进一步探查上腹部的时候。

• 出现特殊的产科并发症，如忽略性横位，这种情况下需行子宫纵切口。

• 既往有下腹部中线切口开腹手术史。

如果有急诊情况，或需要减少失血量（如患有血小板减少症但拒绝输血或应用抗凝剂）。然而，随着横切口的广泛应用（更快），以及钝性解剖技术（失血少）的使用，中线切口的优势受到质疑。

中线切口的缺点：

• 膀胱和 / 或肠道损伤的风险增加［矫正 OR 分别为 3.9（CI 1.4~8.9）和 5.5（由于数量少而无意义）。膀胱损伤的风险（中线

和横切口）也与患者既往剖宫产的次数有关［证据级别 C］[42]。

• 伤口裂开的风险更高（高达 3%），较横切口（0.37%）高 10［证据级别 A1］[7]。

关闭中线切口

有足够数据和文献证明采用持久吸收材料进行整体连续性缝合（即将腹直肌、筋膜和壁层腹膜整体缝合在一起），较逐层缝合发生伤口裂开的风险小［证据级别 A1］[7]。

Pfannenstiel 法

最常用的横切口是"经典"Pfannenstiel 法，即锐性切开腹壁各层组织，顺序如下：

• 耻骨上方两横指横切口切开皮肤和皮下组织长约 12cm（图 12.2）。

• 全长切开皮下组织至筋膜（图 12.3）。

• 将中线两侧的筋膜分别切开 1~2cm（图 12.4）。

• 用剪刀（如梅奥弯剪）将筋膜打开（图 12.5）。

• 将筋膜向上和向下与腹直肌锐性分离（图 12.6）。

• 在中线位置锐性分离腹直肌（图 12.7），然后通过牵引将其进一步打开（图 12.8）。

• 锐性分离壁腹膜（图 12.9）。

• 剪开脏腹膜（膀胱子宫陷凹腹膜反折）（图 12.10）。

• 下推膀胱顶部（图 12.11）。

• 于子宫下段中部锐性切开肌层至羊膜囊（图 12.12），向两侧钝性扩大切口（图 12.13），这样可以使动脉分支保持完整地被推到一边，而不是被锐性切断。

• 打开子宫时，胎膜可能还没有破裂，也可能已经破裂。如果打开子宫时胎膜已经破裂或羊水过少，必须小心手术刀很容易划伤婴儿，这将会导致严重后果。

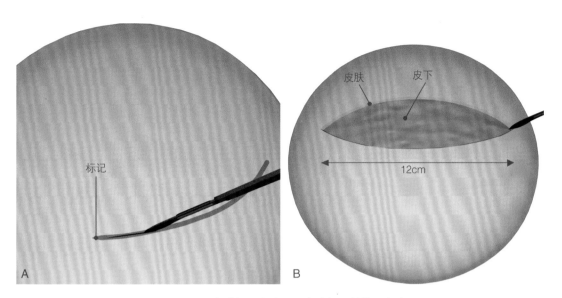

图 12.2 皮肤切口（A）以及皮肤切开的情况（B）

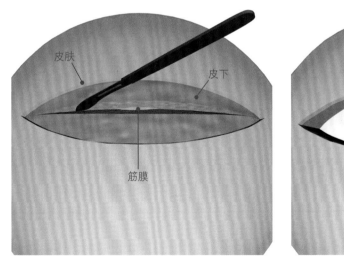

图 12.3 切开皮下

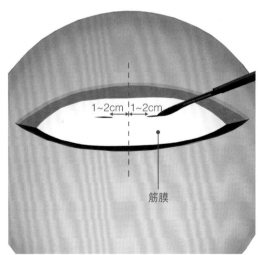

图 12.4 切开筋膜

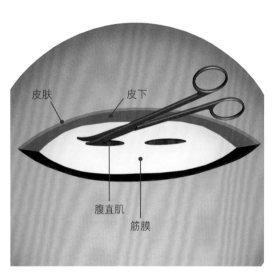

图 12.5　打开筋膜

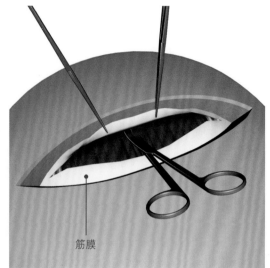

图 12.6　分离筋膜

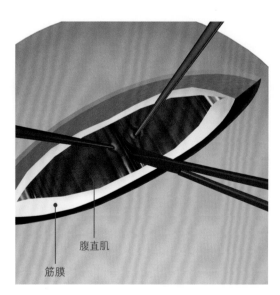

图 12.7　分离腹直肌

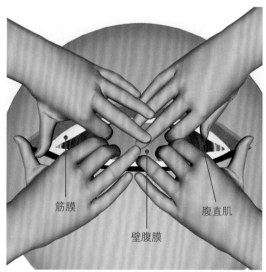

图 12.8　手指牵拉分离腹直肌

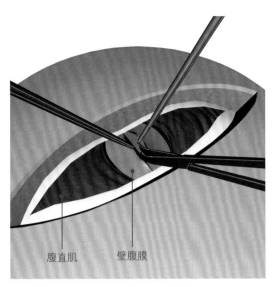

图 12.9　打开壁腹膜

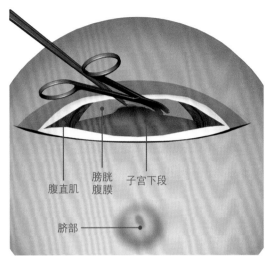

图 12.10　打开膀胱腹膜返折

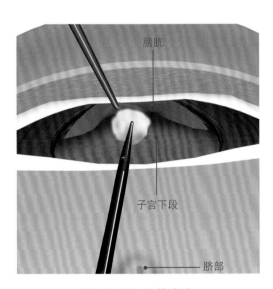

图 12.11　下推膀胱

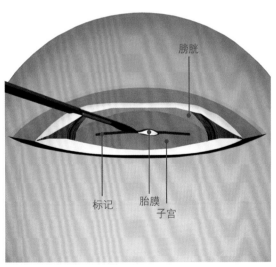

图 12.12　标记并切开子宫下段

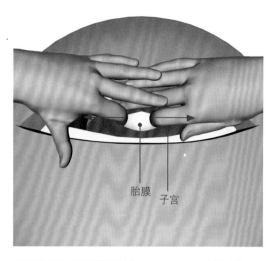

图12.13 用手指钝性（digital widening）扩大切口

● 将婴儿取出子宫。

据报道，采用 Pfannenstiel 切口的手术方式后，有 7% 的患者在术后 2 年出现中至重度的慢性疼痛，而 9.8% 的受访者感觉疼痛影响他们的日常活动。70% 的患者存在瘢痕侧边的疼痛。其中一半的中重度疼痛可能与腹下神经或髂腹股沟神经受压有关［证据级别 B］[43]。

Joel-Cohen 法

Joel-Cohen 法受关注之处在于可缩短手术时间，尽管分离皮下组织时出血比中线切口略多。这种"简化的" Pfannenstiel 剖宫产，不使用伤口牵开器，而且皮下组织不会被锐性"打开"［证据级别 B/D］[44-46]。

如下依次打开各层组织：

● Joel-Cohen 法选择两侧髂前上棘连线下方 3cm 处进行直切口（图 12.14）。

● 皮下组织被切开一个小口直到筋膜（图 12.15），然后用手指钝性分离以进一步打开切口（图 12.16）。

● 在中线位置将筋膜向两侧各做一小切口（图 12.17），然后于腹直肌上方向两侧钝性分离打开筋膜（图 12.18）。

● 在中线位置直接钝性打开腹直肌（图 12.19）。

● 用手指钝性打开脏腹膜（图 12.20）。

● 用双手各以四根手指同时向两侧牵拉分离两侧腹膜、腹直肌和筋膜，进一步打开腹腔（图 12.21）。

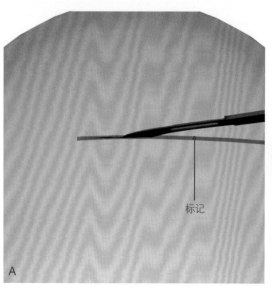

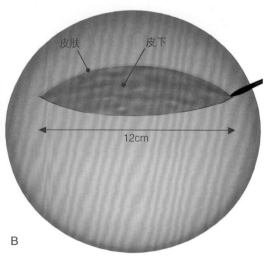

图12.14 皮肤切口（A）以及皮肤切开的情况（B）

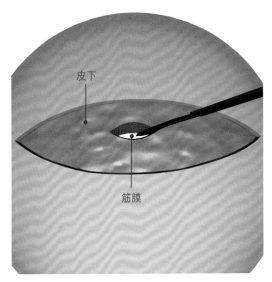

图 12.15　切开皮下

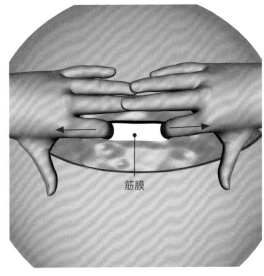

图 12.16　用手指钝性分离筋膜

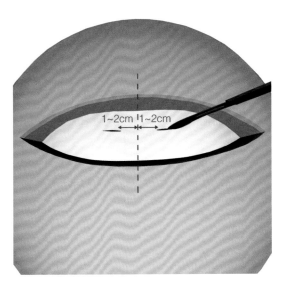

图 12.17　切开筋膜

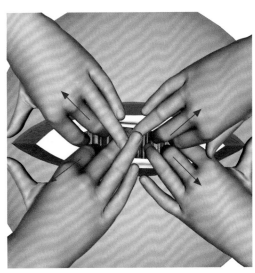

图 12.18　钝性分离筋膜

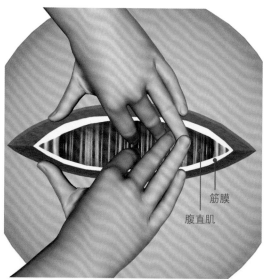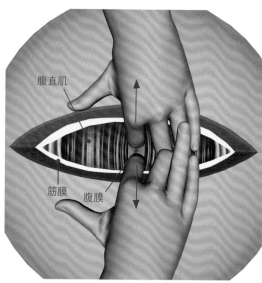

图 12.19 钝性分离腹直肌

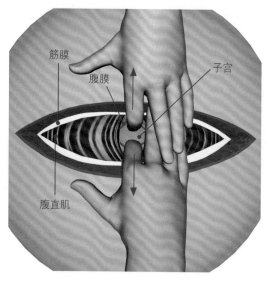

图 12.20 钝性打开壁腹膜

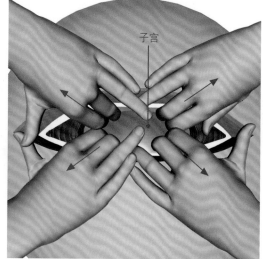

图 12.21 牵拉打开腹腔

• 近来更多的研究倾向于不打开膀胱子宫陷凹腹膜反折［证据级别 A2/A2/C］[47-49]，这样可以显著缩短手术时间，减少失血量和术后发热，从而改善患者预后［证据级别 C］[48]。因为切口略高于 Pfannenstiel 切口，所以膀胱受损较少。

• 于膀胱子宫陷凹腹膜反折上方 3cm 切开子宫下段至羊膜囊，用手指钝性扩大子宫切口（图 12.22 和图 12.23）。

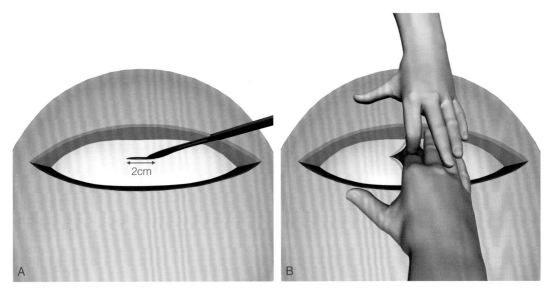

图 12.22 （A）在中线位置切开约 2cm。（B）用手指钝性分离筋膜

Misgav-Ladach 法

Misgav-Ladach 法（Michael Stark 剖宫产）是 1983 年在耶路撒冷的一家医院由 Stark 等人描述并命名，原则上与改良 Joel-Cohen 法没有区别［证据级别 D］[50,51]，皮下组织也几乎没有打开（大约切开 2cm 向下至腹直肌鞘）。

如下依次打开各层组织：

• 如 Joel-Cohen 法一样打开皮肤和皮下组织。

• 在中线将筋膜切开 2cm 后（图 12.22A），用剪刀或示指将筋膜向两侧分离（图 12.22B）。

• 分离腹直肌和腹膜、切开子宫下段的方式同 Joel-Cohen 法。

分离腹直肌前鞘没有任何好处。解剖（尾部）筋膜似乎只会导致负面后果，例如术后疼痛更显著及血色素下降较多［证据级别 A2］[52]。

Misgav-Ladach 方法最初描述的三个步骤，即小心推开膀胱，标准化人工剥离胎盘（mannual placenta removal，MPR）和以手指通宫颈，其优缺点都没有被报道过。将子宫搬出盆腔进行缝合能更好地观察子宫切口，并减少出血。此外，现在不推荐 Misgav-Ladach 方法中所描述的"锁边"缝合子宫切口的方法。不关闭皮下组织，只需三根缝线来关闭皮肤切口，近似夹闭。

Maylard 法

在 Maylard 方法中，两侧腹直肌被电凝后横向切断。这种方法相比于中线纵切口而言没有空间的优势，在肌肉功能分析方面也逊于 Pfannenstiel 法［证据级别 A2］[53]，因此似乎没有理由采用 Maylard 法行剖宫产，除非孕妇极度肥胖。

脐上或脐下横切口

对于皮下脂肪层极厚的人，相比于脐上或脐下横切口，采用耻骨联合上 2cm 的切口能够更好地接近子宫下段。在美国，25% 的孕妇肥胖。肥胖的定义为 BMI≥30kg/m²，BMI≥40kg/m² 则被定义为病态肥胖。采用这个切口，脂肪组织不会移动并遮挡到腹部［证据级别 D］[54]。

子宫切口

子宫体切口

子宫体纵切口（"经典的"剖宫产）很少被采用［证据级别 D］[55]。

以下为宫体部切口的（相对）适应证：

● 孕周小［几乎没有形成子宫下段（lower uterine segment，LUS）］。

● 胎儿横位，特别是未足月胎膜早破和背先露（背部朝下），无法触及小四肢。

● 大的宫颈肌瘤或严重的真骨盆粘连。

● 前置胎盘，在 LUS 上方分布有大血管。不过，尽管存在胎盘问题，采用 LUS 切口的失血量仍然少于子宫体切口。

● 妊娠期宫颈癌，在根治性子宫切除术之前进行剖宫产手术。

子宫下段切口

用手指钝性分离

要打开 LUS，首先要锐性切开一个 2cm 的切口，然后用手指进一步钝性分离子宫切口。钝性扩大切口可以减少失血量（钝性分离 843mL 对比锐性切开 886mL：相差 43mL；95% CI −20~−66mL），对输血的需求较少（RR 0.22；95% CI 0.1~1.01）［证据级别 A1/2］[56,57]，也不增加子宫内膜炎的发生率［证据级别 A1］[55]。较少采用钝性延长子宫切口的方法（RR0.41；95% CI 0.31~0.54）［证据级别 A1］[56]。由于子宫通常右旋，因此撕裂左侧宫旁组织可引起宫旁血管或子宫动脉的出血。一项非盲性对照研究显示，在临床上可以采用自动缝合技术，但与其他方法相比并没有统计学差异（中位数 −87mL；95% CI −175~1.1mL）［证据级别 A1］[56]。

子宫下段切口：横向还是中线

一项前瞻性随机研究显示，在 Pfannenstiel 法和 Joel-Cohen 法中，在用手指钝性分离子宫切口时，采用横向分离与采用向头尾向分离相比，横向分离导致子宫撕裂的发生率更高（7.4% 对比 3.4%；校正 OR 2.2；95% CI 1.1~4.2），失血也更多（>1 500mL：0.2% 对比 2.0%；校正 OR 8.4；95% CI 4.2~18.5）［证据级别 A2］[58]。

子宫下段横切口的延长

有些情况下 LUS 切口的空间不够，例如极度生长受限的未足月胎儿，需要"延长"切口。通常认为 T 形切口会比 J 形切口更容易导致再次妊娠期间的子宫破裂。在决定延长切口之前，应评估子宫内缺乏空间是否由子宫收缩或挛缩所致。等待子宫再次松弛或给予宫缩抑制剂（见后文）即可进行评估，这样可以避免对母婴造成不必要的医源性创伤。

如宫体切口为 T 形，再次妊娠仍然需要剖宫产；J 形切口则不一定。外科医生必须在手术记录和出院总结中均明确指出该产妇再次妊娠仍需首选剖宫产这一点。

如果子宫旋转超过 180°，则会导致子宫形成一种奇特的"姿势"，这可能是由于固定的子宫后屈所致，这种情况下子宫切口可能位于子宫后壁，直到娩出婴儿之后才发现［证据级别 D］[59]。在第二产程中，Bandl 环的位置可能会很高，这会导致膀胱位置比预想的中更高，从而导致膀胱损伤，但这种医源性损伤并不常见。

为防止损伤胎儿皮肤，一般是锐性打开子宫肌层至绒毛膜，再钝性分离剩余的纤维。

一项随机研究显示，U 形延长切口可减少（最小）失血量（−44mL；95% CI −66~−20mL）［证据级别 A1］[57]，或与其他方法相比失血量无差别［证据级别 B］[60]，且总手术时间相同［证据级别 A1］[57]。

分娩

胎头娩出

要想娩出胎儿应使胎头俯屈,这通常可以徒手完成。当胎头处于枕后位时,最好首先将枕骨转至前方。

胎头娩出困难

使用器械来协助胎头娩出并不比徒手操作更有优势。如果胎头尚未衔接,必要时可以使用胎头吸引(Kiwi)。当胎头已紧密衔接、阴道分娩失败而行剖宫产时,可以使用两种技术:"推",经阴道用手向宫腔方向推动胎头,以及反向臀牵引技术,旨在尝试臀位分娩(图 12.23)。一些小样本非随机研究已经描述了反向臀牵引术的优点,可减少子宫切口的延裂和做 J 形切口的需要,产妇发热和尿路感染较少,而新生儿结局并无差异[证据级别 C][61,62]。

宫底加压

有人曾假设宫底加压协助胎儿娩出可能会增加母胎输血,并提出对 Rh(−)妇女尤其要注意。但一项随机试验发现,不论剖宫产术中是否按压宫底,经胎盘的微输血都并无差别[证据级别 A2][63]。

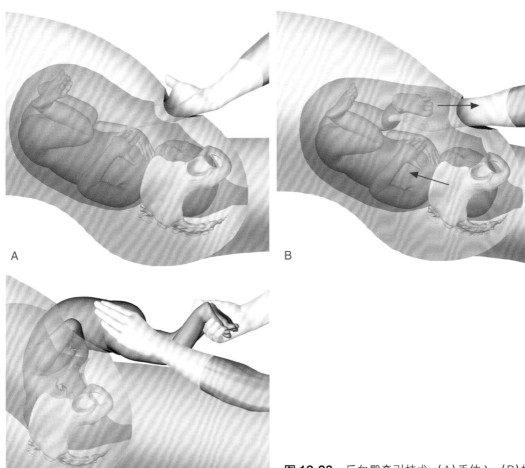

A

B

C

图 12.23 反向臀牵引技术。(A)手伸入。(B)抓住双脚(踝)。(C)先娩出臀部,然后娩出身体和头部

宫缩抑制剂

当胎儿娩出困难时,有些医疗机构会使用三硝酸甘油酯(硝酸甘油)来减少子宫张力以方便胎儿娩出,但一项随机研究的结果显示,使用静脉注射硝酸甘油(0.25mg和0.50mg)与使用安慰剂的作用没有差别[证据级别 A1][64]。也有医疗机构应用更大剂量(100~250μg)的硝酸甘油,但缺乏足够的临床试验支持[证据级别 A1/C][65,66]。此外,其他硝酸甘油的用法[如舌下含服(800μg)]也有报道[证据级别 D][67]。在获得更多证据之前,术者应耐心等待子宫放松,以防止对母婴造成不必要的手术或医源性损伤。

胎盘的娩出

一项随机试验的结果显示,胎盘自然娩出或轻微地有控制地牵拉脐带较人工剥离胎盘(manual removal of the placenta,MRP)有明显的优势:

- 减少失血量,估计为94mL(95% CI 17~172mL)[证据级别 A1][68];
- 更高的红细胞比容[证据级别 A2][69]和血红蛋白[证据级别 A2][70]。

MRP 操作与低红细胞比容风险增加相关:−1.6(95% CI −3.1~0.01)[证据级别 A1][68];

- 显著失血的风险降低近 40%[证据级别 A2][71]。MPR 增加失血超过 1L 的风险:1.8(95% CI 1.4~2.3)[证据级别 A1][68]。

MRP 还导致感染(子宫内膜炎)风险增加(OR 1.6;95% CI 1.4~1.9),并增加胎母输血的趋势(OR 1.6;95% CI 0.8~3.2)[证据级别 A1/2][68,69],以及延长住院时间:0.4(95%CI 0.2~0.6)[证据级别 A1][68]。

应用 5 IU 催产素(静脉注射)[证据级别 A1][7]或卡贝缩宫素 100μg(静脉注射)[证据级别 A2][15]可以减少失血量,均由麻醉师通过静脉给药(而不是子宫肌层注射)。

延迟夹闭脐带(甚至可以长达 3 分钟)有利于改善胎儿短期及长期的结果,也不会对母体造成不良影响[证据级别 D,A1][72-74]。

手动检查子宫是否已排空以及子宫形状是否异常是合理的操作,尽管这一点尚未被证明。胎盘娩出后用海绵钳清宫是不合适的,用手指通宫颈以改善宫腔引流也没有研究数据支持。在胎儿娩出后可用腹部纱布垫在伤口区域加压以减少失血。使用无齿子宫钳钳夹切口,以及在切口两端缝扎止血也会减少失血量。

(完全)前置胎盘和/或胎盘植入时在剖宫产术中剥除胎盘(剖宫产子宫切除术)

胎盘植入是胎盘病态附着于子宫肌层。在 1950 年之前这种情况的发生率很低,但现在已经逐渐增加到约 3/1 000 次分娩;这与剖宫产数量的增加有关。大多数胎盘植入位于前次剖宫产的瘢痕处[证据级别 C][75]。是否应修复剖宫产术后的瘢痕憩室,以及这是否与子宫切口缝合有关、与单层缝合还是双层缝合关闭子宫切口有关,至今仍然没有答案。当有任何一部分胎盘位于前次剖宫产瘢痕附近时,就应考虑有胎盘植入的可能。虽然除了手术以外采用其他方式永远不能完全确定和明确诊断胎盘植入,但超声和 MRI 都被认为是有用的诊断手段[证据级别 D][76]。3D 超声和 MRI 的检测能力相同(敏感度 100%;特异度 85%;PPV 88%;风险 100%)。胎盘植入和前置胎盘增加严重产后出血(postpartum hemorrhage,PPH)的风险。对于剥除植入的胎盘之后由于子宫下段收缩差而导致的大量出血,如果药物治疗失败,可以采用宫腔纱布填塞或者放置球囊(图 12.24)[证据级别 C/D][77,78],逐步结扎子宫血管或髂内动脉,进行(改良的)B-Lynch 缝合以压缩子宫(图 12.25)[证据级别 D][79],以及栓塞或子宫切除术。目前已证明 B-Lynch 缝合可

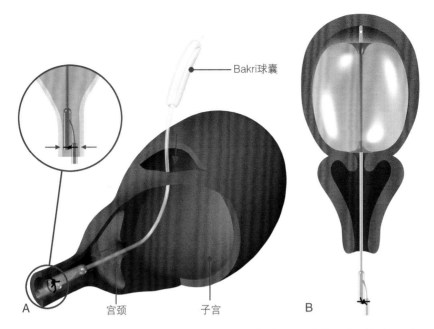

图 12.24 Bakri 球囊填塞。(A) Bakri 球囊的尖端,用缝线将两条"管道"固定在一起,从子宫切口置入后通过子宫颈。(B) 关闭子宫切口后充盈 Bakri 球囊

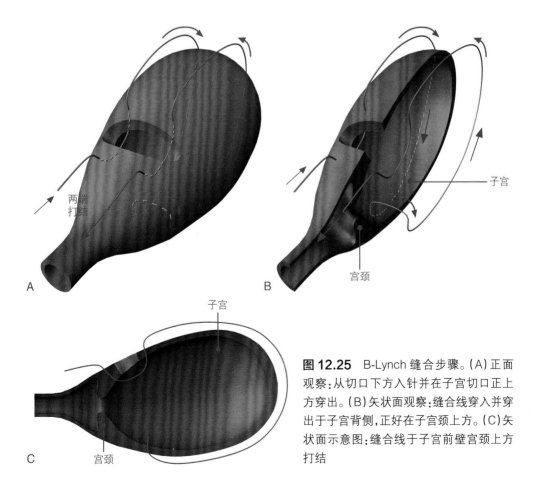

图 12.25 B-Lynch 缝合步骤。(A) 正面观察:从切口下方入针并在子宫切口正上方穿出。(B) 矢状面观察:缝合线穿入并穿出于子宫背侧,正好在子宫颈上方。(C) 矢状面示意图:缝合线于子宫前壁宫颈上方打结

以成功地减少出血,方法是用可吸收缝合线在距离子宫两侧边缘2cm处进针,从前壁绕到后壁,返回后再打结(图12.26)[证据级别 D/C][79,80]。这种缝合方式的并发症比 Heyman 缝合(主要用于治疗子宫收缩乏力)要少,是一个更好的选择(图12.27)。

腹腔外或腹腔内关闭子宫

将子宫托出腹腔可能是有益的,这样可以改善子宫切口的视野。与在腹腔内关闭子宫切口相比,这样可以减少发热超过3天的发生率(RR 0.4;95% CI 0.2~0.97),在其他方面无明显差异[证据级别 A1][81]。最近的随机研究表明,在腹腔外关闭子宫比在腹腔内操作耗时短[证据级别 A2][82]且术中出血较少[证据级别 A2][83,84],但增加围手术期恶心和脊髓麻醉中心动过速的发生率[证据级别 A2][85],以及产后6小时[证据级别 A2][82]和产后两天[证据级别 A2][86]的疼痛症状,肠道功能恢复更缓慢[证据级别 A2][79],不确定是否增加(0.24天;95% CI 0.08~0.39)[证据级别 A1][81]或减少(0.8天)[证据级别 A2][87]住院时间。不过,最近的一项随机对照研究不支持所有这些发现,提示两者均可以是手术期间

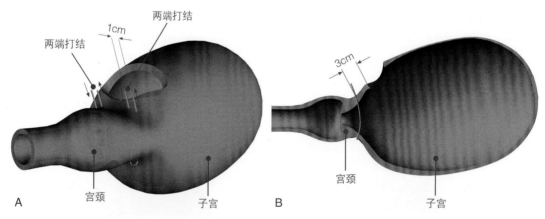

图12.26 全层压缩缝合。(A)可吸收线从前壁穿入、从后壁穿出再返回。两断端间距1cm,于子宫前壁宫颈上方打结。(B)在两侧穿入压迫缝合:子宫切口下方3cm,距子宫侧壁2cm

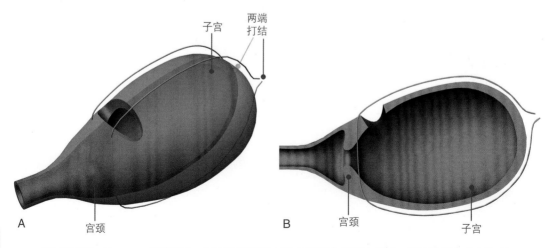

图12.27 Hayman 压缩缝合。(A)在子宫切口下方两侧分别穿入缝合。(B)于子宫底部打结

的有效选择。在腹腔内关闭子宫切口略减少手术时间(3 分钟),在住院天数方面略有差异(0.2 天)[证据级别 A2][87]。一项包括在 2008 之前发表的 11 篇随机对照研究的荟萃分析则没有显示所有这些差异。没有关于在腹腔外关闭子宫切口是否会导致粘连形成方面的数据[证据级别 C][88]。

子宫切口缝合通常使用多股编制线(如 polyglactin 910-1)采用单层或双层连续无损伤(非锁边)缝合来关闭子宫切口。与锁边缝合和打结式缝合相比,这种缝合方式的张力分布更好,耗时短[7.4 分钟(95% CI –8.4~6.5)][证据级别 A1][57],失血量少[70mL(95% CI –102~–39mL)],疼痛少(RR 0.7;95% CI 0.5~0.9)[证据级别 A1/B][57,60]。

在上述的随机研究(CARSAR 试验)中,单层缝合对比双层缝合子宫切口,在产妇感染发生率方面无差异(RR 1.0;95% CI 0.9~1.2)[证据级别 A2][89]。

产后定期超声监测至 6 周没有发现单层或双层缝合在减少子宫瘢痕厚度方面有差异[证据级别 A2][90]。

对于双层缝合关闭子宫切口没有特别的反对意见,虽然一个小型研究发现单层缝合关闭子宫切口后,采用放射学检查发现瘢痕缺陷较少[证据级别 B][91]。在一项研究中,患者被随机分为采用单层或双层缝合关闭子宫切口,两组之间在后续妊娠中母婴的不良结局(妊娠间隔、阴道分娩、早产、胎盘早剥、子宫裂开)发生率没有差异,但这样研究的纳入规模比较小,只包含了 18% 的原始队列[证据级别 B][92]。一项回顾性研究发现,单层缝合后子宫破裂的发生率更高(OR 4.0;95% CI 1.4~11.5,但在这项研究中采用的是铬肠线锁边缝合,这两个因素都会导致子宫瘢痕坏死,从而使瘢痕愈合不良[证据级别 B][93]。在最近的一项纳入 8 项观察性研究和一项随机对照研究(n=5 810 例妊娠)的荟萃分析显示,采用单层缝合和双层缝合的孕妇在后续妊娠分娩过程中发生子宫破裂和子宫裂开的风险存在差异(OR 1.7;95% CI 0.7~4.4)。有趣的是,以往的研究显示,相比于双层缝合,单层锁边缝合后风险增加(OR 5.0;95% CI 2.6~9.5)而不是单层非锁边缝合后风险增加(OR 0.5;95% CI 0.2~1.2)[证据级别 C][94]。进一步的讨论使前面提到的随机研究(CAESAR)将不同的剖宫产手术技巧也纳入研究(英国围产期流行病学小组:www.npeu.ox.ac.uk/caesar)[89]。除了单层缝合还是双层缝合以外,这项研究也关注是否关闭壁腹膜。远期结果,尤其是再次妊娠子宫破裂方面的问题尚有待阐明。

有关缝合子宫壁的厚度没有充分研究,比如在缝合中是否包括浆膜和/或蜕膜。在这些方面没有有价值的建议[证据级别 A1][95]。胎儿娩出后使用大的腹部纱垫加压切口区域可以缩短手术时间。

检查附件和绝育

在关闭子宫切口后检查附件以排除附件病变是个好习惯,但在这方面没有相关研究。

如果配偶在剖宫产前几周提出绝育请求,则可以在剖宫产术中同时完成。最常用的方法是 Pomeroy 法,在双侧输卵管峡部的远端和近端分别结扎,之后切除 2~3cm 的一段输卵管。由于肠线导致的炎症反应较大,一般都采用肠线进行结扎。剖宫产时结扎失败的终生风险与普通的输卵管结扎相同,估计为 1:200,但这些专门研究的结果并没有被公布[证据级别 A1][7]。也可用 Falope 环或 Filshie 夹进行绝育,这两种方法术后通过输卵管再通获得妊娠的概率更高。一项观察性研究(2~15 年)显示 Pomeroy 方法(0/203)和 Filshie 夹(1/85)术后的怀孕率没有差异[证据级别 C][96]。

Filshie 夹应用更快更简单。剖宫产术中的绝育是一种实用而安全的方法，并且对卵巢储备负面影响较小[证据级别 C][97]。在剖宫产时，通过切口放置宫内节育器（intrauterine device，IUD）也是可行的[证据级别 D][98]。

关闭腹膜

自 1926 年 Kerr 的文章发表以来，关闭脏腹膜和壁腹膜以预防粘连已成为标准做法，但这种方法近年来不太盛行，似乎缝合腹膜后术后恢复较慢。

相比于关闭腹膜的做法，不关闭腹膜的益处如下：

● 动物实验发现缝合腹膜可能会减少缺血和纤维蛋白溶解，现在普遍认为关闭腹膜实际上会导致更多粘连形成[证据级别 A2/B][45,99]。严重粘连的概率随着剖宫产次数的增加而增加。第一次剖宫产的粘连率为 0.2%，第二次剖宫产的严重粘连率就增至 11.5%，到第四次剖宫产时则增至 44.5%[证据级别 C][100]。一项关于 Pfannenstiel 和改良（Joel-Cohen）剖宫产术（不打开膀胱子宫陷凹腹膜反折且不关闭腹膜；每组 62 名患者）术后随访的随机对照研究显示，Pfannenstiel 剖宫产后粘连发生率明显升高（RR 3.1；95% CI 1.5~6.8）。经典的 Pfannenstiel 手术后，前腹壁纤维化和膀胱粘附在子宫也更常见[证据级别 A2][101]。改良剖宫产术在再次剖宫产、手术时间、失血量、活动时间和术后住院时间方面的表现都更好。另一项有关是否关闭脏腹膜和壁腹膜的随机对照研究显示，再次剖宫产时两组粘连的比例是相同（关闭时占 60%，不关闭占 51%，P=0.31），粘连分数也是相同的[证据级别 A2][102]。

● 一项荟萃分析（33 项观察性研究）继续讨论了这个问题并提供了关闭腹膜的有力的证据。使用 Stark 技术对两组进行比较，发现不关闭腹膜较关闭腹膜粘连的发生率更高（OR 4.7；95% CI 3.3~6.6）[证据级别 A1][103]。

● 一项随机研究表明，当不关闭腹膜时，发生肠梗阻的机会较少。两层腹膜均不关闭时并没有更多的伤口裂开，也缩短了手术时间（7.3 分钟；95% CI 8.4~6.4 分钟）[证据级别 A1/2/B][99,104-106]。

● 由于感染减少可以减少发热持续时间（OR 0.62；95% CI 0.41~0.94）[证据级别 A1/2][99,104]。CAESAR 试验证实无论是否关闭盆腔腹膜，孕产妇感染的发病率无差异（RR 0.9；95% CI 0.8~1.1）[证据级别 A2][89]。

● 减少了对止痛药的需求[证据级别 A2][105]，从而使住院时间减少不到 1 天（–0.4；95%CI –0.5~–0.3）[证据级别 A1][104]，也减少了剖宫产的费用。

这些数据的问题在于它们主要是基于短期结果。与 Stark 研究相反[证据级别 B][46]，最近的两项前瞻性研究显示，对不关闭腹膜的孕妇进行远期随访，发现粘连数量增加[证据级别 B][106,107]。在前次剖宫产后行常规剖宫产的患者中发现，关闭腹膜者粘连明显减少（OR 0.20；95% CI 0.08~0.49）[证据级别 B][107]。另一项随机研究也证实了这一点。在不关闭腹膜的患者中观察到更多的粘连（RR 3.2；95%CI 1.0~10.2）[证据级别 B][106]。虽然证据的指向是不关闭腹膜，但 CAESAR 试验的结果应该对这个问题有所进一步阐述（英国围产期流行病学小组；www.npeu.ox.ac.uk/caesar）[89]。

关闭筋膜

没有关于关闭筋膜方法和材料的短期和长期研究的数据[证据级别 A1][94]。大多数情况下都是用单股缝线（如 PDS 0）或可吸收多股合成缝线(如 polyglactin 910-1)采用单层连续(非锁边)缝合[证据级别 A1][108]。可以使用 10-10 规则或 20-10 规则：缝合线之间的距离为 10mm 或 20mm，到筋膜边缘的距离为 10mm。这种连续缝合的优点在于，筋膜是螺旋形闭合的，在筋膜边缘可产生更均匀的压力分布。还可以在切口两角分别加固缝合。

目前没有评价中线切口利弊的研究。人们普遍认为中线切口弊大于利[证据级别 A1][94]。

关闭皮下

对于关闭皮下脂肪层的优势和劣势的解释不一，这取决于皮下组织的厚度[证据级别 A1][108]。从理论上说缝合皮下组织可使伤口更好地愈合，发生血肿和积液的可能性较小。由于评估研究终点的主观性，使得这些研究的价值受到质疑。

在一项随机非盲法研究中，作者对剖宫产术后四个月的患者进行随访，发现缝合皮下组织的做法在伤口愈合和患者满意度方面没有优势[证据级别 B][109]。此外，大多数研究的结论建议不要缝合皮下组织。一项荟萃分析显示，缝合皮下组织在伤口感染、手术时间、平均失血量都没有表现出任何优势。然而，也有迹象表明缝合皮下组织血肿和积液发生较少(RR 0.5；95% CI 0.3~0.8)[证据级别 A1][108]。

薄皮下组织

如果是非常薄的皮下组织，为防止皮肤粘连到筋膜上，缝合皮下组织是明智的。此外，皮下组织含有非常精细的结缔组织网，可以降低皮肤的张力。

厚皮下组织

如果皮下组较厚(>2~3cm)，则最好缝

合。使用聚乙醇酸(PGA)3.0 或 polyglactin 910，可以减少血肿及积液形成(RR 0.42；95% CI 0.24~0.75)和感染[证据级别 A1][95]。

建议皮下厚度至少为 2~3cm 时缝合皮下组织或放置引流。如果皮下组织厚度超过 2~3cm，不缝合皮下组织但放置 24 小时伤口引流，伤口并发症较少[证据级别 A1][95]。没有有关缝合皮下组织、放置引流，以及两者同时应用方面的比较研究。

在 CAESAR 试验中，在自由与限制使用腹直肌鞘下引流方面，产妇感染发病率无差异(RR 0.9；95% CI 0.8~1.1)[证据级别 A2][89]。

缝合皮肤

关于剖宫产后缝合皮肤方法尚无普遍共识。

可以使用可吸收缝线(如 polyglactin 910 或 polyglactin910 4-0)进行皮下连续缝合。使用皮钉是一种更快的方法(5~10 分钟)[证据级别 A1][110,111]，有一项研究显示使用皮钉更加疼痛[证据级别 A1][110]；但最近的随机对照研究显示术后 6 周疼痛明显减轻[证据级别 A1/A2][110,112]。不同缝合方法使切口的外观也各不相同[证据级别 B][109]；证据级别 A2][112]，尤其是当由于(不必要地)追求速度而导致伤口边缘不整齐。一项荟萃分析显示采用其他缝合方法出现伤口分离(OR 4.0；95% CI 2.1~8.0)和伤口并发症的发生率更高(OR 2.1；95% CI 1.3~3.5)[证据级别 A1][111]，提示采用皮下缝合可能更好。

结论

在剖宫产术中采用手指钝性分离较锐性分离优点更多[证据级别 A1/2/C][113-115]。与 Pfannenstiel 法相比，两种改良手术(Misgav-

Ladach 或 Joel-Cohen）有更多优点，术后发病率减少 65%（RR 0.4；95%CI 0.1~0.9）。一些更有针对性的短期研究（除粘连以外）的结果如下：

- 手术时间更短：11 分钟（95% CI –6~ –17 分钟）。
- 失血量少：58mL（95% CI –8~–109mL）。
- 发热较少（RR 0.35；95% CI 0.1~0.9），并且抗生素使用减少（RR 0.5；95% CI 0.3~0.8）。
- 使用缝合材料较少［证据级别 C］[113]。
- 术后疼痛持续时间较短：14.2 小时（95% CI –10.0~–18.3 小时），更少使用注射剂缓解疼痛：–0.9 次注射（95% CI –0.6~–1.2），更少使用镇痛药（RR 0.6；95% CI 0.4~0.8）。
- 住院时间缩短：1.5 天（95%CI –0.8~ –2.2 天）。
- 肠道功能恢复更快，约为 6.7 小时（95% CI –15.3~1.8 小时）［证据级别 A1］[115,113]。
- 距离开始进食的时间更短：3.9 小时（95% CI –0.7~–7.1 小时）。
- 再次剖宫产时粘连较少［证据级别 B］[45,107,116]。
- 在伤口感染方面没有差异（RR 1.4；95% CI 0.5~3.9）。
- 在伤口裂开方面没有差异（RR 0.9；95% CI 0.4~2.1）。
- 在 Apgar 评分 <7 分方面没有差异（RR 0.2；95% CI 0.01~3.7 小时）。

并发症

母体并发症

剖宫产的并发症并不罕见，但要与阴道分娩可能产生的并发症进行权衡。剖宫产与阴道分娩的孕产妇和新生儿并发症的对比详见表 12.1［证据级别 A1］[7]。正确识别这些并发症并在采取措施之前与孕妇

充分沟通非常重要。近期一项挪威的研究显示，有 21% 剖宫产发生了一项以上的母体并发症，并且被外科医生记载下来［证据级别 C］[28]。

在以下情况下母体并发症的机会增加：

- 宫口扩张 >9cm 时发生并发症的风险为 33%，而宫口没有扩张时母体并发症的风险仅为 17%（OR 2.4；95% CI 1.8~3.2）。随着宫口扩张的进展，紧急剖宫产的数量也随之增加，全麻的概率（合并更高的母体风险）也急剧增加［证据级别 C］[28]。在紧急剖宫产手术中失血和膀胱/肠管损伤的风险没有增加［证据级别 B］[31]。
- 非预期剖宫产发生并发症的风险（24%）高于计划性剖宫产（16%；OR 1.6；95% CI 1.3~2.0）［证据级别 B］[28]。
- 手术技能不足或监管不到位时并发症的风险增加。可以通过在技能实验室练习来提高手术技能。
- 早产（<30 周）剖宫产的风险更大：RR 1.0（95% CI 1.1~3.1）。
- 胎膜破裂时剖宫产的风险更大。
- 胎头完全衔接时剖宫产的风险更大。
- 巨大儿会增加母亲的风险。
- "仓促"是一个独立的风险因素（RR 1.7）［证据级别 C］[28]。
- 母亲肥胖（BMI>30kg/m²）是剖宫产术后并发症的独立危险因素。由于肥胖，外科医生不仅会遇到更多的技术难题，并且会因此延长手术时间，增加失血量，以及术后伤口感染和血栓栓塞并发症的机会［证据级别 C］[37]。
- 既往骨盆手术也会增加并发症的风险。

剖宫产伤口裂开之后重新缝合的伤口愈合更快，术后门诊就诊也更少［证据级别 A1］[117]。没有足够的证据证明再次干预的技术和时间，以及使用抗生素的益处［证据级别 A1］[95]。

表 12.1 剖宫产和阴道分娩并发症的比较

	绝对风险（%）		相对风险（RR）		证据级别
	CS	VD	CS 对比 VD	95% CI	
对母亲的影响					
围产期					
会阴疼痛	2	5	0.3	0.2~0.6	A2
腹部疼痛	9	5	1.9	1.3~2.8	A2
膀胱或肠管损伤	0.1	0.001	25.2~36.6	2.6~243.5	C
神经再支配	0.5	0.03	17.58	9.4~32.1	B
子宫切除术	0.7~0.8	0.01~0.02	44.0~95.5	22.5~136.9	B
ICU 入住	0.9	0.1	9	7.2~11.2	C
血栓栓塞	总体 0.04~0.16		3.8	2.0~4.9	B
住院延期	3~4 天	1~2 天			A2
出院后再次住院	5.3	2.2	3.8	2.0~4.9	B
孕产妇死亡	0.008	0.002	4.9	3.0~8.0	C
出血量 >1 000mL	0.5	0.7	0.8	0.4~4.4	A1
感染	6.4	4.9	1.3	1.0~1.7	A1
生殖道创伤	0.6	0.8	1.2	0.4~3.4	A1
长期					
尿失禁（3 月）	4.5	7.3	0.6	0.4~0.9	A2
尿道膀胱膨出	总体 5		0.6	0.5~0.9	C
大便失禁	0.8	1.5	0.5	0.2~1.6	A2
背痛	11.3	12.2	0.9	0.7~1.2	A2
产后抑郁	10.1	10.8	0.9	0.7~1.2	A2
性交痛	17	18.7	0.9	0.7~1.1	A2
对再次妊娠的影响					
无再次妊娠	42	29	1.5	1.1~2.0	B
前置胎盘	0.4~0.8	0.2~0.5	1.3~1.6	1.0~2.0	B
瘢痕破裂	0.4	0.01	42.2	31.5~57.2	B
对新生儿的影响					
胎死宫内	0.4	0.2	1.6	1.2~2.3	B
择期剖宫产后	3.5	0.5	6.8	5.2~8.9	C
呼吸系统疾病发病率					
新生儿死亡（除外臀位）	0.1	0.1	1.1	0.1~8.4	B
颅内出血	0.008~0.04	0.01~0.03	0.6	0.1~2.5	B
臂丛神经损伤	总体 0.05		0.5	0.1~1.9	C
脑瘫	总体 0.2				C

CS,剖宫产；VD,阴道分娩；95%CI,95% 置信区间。

来源：NICE guidelines,2004,22-23[7]。

新生儿并发症

剖宫产分娩的新生儿呼吸系统并发症，如呼吸急促(湿肺综合征和Ⅱ型呼吸窘迫综合征)和肺动脉高压等的发病率的升高，这可能是因为从胎肺中挤出的羊水较少[证据级别 C][118]。文献报道的 OR 值差异很大：呼吸急促(OR 1.2~2.8)，RDS(OR 1.3~7.1)，持续肺动脉高压(OR 4.6；95% CI 1.9~11)。

新生儿并发症的风险受以下因素影响：

● **宫缩**：宫缩具有保护作用(OR 1.9；95% CI 1.2~2.9)，如果没有宫缩则 OR 为 2.6 (95% CI 1.3~2.8)[证据级别 B][119]。在 34~37 周之间(没有宫缩)经剖宫产娩出的新生儿中，有 28% 因严重 RDS 需要转入新生儿重症监护；有 30% 由于轻度 RDS 需要入院。

● **孕龄**：这是最重要的风险因素(36 周前剖宫产手术的 OR 为 2.1；严重 RDS 的 95% CI 1.0~4.4)。另外，单胎妊娠(OR 3.2；95% CI 1.5~6.7)和胎儿因素剖宫产(OR 2.7；95% CI 12~5.7)的风险增加，胎膜早破对严重的 RDS 具有保护作用(OR 0.2；95% CI 0.1~0.8)[证据级别 C][120]。在一组 37 周后择期剖宫产分娩的新生儿中，呼吸系统并发症率为 5.1%~6.2%[证据级别 B/C][121,122]。胎龄具有显著的保护因素：37 周时发病率为 73.8/1 000，在 39 周时降至 17.8[证据级别 B][118]。见表 12.2[证据级别 B/D][120,123,124]。

足月后择期剖宫产的肺部并发症低至 1.6%(但仍然是阴道分娩的两倍：RR 2.1；95% CI 1.2~3.7)，新生儿入住重症监护病房的发生率也增加两倍(10%，RR 1.7；95% CI 1.4~2.2)[证据级别 B][125]。

对于孕 39 周后出生的婴儿，肺部并发症没有差别[证据级别 B/D][121,125]。这为提前一周(39+0 周)行择期剖宫产还是等待自然临产之后再进行剖宫产提供了决定性的论据[证据级别 A2][126]。为减少紧急剖宫产的次数，也可以从第 38+0 周开始进行剖宫产。

表 12.2　与胎龄相关的新生儿并发症

孕周	择期剖宫产后新生儿呼吸系统并发症(百分比范围)	呼吸系统发病率 OR [证据级别 B][124]
37+0~37+6	7.4~11	3.9(95% CI 2.4~6.5)
38+0~38+6	4.2~8.4	3.0(95% CI 2.1~4.3)
39+0~40+0	0.8~2.1	1.9(95% CI 1.2~3.0)

OR，比值比。

剖宫产术后的随访护理

剖宫产术后护理要注意以下内容[证据级别 A1][7]。就像阴道分娩后一样，新生儿与母亲皮肤的早期直接接触对母亲和孩子的关系有积极的影响，并增加母乳喂养的成功率，这一点与阴道分娩是一样的。因此建议剖宫产后尽早开始母婴接触[证据级别 D][127]。

除了继续硬膜外镇痛以外，阿片类药物适用于围手术期和术后即刻缓解疼痛，而在产后则首选非甾体抗炎药。没有并发症的产妇可以按需求进食水，早期出院也不是禁忌。

长期并发症

有前次剖宫产史者，再次妊娠严重并发症的风险增加。

● 再次妊娠剖宫产可能性更大。据估计大约 50% 的剖宫产孕妇有前次剖宫产史。

- 前置胎盘的 OR 为 1.9(95% CI 1.7~2.2) 至 2.7(95% CI 2.3~3.2)[证据级别 A1][128]。前置胎盘(或其他严重的孕产妇合并症)的风险随着既往剖宫产和怀孕次数的增加而增加[证据级别 B][128,129]。一次剖宫产史即可增加前置胎盘的风险(OR 1.4; 95% CI 1.1~1.8),而随着剖宫产次数的增加这一风险会进一步增加:有 3 次剖宫产者 OR 为 4.1,95% CI 1.5~11.0[证据级别 B][130]。

- 胎盘植入尤其常见于前置胎盘和前次剖宫产史者。在第二次剖宫产术中,胎盘植入的概率为 11%;在第三次剖宫产术中,胎盘植入的概率则可高达 40%[证据级别 B][130]。在没有前置胎盘的情况下,在第三次剖宫产术中胎盘植入的 OR 是 2.4(95% CI 1.3~4.3)。第四次剖宫产后,子宫切除术的 OR 是 3.8(2.4~6.0)[证据级别 B][130]。

- 再次妊娠子宫破裂的风险也会增加,在阴道分娩孕产妇中的发生率为为 3.9‰,择期剖宫产孕产妇中发生率为 1.6‰(OR 2.1;95% CI 1.5~3.1)[证据级别 A1][131]。

- 再次妊娠孕周超过 39 周时围产儿死亡略有增加:1.1/1 000 对比 0.5/1 000(无剖宫产史),孕周超过 34 周的相对风险增加:RR 2.7(95% CI 1.7~4.3)[证据级别 B][132],但这一相关性仅见于非裔美国人群(OR 1.4; 95% CI 1.1~1.7)[证据级别 B][133]。

- 阴道试产比择期剖宫产的围产儿死亡率高:RR 11.6(95% CI 1.6~86.7)[证据级别 B][134]。

- 尽管手术并发症(如膀胱和肠道损伤、输血、人工呼吸和重症监护住院治疗)的发生率随着剖宫产次数的增加而增加,但产妇死亡仍然罕见。

- 足月初次剖宫产后,生育能力略有下降(RR 1.2;95% CI 1.1~1.2)[证据级别 C][135]。

剖宫产术后的妊娠和分娩

在没有禁忌证的情况下,剖宫产史并非再次妊娠的剖宫产指征,也可以考虑阴道分娩。目前尚不清楚这一建议是否也适用于两次或三次剖宫产的患者。文献报道了剖宫产后阴道分娩成功的可能性在 21% 和 86% 之间[证据级别 A1][7]。前次剖宫产史后分娩方式的选择需再次由医生和孕妇及其配偶在充分知情的情况下共同决定,应考虑两种分娩方式潜在的利弊、瘢痕破裂的潜在风险和围产期死亡率/发病率。

如果剖宫产后已进行过阴道分娩,则再次妊娠阴道分娩可能性增加。而如果有一次以上的剖宫产史则阴道分娩的可能性降低[证据级别 A1][7]。对于有前次剖宫产史的孕妇,在具备连续电子胎心监测和可实施紧急剖宫产条件下,可考虑进行阴道试产。

围死亡期剖宫产

产妇心脏骤停而紧急复苏不成功,建议在 4 分钟内行剖宫产术,以增加婴儿的生存机会和心肺复苏成功的机会。新生儿的结果较为乐观,且剖宫产后心输出量明显改善[证据级别 C][136]。

要点和建议

术前

- 区域麻醉比全麻更安全[证据级别 A1]。

- 产妇体位为半左侧卧位可减少低血压风险[证据级别 D]。

手术方面

● 为预防新生儿呼吸系统并发症,择期剖宫产最好在孕 39 周实施[证据级别 A1]。

● Joel-Cohen 术式可减少手术时间和术后发热的发生率[证据级别 A1]。

● 建议不要经常下推膀胱,以及在膀胱子宫陷凹腹膜反折上方打开子宫下段[证据级别 A1]。

● 通过手指钝性延长子宫下段切口可减少失血量和产后输血的概率[证据级别 A1]。

● 单个随机对照研究显示,优先选择以手指钝性向头尾方向打开子宫下段[证据级别 A2]。

● 切皮前单次应用抗生素可减少产后子宫内膜炎和伤口感染的概率[证据级别 A1]。

● 催产素激动剂(催产素或卡贝缩宫素)可以显著预防剖宫产术后失血[证据级别 D][137]。

● 等待胎盘自发剥离,或轻微牵引脐带,可减少失血量,并可降低产后子宫内膜炎的风险[证据级别 A1]。

● 将子宫托出腹腔关闭子宫切口可减少失血量,并降低产后发热的风险[证据级别 A1]。

● 不缝合腹膜(脏腹膜和壁腹膜)可降低术后发热的风险、减少总的手术时间和住院时间[证据级别 A1]。

● 应用可缓慢吸收缝合材料连续整体关闭中线腹壁切口可降低瘢痕破裂的风险[证据级别 A1]。

● 如果皮下组织的厚度小于 2~3cm,不缝合皮下组织可降低伤口感染和出血的风险[证据级别 A1]。

● 如果皮下组织的厚度大于 2~3cm,缝合皮下组织可降低伤口感染和出血的风

险[证据级别 A1]。

● 常规使用皮下引流没有优点[证据级别 D]。

● 如果皮下组织的厚度为 2~3cm,放置引流管并不缝合皮下组织,可降低伤口并发症风险[证据级别 A1]。

术后方面

● 剖宫产术后尽早开始母婴皮肤接触有利于建立母婴之间的联系,并增加母乳喂养成功的概率[证据级别 A1]。

● 阿片类药物是剖宫产术后早期选择的镇痛药,而产后晚期则优选非甾体抗炎药[证据级别 A1]。

● 剖宫产后若无并发症,患者可以根据需要开始进食水[证据级别 A1]。

(史精华 译 戚庆炜 校)

参考文献

1 Leith CR, Walker JJ. The rise in caesarean section rate: the same indications but a lower threshold. Br J Obstet Gynaecol. 1989;**105**:621–6.

2 Wax JR. Maternal request cesarean versus planned spontaneous vaginal delivery: maternal morbidity and short term outcomes. Semin Perinatol. 2006;**30**:247–52.

3 American College of Obstetricians and Gynecologists. ACOG committee opinion no. 559: Cesarean delivery on maternal request. Obstet Gynecol. 2013;**121**:904–7.

4 Liu S, Liston RM, Joseph KS, et al. Maternal mortality and severe morbidity associated with low-risk planned cesarean delivery versus planned vaginal delivery at term. Maternal Health Study Group of the Canadian Perinatal Surveillance System. CMAJ. 2007;**176**:455–60.

5 Ecker JL, Frigoletto FD. Cesarean delivery and the risk–benefit calculus. N Engl J Med. 2007;**356**:885–8.

6 Althabe F, Sosa C, Belizan JM, et al. Cesarean section rates and maternal and neonatal mortality in low-, medium-, and high-income countries: an ecological study. Birth. 2006;**33**:270–7.

7 National Collaborating Centre for Women's and Children's Health. NICE Clinical Guideline. Caesarean section. Commissioned by the National Institute for Clinical Excellence. London: RCOG Press, 2004. http://www.nice.org.uk/pdf/CG013fullguideline.pdf

8 Hofmeyr GJ, Smaill FM. Antibiotic prophylaxis for caesarean section. Cochrane Database Syst Rev.

2002;**3**. DOI: 10.1002/14651858.CD000933, 2002.

9 Costantine MM, Rahman M, Ghulmiyah L, et al. Timing of perioperative antibiotics for cesarean delivery: a metaanalysis. Am J Obstet Gynecol. 2008;**199**:301.e1–6.

10 Tita AT, Rouse DJ, Blackwell S, et al. Emerging concepts in antibiotic prophylaxis for cesarean delivery: a systematic review. Obstet Gynecol. 2009;**113**:675–82.

11 Lamont RF, Sobel JD, Kusanovic JP, et al. Current debate on the use of antibiotic prophylaxis for caesarean section. BJOG. 2011;**118**:193–201.

12 Anderson SB, Lin SN, Reiss J, Skupski D, Grunebaum A. Peripartum thromboprophylaxis before and after implementation of a uniform heparin protocol. J Perinat Med. 2014;**42**:219–23.

13 Quiñones JN, James DN, Stamilio DM, et al. Thromboprophylaxis after cesarean delivery: a decision analysis. Obstet Gynecol. 2005;**106**:733–40.

14 Su LL, Chong YS, Samuel M. Carbetocin for preventing postpartum haemorrhage. Cochrane Database Syst Rev. 2012;**4**:CD005457.

15 Borruto F, Treiser A, Comparetto C. Utilization of carbetocin for prevention of postpartum hemorrhage after caesarean section: a randomized clinical trial. Arch Gynecol Obstet. 2009;**280**(5):707–12. DOI 10.1007/S00404-009-0973-8.

16 Peters NCJ, Duvekot JJ. Carbetocin for the prevention of postpartum hemorrhage. A systematic review. Obstet Gynecol Surv. 2009;**64**:129–35.

17 Cluver C, Novikova N, Hofmeyr GJ, et al. Maternal position during caesarean section for preventing maternal and neonatal complications. Cochrane Database Syst Rev. 2009;**1**:CD007623. DOI: 10.1002/14651858.CD007623.

18 Senanayake H. Elective cesarean section without urethral catheterization. J Obstet Gynaecol. 2005;**31**:32–7.

19 Usta IM, Hobeika EM, Musa AA, et al. Placenta previa-accreta: risk factors and complications. Am J Obstet Gynecol. 2005;**193**:1045–9.

20 Clark SL, Koonings PP, Phelan JP. Placenta previa/accreta and prior cesarean section. Obstet Gynecol. 1985;**66**:89–92.

21 Mazouni C, Gorincour G, Juhan V, et al. Placenta accreta: a review of current advances in prenatal diagnosis. Placenta. 2007;**28**:599–603.

22 Wu S, Kocherginsky M, Hibbard JU. Abnormal placentation: twenty-year analysis. Am J Obstet Gynecol. 2005;**192**:1458–61.

23 Rac MW, Dashe JS, Wells CE, et al. Ultrasound predictors of placental invasion: the Placenta Accreta Index. Am J Obstet Gynecol. 2015;**212**:343.e1–7.

24 Comstock CH. Antenatal diagnosis of placenta accreta: a review. Ultrasound Obstet Gynecol. 2005;**26**:89–96.

25 Su TM, Lan CM, Yang LC, et al. Brain tumor presenting with fatal herniation following delivery under epidural anesthesia. Anesthesiology. 2002;**96**:508–9.

26 Butwick AJ, Carvalho B. Neuraxial anesthesia in obstetric patients receiving anticoagulant and antithrombotic drugs. Int J Obstet Anesth. 2010;**19**:193–201.

27 Jenkins JG, Khan MM. Anaesthesia for caesarean section: a survey in a UK region from 1992 to 2002. Anaesthesia. 2003;**58**:1114–18.

28 Hager RME, Daltveit AK, Hofoss D, et al. Complications of cesarean deliveries: rates and risk factors. Am J Obstet Gynecol. 2004;**109**:428–32.

29 Afolabi BB, Lesio FEA. Regional versus general anaesthesia for caesarean section. Cochrane Database Syst Rev. 2012;**10**:CD004350.

30 Ong BY, Cohen MM, Palahniuk RJ. Anesthesia for cesarean section – effects on neonates. Anesth Analg. 1989;**100**:50–4.

31 Lagrew DC, Bush MC, McKeown AM, et al. Emergent (crash) cesarean delivery indications and outcomes. Am J Obstet Gynecol. 2006;**194**:1638–43.

32 Abrams B, Parker J. Overweight and pregnancy complications. Int J Obes. 1988;**12**:293–303.

33 Soens MA, Birnbach DJ, Ranasinghe JS, et al. Obstetric anesthesia for the obese and morbidly obese patient: an ounce of prevention is worth more than a pound of treatment. Acta Anaesthesiol Scand. 2008;**52**:6–19.

34 Hood DD, Dewan DM. Anesthetic and obstetric outcome in morbidly obese patients. Anesthesiology. 1993;**79**:1210–18.

35 Munnur U, de Boisblanc B, Suresh MS. Airway problems in pregnancy. Crit Care Med. 2005;**33**(suppl 10):S259–68.

36 Jordan H, Perlow MD, Mark A, et al. Massive maternal obesity and perioperative caesarean morbidity Am J Obstet Gynecol. 1994;**170**:560–5.

37 Rothrock RA, Kabiru W, Kelbick N, et al. Maternal obesity and postcesarean infectious morbidity. Obstet Gynecol. 2006;**107**:675.

38 Terris DJ, Seybt MW, Elchoufi M, et al. Cosmetic thyroid surgery: defining the essential principles. Laryngoscope. 2007;**117**:1169–72.

39 Hasselgren PO, Hagberg E, Malmer H, et al. One instead of two knives for surgical incision. Does it increase the risk of postoperative wound infection? Arch Surg. 1984;**119**:917–20.

40 Lipscomb GH, Givens VM. Preventing electrosurgical energy-related injuries. Obstet Gynecol Clin North Am. 2010;**37**:369–77.

41 Kearns SR, Connolly EM, McNally S, et al. Randomized clinical trial of diathermy versus scalpel incision in elective midline laparotomy Br J Surg. 2001;**88**:41–4.

42 Makoha FW, Fathuddien MA, Felimban HM. Choice of abdominal incision and risk of trauma to the uterine bladder and bowel in multiple cesarean sections. Eur J Obstet Gynecol Reprod Biol. 2006;**125**:50–3.

43 Loos MJ, Scheltinga MR, Mulders LG, Roumen RM. The Pfannenstiel incision as a source of chronic pain. Obstet Gynecol. 2008;**111**:839–46.

44 Joel-Cohen S. Abdominal and vaginal hysterectomies. New techniques based on time and motion studies. London: W Heinemann Books, 1972, p.170.

45 Stark M. Clinical evidence that suturing the peritoneum

after laparotomy is unnecessary. World J Surg. 1993;**17**:419.

46 Stark M, Finkel AR. Comparison between the Joel-Cohen and Pfannenstiel incisions in caesarean section. Eur J Obstet Gynecol Reprod Biol. 1994;**53**:121–2.

47 Hohlagschwandter M, Ruecklinger E, Husslein P, et al. Is the formation of a bladder flap at cesarean necessary? A randomised trial. Obstet Gynecol. 2001;**98**:1089–92.

48 Mahajan NN. Justifying formation of bladder flap at cesarean section? Arch Gynecol Obstet. 2009;**279**: 853–5.

49 Tuuli MG, Odibo AO, Fogertey P, et al. Utility of the bladder flap at cesarean delivery: a randomized controlled trial. Obstet Gynecol. 2012;**119**:815–21.

50 Stark M, Chavkin Y, Kupfersztain C, et al. Evaluation of combinations of procedures in cesarean section. Int J Gynecol Obstet. 1993;**48**:273–6.

51 Holmgren G, Sjoholm L, Stark M. The Misgav-Ladach method for cesarean section: method description. Acta Obstet Gynecol Scand. 1999;**78**:615–21.

52 Kadir RA, Khan A, Wilcock F, Chapman L. Is inferior dissection of the rectus sheath necessary during pfannenstiel incision for lower segment caesarean section? A randomised controlled trial. Eur J Obstet Gynecol Reprod Biol. 2006;**128**:262–6.

53 Giacalone PL, Daures JP, Vignal J, et al. Pfannenstiel verus Maylard incision for cesarean delivery: a randomized controlled trial. Am J Obstet Gynecol. 2002;**99**:745–50.

54 Tixier H, Thouvenot S, Coulange L, et al. Cesarean section in morbidly obese women: supra or subumbilical transverse incision? Acta Obstet Gynecol Scand. 2009;**88**:1049–52.

55 Hema KR, Johanson R. Techniques for performing caesarean section. Best Pract Res Clin Obstet Gynaecol. 2001;**15**:17–47.

56 Magann EF, Chauhan SP, Bufkin L, et al. Intra-operative haemorrhage by blunt versus sharp expansion of the uterine incision at caesarean delivery a randomised clinical study. BJOG. 2002;**109**:448–52.

57 Dodd JM, Anderson ER, Gates S. Surgical techniques for uterine incision and uterine closure at the time of caesarean section. Cochrane Database Syst Rev. 2012;**8**:CD004732. DOI: 10.1002/14651858.CD004732.pub2.

58 Cromi A, Ghezzi F, Di Naro E, et al. Blunt expansion of the low transverse uterine incision at caesarean delivery a randomised comparison of 2 techniques. Am J Obstet Gynecol. 2008;**199**:292.e1–6.

59 Picone O, Fubini A, Doumere S, et al. Cesarean delivery by posterior hysterotomy due to torsion of the pregnant uterus. Obstet Gynecol. 2006;**107**:533–5.

60 Gilson GJ, Kephart WH, Izquierdo LA, et al. Comparison of absorbable uterine staples and traditional hysterotomy during cesarean delivery. Obstet Gynecol. 1996;**87**:384–8.

61 Levy R, Chernomoretz T, Appelman Z, et al. Head pushing versus reverse breech extraction in cases of impacted head during Cesarean section Eur J Obstet

Gynecol Reprod Biol. 2005;**121**:24–6.

62 Bastani P, Pourabolghasem S, Abbasalizadeh F, Motvalli L. Comparison of neonatal and maternal outcomes associated with head-pushing and head-pulling for impacted fetal head extraction during cesarean delivery. Int J Gynaecol Obstet. 2012;**118**:1–3. Erratum in Int J Gynaecol Obstet. 2012;**119**:292.

63 Owens M, Bhullar A, Carlan SJ, O'Brien WF, Hirano K. Effect of fundal pressure on maternal to fetal microtransfusion at the time of cesarean delivery. J Obstet Gynaecol Res. 2003;**29**:152–6.

64 David M, Halle H, Lichtenegger W, et al. Nitroglycerin to facilitate fetal extraction during cesarean delivery. Obstet Gynecol. 1998;**91**:119–24.

65 Dodd JM, Reid K. Tocolysis for assisting delivery at caesarean section. Cochrane Database Syst Rev. 2006;**2**CD004944. DOI: 10.1002/14651858.CD004944.

66 Smith GN, Brien JF. Use of nitroglycerin for uterine relaxation. Obstet Gynecol Surv. 1998;**53**:559–65.

67 Clift K, Clift J. Uterine relaxation during caesarean section under regional anaesthesia: a survey of UK obstetric anaesthetists. Int J Obstet Anesth. 2008;**17**: 374–5.

68 Anorlu RI, Maholwana B, Hofmeyr GJ. Methods of delivering the placenta at caesarean section. Cochrane Database Syst Rev. 2008;**3**:CD004737. DOI: 10.1002/14651858.CD004737.pub2.

69 Hidar S, Jennane TM, Bouguizane S, et al. The effect of placental removal method at caesarean section delivery on preoperative hemorrhage: a randomized clinical trial ISRCTN 49779257. Eur J Obstet Gynecol Reprod Biol. 2004;**117**:179–82.

70 Dehbashi S, Honarvar M, Fardi FH. Manual removal or spontaneous placental delivery and postcesarean endometritis and bleeding. Int J Gynaecol Obstet. 2004;**86**:12–15.

71 Morales M, Ceysens G, Jastrow N, et al. Spontaneous delivery or manual removal of the placenta during caesarean section: a randomized controlled trial. BJOG. 2004;**111**:908–12.

72 van Rheenen P. Delayed cord clamping and improved infant outcomes. BMJ. 2011;**343**:d7127.

73 Andersson O, Hellström-Westas L, Andersson D, Clausen J, Domellöf M. Effects of delayed compared with early umbilical cord clamping on maternal postpartum hemorrhage and cord blood gas sampling: a randomized trial. Acta Obstet Gynecol Scand. 2013;**92**(5):567–74. DOI: 10.1111/j.1600–0412.2012.01530.

74 Andersson O, Hellström-Westas L, Andersson D, Domellöf M. Effect of delayed versus early umbilical cord clamping on neonatal outcomes and iron status at 4 months: a randomised controlled trial. BMJ. 2011;**343**:d7157.

75 Timor-Tritsch IE, Monteagudo A. Unforeseen consequences of the increasing rate of cesarean deliveries: early placenta accreta and cesarean scar pregnancy. A review. Am J Obstet Gynecol. 2012;**207**:14–29.

76 RCOG. Guideline no. 27: Placenta praevia, placenta praevia accreta and vasa praevia: diagnosis and

management, 2011. https://www.rcog.org.uk/en/guide lines-research-services/guidelines/gtg27

77　Vrachnis N, Iavazzo C, Salakos N, et al. Uterine tamponade balloon for the management of massive hemorrhage during cesarean section due to placenta previa/increta. Clin Exp Obstet Gynecol. 2012;**39**: 255–7.

78　Ishii T, Sawada K, Koyama S, et al. Balloon tamponade during cesarean section is useful for severe post-partum hemorrhage due to placenta previa. J Obstet Gynaecol Res. 2012;**38**:102–7.

79　Penotti M, Vercellini P, Bolis G, Fedele L. Compressive suture of the lower uterine segment for the treatment of postpartum hemorrhage due to complete placenta previa: a preliminary study. Gynecol Obstet Invest. 2012;**73**:314–20.

80　Amorim-Costa C, Mota R, Rebelo C, Silva PT. Uterine compression sutures for postpartum hemorrhage: is routine postoperative cavity evaluation needed? Acta Obstet Gynecol Scand. 2011;**90**:701–6.

81　Jacobs-Jokhan D, Hofmeyr GJ. Extra-abdominal versus intra-abdominal repair of the uterine incision at caesarean section. Cochrane Database Syst Rev. 2004;**4**: CD000085. DOI: 10.1002Z14651858.CD000085.pub2.

82　Coutinho IC, Ramos de Amorim MM, Katz L, et al. Uterine exteriorization compared with in situ repair at cesarean delivery: a randomized controlled trial. Obstet Gynecol. 2008;**111**:639–47.

83　Orji EO, Olaleye AO, Loto OM, Ogunniyi SO. A randomised controlled trial of uterine exteriorisation and non-exteriorisation at caesarean section. Aust N Z J Obstet Gynaecol. 2008;**48**:570–4.

84　Wahab MA, Karantis P, Eccersley PS, et al. A randomised, controlled study of uterine exteriorisation and repair at caesarean section. Br J Obstet Gynaecol. 1999;**106**:913–16.

85　Siddiqui M, Goldszmidt E, Fallah S, et al. Complications of exteriorized compared with in situ repair at cesarean delivery under spinal anesthesia: a randomized controlled trial. Obstet Gynecol. 2007;**110**:570–5.

86　Nafisi S. Influence of uterine exteriorization versus in situ repair on post-cesarean maternal pain: a randomized trial. Int J Obstet Anesth. 2007;**16**:135–8.

87　Ozbay K. Exteriorized versus in-situ repair of the uterine incision at cesarean delivery: a randomized controlled trial. Clin Exp Obstet Gynecol. 2011;**38**: 155–8.

88　Kearns SR, Connolly EM, McNally S, et al. Infection rates after cesarean delivery with exteriorized versus intraperitoneal uterine closure. Obstet Gynecol. 2006;**107**:68–95.

89　CAESAR Study Collaborative Group. Caesarean section surgical techniques: a randomised factorial trial (CAESAR). BJOG. 2010;**117**:1366–76.

90　Hamar BD, Saber SB, Cackovic M, et al. Ultrasound evaluation of the uterine scar after cesarean delivery: a randomized controlled trial of one- and two-layer closure. Obstet Gynecol. 2007;**110**:808–13.

91　Lal K, Tomso K. Comparative study of single and conventional closure of uterine incision in cesarean

section. Int J Obstet Gynecol. 1988;**27**:349–52.

92　Chapman SJ, Owen J, Hauth JC. One- versus two-layer closure of a low transverse cesarean: the next pregnancy. Obstet Gynecol. 1997;**89**:16–18.

93　Bujold E, Bujold C, Hamilton EF, et al. The impact of a single-layer or double-layer closure on uterine rupture. Am J Obstet Gynecol. 2002;**186**:1326–30.Discussion: Am J Obstet Gynecol. 2002;**189**:895–6.

94　Roberge S, Chaillet N, Boutin A, et al. Single- versus double-layer closure of the hysterotomy incision during cesarean delivery and risk of uterine rupture. Int J Gynaecol Obstet. 2011;**115**:5–10.

95　Berghella V, Baxter JK, Chauhun SP. Evidence-based surgery for cesarean delivery. Am J Obstet Gynecol. 2005;**193**:1607–17.

96　Oligbo N, Revicky V, Udeh R. Pomeroy technique or Filshie clips for postpartum sterilisation? Retrospective study on comparison between Pomeroy procedure and Filshie clips for a tubal occlusion at the time of Caesarean section. Arch Gynecol Obstet. 2010;**28**:1073–5.

97　Ozyer S, Moraloğlu O, Gülerman C, et al. Tubal sterilization during cesarean section or as an elective procedure? Effect on the ovarian reserve. Contraception. 2012;**86**:488–93.

98　Nelson AL, Chen S, Eden R. Intraoperative placement of the Copper T-380 intrauterine devices in women undergoing elective cesarean delivery: a pilot study. Contraception. 2009;**80**:81–3.

99　Grundsell HS, Rizk DEE, Kumar MR. Randomized study of non-closure of peritoneum in lower segment cesarean section. Acta Obstet Gynecol Scand. 1998;**77**: 110–15.

100　Makoha FW, Felimban HM, Fathuddien MA, et al. Multiple cesarean section morbidity. Int J Gynecol Obstet. 2004;**68**:227–32.

101　Nabhan AF. Long-term outcomes of two different surgical techniques for cesarean. Int J Gynaecol Obstet. 2008;**100**:69–75.

102　Kapustian V, Anteby EY, Gdalevich M, et al. Effect of closure versus nonclosure of peritoneum at cesarean section on adhesions: a prospective randomized study. Am J Obstet Gynecol. 2012;**206**:56.e1–4.

103　Shi Z, Ma L, Yang Y, et al. Adhesion formation after previous caesarean section–a meta-analysis and systematic review. BJOG. 2011;**118**:410–22.

104　Bamigboje AA, Hofmeyr GJ. Closure versus non-closure of the peritoneum at cesarean section. Cochrane Database Syst Rev. 2003;**4**:CD000163. DOI: 10.1002/14651858.CD000163.

105　Rafique Z, Shibli KU, Russell LF, et al. A randomised controlled trial of the closure or non-closure of peritoneum at caesarean section: effect on post-operative pain. BJOG. 2002;**109**:694–8.

106　Zareian Z, Zareian P. Non-closure versus closure of peritoneum during cesarean section: a randomized study. Eur J Obstet Gynecol Reprod Biol. 2006;**128**: 267–9.

107　Lyell DJ, Caughy AB, Hu E, et al. Peritoneal closure at primary cesarean delivery and adhesions. Obstet

Gynecol. 2005;**106**:275–80.

108 Anderson ER, Gates S. Techniques and materials for closure of the abdominal wall in caesarean section. Cochrane Database Syst Rev. 2004;4:CD004663. DOI: 10.1002/14651858.CD004663.pub2.

109 Gaertner I, Burkhardt T, Beinder E. Scar appearance of different skin and subcutaneous tissue closure techniques in caesarean section: a randomized study. Eur J Obstet Gynecol Reprod Biol. 2008;**138**:29–33.

110 Alderdice F, McKenna D, Dorman J. Techniques and materials for skin closure in caesarean section (Cochrane Review). In: The Cochrane Library Issue 2. Chichester, UK: John Wiley & Sons, Ltd, 2004.

111 Clay FSH, Walsh CA, Walsh SR. Staples vs subcuticular sutures for skin closure at cesarean delivery: a metaanalysis of randomized controlled trials. Am J Obstet Gynecol. 2011;**202**:378–83.

112 Rousseau J-A, Girard K, Turcot-Lemay L, Thomas N. A randomized study comparing skin closure in cesarean sections: staples vs subcuticular sutures. Am J Obstet Gynecol. 2009;**200**:265.e1–4.

113 Ferrari AG, Frigero LG, Candotti G, et al. Can Joel-Cohen incision and single layer reconstruction reduce cesarean section morbidity? Int J Obstet Gynecol. 2001;**72**:135–43.

114 Mathai M, Hofmeyr GJ. Abdominal surgical incisions for caesarean section. Cochrane Database Syst Rev. 2007;**1**:CD004453. DOI: 10.1002/14651858. CD004453.pub2.

115 Hofmeyr GJ, Mathai M, Shah AN, et al. Techniques for caesarean section. Cochrane Database Syst Rev. 2008;**1**:CD004662. DOI: 10.1002Z14651858. CD004662.pub2.

116 Joura EA, Nather A, Husslein P. Non-closure of peritoneum and adhesions: the repeat caesarean section (letter). Acta Obstet Gynecol Scand. 2001;**80**;286.

117 Wechter ME, Pearlman MD, Hartmann KE. Reclosure of the disrupted laparotomy wound: a systematic review. Obstet Gynecol. 2005;**106**:376–83.

118 Hansen AK, Wisborg K, Uldbjerg N, et al. Elective caesarean section and respiratory morbidity in the term and near-term neonate. Acta Obstet Gynecol Scand. 2007;**86**:389–94.

119 Gerten KA, Coonrod DV, Bay RC, et al. Cesarean delivery and respiratory distress syndrome: does labor make a difference? Am J Obstet Gynecol. 2005;**193**:1061–4.

120 LeRay C, Boithias C, Castaigne-Meary V, et al. Caesarean before labour between 34 and 37 weeks: what are the risk factors of severe neonatal repiratory distress? Eur J Obstet Gynecol Reprod Biol. 2006;**127**:56–60.

121 van den Berg A, van Elburg RM, van Geijn HP, et al. Neonatal respiratory morbidity following elective caesarean section in term infants: a 5-year retrospective study and a review of the literature. Eur J Obstet Gynecol Reprod Biol. 2001;**98**:9–13.

122 Jain L, Dudell GG. Respiratory transition in infants delivered by cesarean section. Semin Perinatol.

2006;**30**:296–304.

123 Morrison JJ, Rennie JM, Milton PJ. Neonatal respiratory failure after elective repeat cesarean delivery: a potential preventable condition leading to extracorporal membrane oxygenation. Br J Obstet Gynaecol. 1995;**102**:101–6.

124 Hansen AK, Wisborg K, Uldbjerg N, et al. Risk of respiratory morbidity in term infants delivered by elective caesarean section: cohort study. BMJ. 2008;**236**:85–7.

125 Kolas T, Saugstad OD, Daltveit AK, et al. Planned cesarean versus planned vaginal delivery at term: comparison of newborn infant outcomes. Am J Obstet Gynecol. 2006;**195**:1538–43.

126 Stutchfield P, Whitaker R, Russell I. Antenatal betamethasone and incidence of neonatal respiratory distress after elective caesarean section: pragmatic randomized trial. BMJ. 2005;**331**:662.

127 Smith J, Plaat F, Fisk NM. The natural caesarean: a women-centered technique. BJOG. 2008;**115**:1037–42.

128 Faiz AS, Annath CV. Etiology and risk factors for placenta previa: an overview and meta-analysis of observational studies. J Matern Fetal Neonatal Med. 2003;**13**:175–90.

129 Gilliam M, Rosenberg D, Davis F. The likelihood of placenta previa with greater number of cesarean deliveries and higher parity. Obstet Gynecol. 2002;**99**:976–80.

130 Silver RM, Landon MB, Rouse RJ, et al, for the National Institute of Child Health and Human Development Maternal-Fetal Medicine Units Network. Maternal morbidity associated with multiple repeat cesarean deliveries. Am J Obstet Gynecol. 2006;**107**:1126–32.

131 Mozurkewich EL, Hutton EK. Elective repeat cesarean delivery versus trial of labor: a meta-analysis of the literature from 1989 to 1999. Am J Obstet Gynecol. 2000;**183**:1187–97.

132 Smith GCS, Peil JP, Dobbie R. Caesarean section and risk of unexplained stillbirth in subsequent pregnancy. *Lancet.* 2003;**362**:1779–84.

133 Salihu MH, Sharma PP, Kristensen S, et al. Risk of stillbirth following a cesarean delivery. Obstet Gynecol. 2006;**107**:383–90.

134 Smith GC, Peil JP, Cameron AD, et al. Risk of perinatal death associated with labor after previous cesarean delivery in uncomplicated term pregnancies. J Am Med Assoc. 2002;**287**:2684–90.

135 Smith GCS, Wood AM, Peil JP, et al. First cesarean birth and subsequent fertility. Fertil Steril. 2006;**85**:90–5.

136 Katz V, Balderston K, DeFreest M. Perimortem cesarean delivery: were our assumptions correct? Am J Obstet Gynecol. 2005;**192**:1916–21.

137 Su LL, Chong YS, Samuel M. Oxytocin agonists for preventing postpartum hemorrhage. Cochrane Database Syst Rev. 2007;3:CD005457. DOI: 10.1002/ 14651858.CD005457.

第 13 章

括约肌损伤

M. Weemhoff, C. Willekes, M.E. Vierhout

概述

引言

及时诊断并修复括约肌损伤(sphincter injury)对会阴裂伤的诊治至关重要,因为存在很多远期的并发症。括约肌损伤后,妇女经常会有情绪、身体和 / 或性生活的问题。即使经过最佳的手术护理后仍然有遗留的症状和并发症存在。因此这个群体的护理非常重要,不仅在分娩后,还需要长期随访以及再次妊娠后的咨询。本章节的目的是为此提供信息。

定义

括约肌损伤(同义词:Ⅲ度或Ⅳ度裂伤,完全撕裂)定义为包含肛门括约肌的裂伤。

流行病学

荷兰的一项研究分析了国家数据库中的 284 783 次分娩,括约肌损伤的发病率为 2%[证据级别 B][1]。但是最近的研究显示发病率更高。2006 年一项研究,对 251 例初产妇产后由观察产程者及一名专家检查,24.5% 的产妇诊断了括约肌损伤。并且观察产程者(11%)与专家(24.5%)诊断的发病率有明显的差异[证据级别 B][2]。这项

研究显示,诊断括约肌损伤需要进行严格培训的重要性。只有及时地识别和确认括约肌损伤,它才能及时愈合。

解剖和功能

解剖

肛门括约肌复合体(anal sphincter complex)由肛门外括约肌(externalanal sphincter,EAS)和肛门内括约肌(internal anal sphincter,IAS)组成(图 13.1)。这两种括约肌之间有一薄的纵行纤维肌层,它是直肠纵行平滑肌和肛提肌内部横纹肌纤维的延伸。肛门内括约肌是直肠环形平滑肌层延续变宽的平滑肌束。肉眼观下,肛门内括约肌呈珠白色,与红色肛门外括约肌相区分。颜色上的差异可以描述为鸡肉(白肉)和牛肉(红肉)的颜色。

紧邻括约肌有坐骨肛门窝脂肪(ischioanal fat),它可以作为确认括约肌结构的标志。肛门外括约肌的长度约 2cm。在女性,肛门外括约肌腹侧比背侧薄。肛门括约肌的肌纤维向前与球海绵体肌(bulbospongiosus muscle)相连,向后附于尾骨(coccyx)。

除了肛门括约肌复合体之外,耻骨直肠肌(puborectal muscle)在控制排便中也很重要(详见下文)。耻骨直肠肌位于肛提肌最后方。耻骨直肠肌在肛提肌腱弓水平起于耻骨支,环绕直肠,形成肛门直肠角(anorectal angle)。

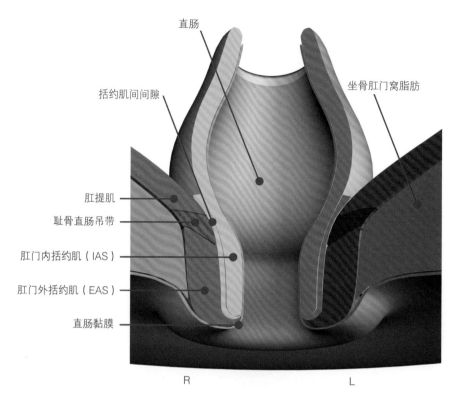

直肠

括约肌间间隙

坐骨肛门窝脂肪

肛提肌

耻骨直肠吊带

肛门内括约肌（IAS）

肛门外括约肌（EAS）

直肠黏膜

R L

图 13.1 肛门括约肌复合体横断面

神经分布

非自主肛门内括约肌与直肠环肌层相连续，受交感和副交感神经系统支配，交感神经源自 L_5，经过腹下神经丛和盆腔神经丛到达此处，副交感神经纤维源自第 2~4 骶髓节段。自主肛门外括约肌（横纹肌组织）接受来自阴部神经的直肠下神经的支配，其起自第 2~4 骶髓节段。耻骨直肠肌由内部肛提肌神经（第 3~4 骶髓节段）与起自盆底的阴部神经共同支配（图 13.2）。

排便控制

控制排便不仅需要功能正常的括约肌复合体。许多结构在控制机制中起作用。失禁（incontinence）可能是肌源性和神经源性的因素引起的。肛门内括约肌呈紧张收缩状态，并且有 50%~85% 的肛管内静息压

是由肛门内括约肌维持。肛门内括约肌损伤与不自主排气和液态粪便有关。肛门外括约肌也处于持续收缩状态。肛门外括约肌通过马尾水平的反射弧产生 30% 的静息状态的张力。阴部神经受损可直接导致便失禁。耻骨直肠肌吊带形成几乎为 90° 的肛门直肠角，通过收缩形成一个功能性阀门作用，来维持控便能力（图 13.3）。

危险因素和括约肌损伤的预防

发生Ⅲ度或Ⅳ度撕裂最重要的危险因素是器械助产、初产妇、巨大儿、肩难产、持续性枕后位、会阴长度 <2.5cm。此外，引产、产程与分娩时间长、第二产程超过 1 小时均与Ⅲ度或Ⅳ度撕裂有关［证据级别 A1/B］[3,4]。所有形式的阴道助产都会增加括约肌损伤的风险，但已明确表明产钳是括约肌损伤

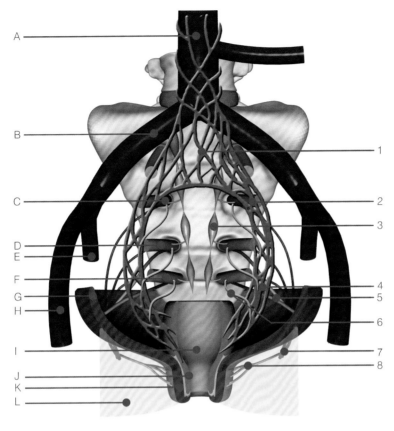

A. 主动脉
B. 髂总动脉
C. S_2
D. S_3
E. 髂内动脉
F. S_4
G. 肛提肌
H. 髂外动脉
I. 直肠
J. 肛门内括约肌
K. 肛门外括约肌
L. 坐骨直肠窝脂肪

1. 上腹下丛
2. 腹下神经
3. 交感干
4. 盆丛
5. 肛提肌神经
6. 盆内脏神经
7. 阴部神经
8. 直肠下神经

图 13.2　直肠、括约肌、肛提肌的神经支配

的最大风险因素。表 13.1 显示了分析荷兰国家产科数据库（Landelijke Verloskunde Registratie,LVR）登记的 284 783 例分娩人群后,总结出的有关分娩的风险因素。

与会阴侧切术相比,会阴正中切开术发生括约肌损伤的风险增加［证据级别 A1］[5]。会阴侧切术可以降低括约肌损伤的风险（OR 0.21;95% CI 0.19~0.23）,但是在任何情况下都不能预防括约肌损伤［证据级别 B］[5]。会阴侧切的角度很重要,侧切距中线的角度越大,括约肌损伤风险越低［证据级别 B］[6]。

会阴裂伤分类

2002 年 Sultan 提出了会阴和括约肌裂伤的分类。该分类标准已经被全球的国际组织采纳（表 13.2;图 13.4）[7]。

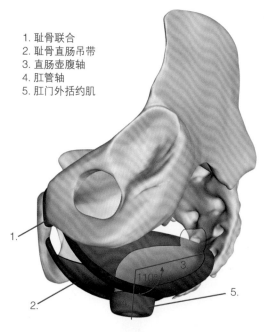

1. 耻骨联合
2. 耻骨直肠吊带
3. 直肠壶腹轴
4. 肛管轴
5. 肛门外括约肌

图13.3 通过松弛耻骨直肠肌吊带改变肛管直肠角度排便

表13.1 手术助产发生括约肌损伤的风险［证据级别 B］[1]

	括约肌损伤患者数 / 产妇总数	OR（95% CI）
产钳	348/7 478	3.53（3.11~4.02）
胎头吸引器	646/21 254	1.68（1.52~1.86）
腹部加压	191/9 176	1.83（1.57~2.14）
产钳 + 腹部加压	27/522	4.62（3.09~6.89）
胎头吸引器 + 腹部加压	74/2 661	1.78（1.40~2.28）

OR，比值比；95% CI，95% 置信区间。

表13.2 根据 Sultan 制定的会阴裂伤分类

Ⅰ度	损伤会阴皮肤和 / 或阴道黏膜
Ⅱ度	损伤会阴皮肤，但未累及肛门括约肌
Ⅲ度	会阴和肛门括约肌撕裂
Ⅲa 度	肛门外括约肌撕裂 <50%
Ⅲb 度	肛门外括约肌撕裂 >50%
Ⅲc 度	肛门外括约肌和肛门内括约肌撕裂
Ⅳ度	损伤会阴、肛门括约肌和直肠黏膜

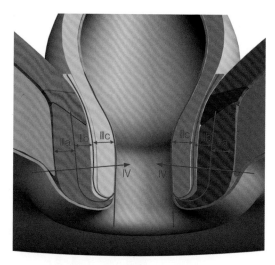

图13.4 会阴Ⅲ度、Ⅳ度裂伤分类

如果可疑为Ⅲ度裂伤，则可将其归为更高级别的损伤中，以避免低估了裂伤程度。

如果直肠黏膜损伤但肛门括约肌完整，那么则不能将之归类为Ⅳ度撕裂，但必须要描述。

要准确进行括约肌损伤的分类，直肠检查是必要的，不仅检查直肠黏膜，还要识别裂伤顶端的位置（图 13.5）。肛门指诊时，示指放置在直肠内，拇指置于肛门括约肌外，在拇指和示指之间触诊括约肌。如有疑问，可以让患者收缩肛门。可以更清楚地发现缺陷。缝合前必须进行肛门指诊。

缝合后需要再一次直肠指诊，确认缝合的连续性及是否有因缝合引起的意外黏膜穿孔。缝合后如果因为怕破坏缝线而不做直肠指诊是不明智的。显然这必须要谨慎完成。

缝合方法

背景

括约肌损伤的修补方法有 2 种：端 - 端缝合修补以及重叠缝合法，两种方法均是将括约肌断端缝到另一侧的上方，据文献

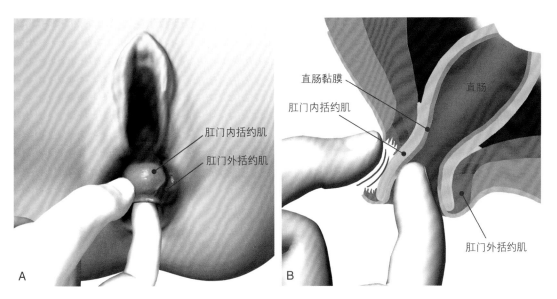

图 13.5　(A)直肠检查,判断外括约肌和内括约肌是否受损。(B)横断面,示指放置在直肠内,拇指置于肛门括约肌外,以评估括约肌功能

报道,没有令人信服的证据表明一种方法比另一种方法有更好的治疗效果[证据级别 A1/2][7-13]。关于方法的选择,由外科医师选择最熟练的方法是最重要的。重叠法的缺点是不能用于Ⅲa 度撕裂,此时外括约肌大部分仍然完整。对于Ⅲb 度或更高级别的括约肌撕裂,实施重叠缝合,外科大夫必须经过严格的训练和实践;对于Ⅲa 度的括约肌缺陷必须始终用端 - 端缝合法。

肛门内外括约肌各有相应的功能,必须要对应缝合。因此在缝合括约肌时尽可能地暴露并识别内外括约肌至关重要。

推荐在最佳条件下进行括约肌修复,这意味着需要良好的照明条件和麻醉镇痛。这些条件在手术室内是最佳的。

一些作者推荐分别缝合内括约肌和外括约肌[12,14],但是文献中并没有强有力的证据支持。如要分别缝合内括约肌和外括约肌,则括约肌必须要解剖游离开来。这样操作困难,并且增加发生额外的并发症的机会,如果没有足够的经验,甚至可能损伤

薄弱的内括约肌。

到目前为止的研究显示,对于完全撕裂,在分娩后立即进行修复与分娩后 8 到12 小时进行修复,造成大便失禁的结果并没有差异[15]。这种情况下,要权衡等待(延迟)修复完全裂伤的缺点与寻求到一位更有经验的妇产科医生来实施手术的优点。

缝合过程

Ⅲa 级:肛门外括约肌肌层撕裂 <50%,采用端 - 端缝合法。Ⅲb 级及以上,端 - 端缝合或重叠法都可以。如果选择重叠法,必须要解剖游离剩余的仍然完整的括约肌以便能重叠缝合。

更高级别的括约肌损伤,括约肌的断端经常回缩。基于此,识别内括约肌和外括约肌,并分别用 Allis 钳(组织钳、鼠齿钳)钳夹断端。除了 Allis 钳,还可以使用其他无损伤钳夹钳,如 Duval 夹钳。

直肠黏膜

直肠黏膜缝合不宜过紧,并将线结埋于肛管内(图 13.6)。最重要的论点是尽可能减少留在组织中的异物,从而最大限度减少感染的机会。黏膜也可以采用连续缝合。锁边缝合是预防黏膜回缩的首选。

肛门内括约肌

肛门内括约肌采用褥式的端 - 端缝合(图 13.7)。褥式缝合的重要性在于对纵行肌肉的横向牵拉力以防撕裂。

肛门外括约肌

评估括约肌的长度很重要。这决定了肛管的长度,影响肛管的静息压和大便失禁的风险[证据级别 C][16]。如果整个长度不近似,整个功能效果会比较差。

端 - 端缝合

缝合肛门外括约肌采用"8"字或褥式的端 - 端缝合。褥式的缝合会有部分断端的重叠。"8"字缝合是真正的端 - 端缝合。

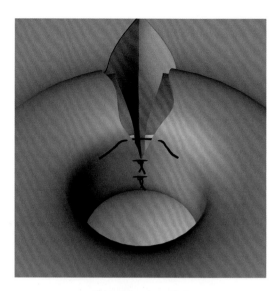

图 13.6 直肠黏膜

两种方法各有优缺点,由手术医生自由决定自己擅长的方法(图 13.8)。

端 - 端缝合技术详述:"8"字缝合

端 - 端缝合技术中,"8"字缝合具体操作如下(图 13.9):

● 首先,识别括约肌的两个断端,并用无损伤钳钳夹(图 13.9A)。

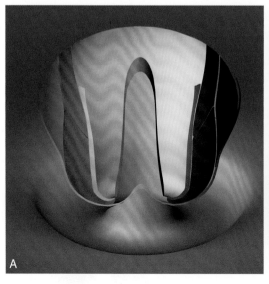

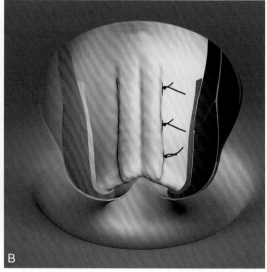

图 13.7 (A,B)肛门内括约肌

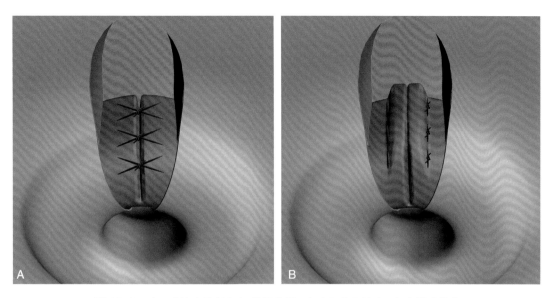

图 13.8 端 - 端缝合修补肛门外括约肌。(A)"8"字缝合。(B)褥式缝合

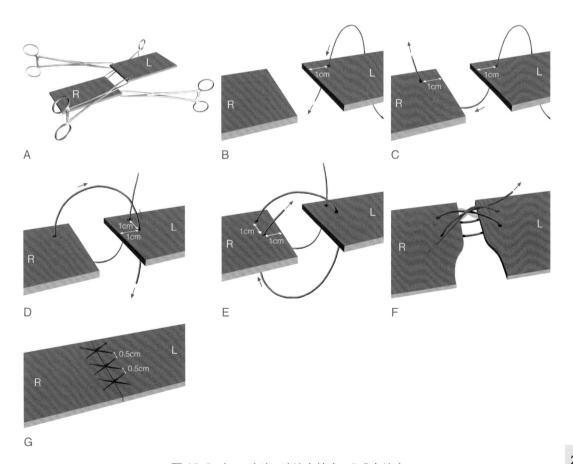

图 13.9 (A~G)端 - 端缝合技术,"8"字缝合

● 从括约肌的左断端开始缝合。距离上方边缘 1cm 处进针，从下方出针（图13.9B）。然后对应地从右断端下方距边缘 1cm 进针，上方出针（图13.9C）。接下来，再转至左侧断端，与第一针针距 1cm，距边缘 1cm 从上方进针，下方出针（图13.9D）。再在对应的右侧断端，与第一针针距 1cm，距边缘 1cm 进针，从下方进针，上方出针（图13.9E）。这样缝合后在下方形成两条平行线，上方为一个"8"字（图13.9F）。

● 缝合 2 针或 3 针"8"字，"8"字之间距离 0.5cm。

● 每针缝线先不打结，待所有缝线放置好以后，移除钳子并打结。

● 缝合完毕后如图 13.9G 所示。

端 - 端缝合技术详述：褥式缝合

端 - 端缝合技术中，褥式缝合具体操作如下（图 13.10）：

● 首先，识别括约肌的两个断端，并用无损伤钳钳夹（图 13.10A）。

● 从括约肌的左断端开始缝合。距离上方边缘 1cm 处进针，从下方出针（图13.10B）。然后对应地从右断端下方距边缘 1cm 进针，上方出针（图13.10C）。然后在右括约肌断端，与第一针针距 0.5cm，距边缘 1cm 从上方进针，下方出针（图13.10D）。再在对应的左侧断端，与第一针针距 0.5cm，距边缘 1cm 进针，从下方进针，上方出针（图13.10E）。

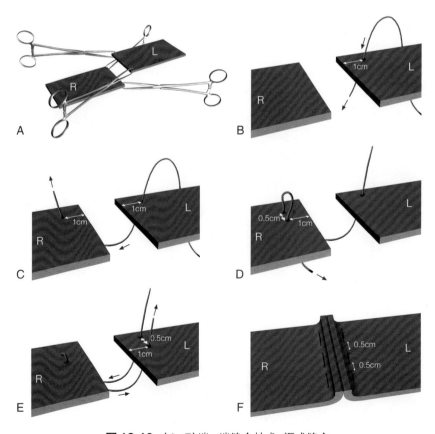

图13.10 （A~F)端 - 端缝合技术，褥式缝合

- 缝合 2 针或 3 针,针距之间距离均为 0.5cm。
- 每针缝线先不打结,待所有缝线放置好以后,移除钳子并打结。
- 缝合完毕后如图 13.10F 所示。

重叠缝合

在重叠缝合技术中,用 Allis 钳钳夹两侧肌肉断端,相互重叠放在上面,以保证缝合精确对合。最好是缝合 3 针(图 13.11)。

重叠缝合技术详述

重叠缝合技术如下(图 13.12A~F;动画 13.1):

动画 13.1
重叠缝合技术

- 首先,识别括约肌的两个断端,并用无损伤钳钳夹(图 13.12A)。
- 从括约肌的左断端开始缝合。距离上方边缘 2cm 处进针,从下方出针。然后对应地从右断端上部距边缘 1cm 进针,下方出针。然后,在右侧括约肌断端,距边缘 1cm 从下方进针,上方出针,转至对应的左侧断端,从下方进针,上方出针(图 13.12B)。
- 最好缝合 3 针,针距之间距离均为 0.5cm(图 13.12C)。
- 每针缝线先不打结,待所有缝线放置好以后,移除钳子,收紧缝线并打结,以保证缝合精确对合(图 13.12D)。
- 然后,第二排起支持作用。在括约肌左断端距离上方边缘 1cm 处进针,从底部出针。然后平行从右断端下方距边缘 2cm 处进针,底部出针。然后在左断端打结(图 13.12E)。
- 缝合完毕后如图 13.12F 所示。

会阴

缝合会阴时很重要的一点是用松散或连续缝合去重建会阴体。括约肌损伤的再发风险部分取决于修复的会阴体的质量和会阴体的长度。推荐缝合括约肌后,重建会阴体,在裂伤底部,接近球海绵体肌、尿道阴道括约肌及会阴浅深横机之前建立额外的支持缝合,如同缝合Ⅱ度裂伤那样。皮肤采用皮内缝合。

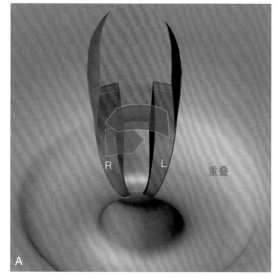

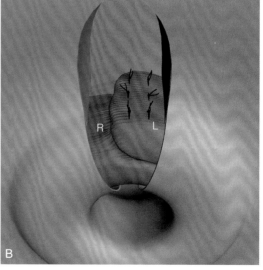

图 13.11 (A)Ⅲb 度裂伤肛门外括约肌示意图。(B)Ⅲb 度裂伤重叠缝合后缝线位置示意图

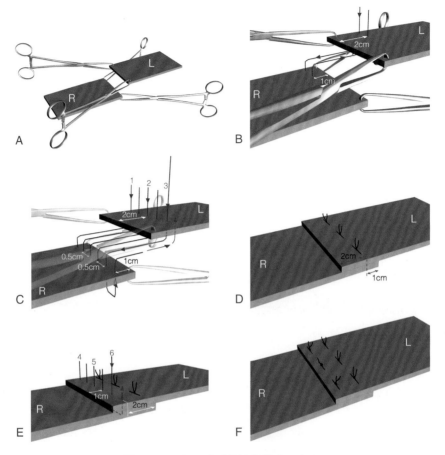

图 13.12 （A~F）重叠缝合技术示意图

缝合材料

缝合直肠黏膜用 polyglactin 910（薇乔）和聚乙醇酸（PGA）缝线或 3-0 可吸收线缝合。缝合肛门内、外括约肌用 3-0 PDS 线或其他单丝缝线，缓慢吸收材料。考虑到感染，最好采用无创伤单丝缝线。括约肌缝合必须用可吸收线，不可吸收线会导致脓肿形成。抗张强度及吸收时间维持足够长，保证括约肌的愈合。为减少缝线线结的刺激，因此必须要剪短，将线结埋于表层之下。缝合会阴和皮肤用 polyglactin 910 和聚乙醇酸缝线或 2-0 或 3-0 可吸收线。

抗生素

根据手术切口分类（根据 Mayhall），Ⅲ度裂伤被认为是"污染切口"，Ⅵ度裂伤因为受粪便污染是"脏的伤口"[17]。这两种情况均建议用抗生素。感染会引起伤口问题，并可能发展为失禁或瘘；因此要用抗生素[证据级别 A1][17]。如果分娩后立即修复全部撕裂，术前单一剂量的抗生素足够。如果修复时间超过 3 小时，考虑使用重复剂量的抗生素。不建议预防超过 24 小时，可能引起不必要的菌群干扰[证据级别 A1][17]。必须在诊断括约肌损伤后立即使用抗生素。因此抗生素要在分娩室使用，而不应该等到手术室再用。

术后

术后管理

- 缓泻剂：术后建议使用几周缓泻剂[12]。乳果糖可导致肠内气体形成，引起肠胃不适和假性排便感。这种情况下，优选聚乙二醇/电解质或者硫酸镁。如果没有排便，但有粪块形成，可能导致严重的肛门扩张。如果未排便，推荐灌肠。
- 术后镇痛：当需要减轻疼痛时首选对乙酰氨基酚和非甾体抗炎药。避免使用可待因，因为它可能导致便秘。
- 盆底锻炼：建议几周后可开始盆底理疗或盆底功能锻炼[证据级别 D][13]。

随访和括约肌损伤的结局

随访

术后随访必须多于一次产后检查。如果患者有大便失禁的残余症状，应将其转诊至盆底理疗科，提供饮食措施，可通过超声检查的方式行其他的诊断测试，最终转诊至肛肠外科或泌尿妇科医生。

并发症：产后和远期结局

最近研究指出，60%~80%的患者于术后 12 个月的随访中并无症状[证据级别 A2][12]。

括约肌损伤后常见并发症有：会阴疼痛、性交困难、伤口裂开、直肠阴道瘘，最重要的是肛门失禁和大便急迫[12,18,19]。许多女性尽管最初恢复正常，没有任何症状，但有持续的括约肌缺陷[证据级别 C][20-22]。年轻女性有残余的括约肌纤维和耻骨直肠肌的悬吊能很好地代偿。尽管如此，这些女性仍有安全隐患，由于阴部神经传导时间延长和肛门括约肌的纤维化，随着年龄增长，肛门括约肌功能恶化。大部分患有括约肌缺陷的女性在晚期出现症状。

再次妊娠的处理

对于前次括约肌损伤再次妊娠的处理，文献中可供参考的循证证据极少[12,13]。

95% 前次括约肌损伤的女性再次妊娠时，没有发生括约肌损伤[证据级别 C][23]。研究显示，再次妊娠后排便症状（短暂性）恶化的风险为 17%~24%[证据级别 C][12,13]。这风险不仅仅是括约肌进一步损伤引起的，也可能是妊娠期和分娩期胎头衔接，进一步的神经源性损害引起的。尤其是初次分娩后有短暂的大便失禁症状者，再次妊娠后症状恶化的风险明显增加[证据级别 C][24]。

目前有许多推荐可用于指导再次妊娠[证据级别 D][12,13]。

- 对于没有遗留症状的患者，在括约肌损伤后没有足够的理由反对阴道分娩。应就症状发展变化的风险提供咨询。如有会阴切开术的指征，行会阴侧切术时必须采用距中线 45°~60° 足够大的侧切角度。但并没有足够的证据证实常规的会阴侧切可以预防括约肌损伤复发，因此只能根据相关危险因素，个体化操作。
- 如果女性在括约肌损伤后有持续（暂时）遗留症状以及轻微遗留症状，应接受咨询，评估再次阴道分娩括约肌功能受损的风险。经咨询后选择阴道分娩或选择性剖宫产。
- 如有持续严重的大便失禁症状和明显的括约肌缺陷，是进行二期修复手术的指征。如果女性仍有明确的生育要求，可以考虑第一次阴道分娩，然后做修复，以此避免剖宫产的风险。理论上讲，二期括约肌重建后再次分娩造成损伤的风险很小。
- 行括约肌重建术后，行剖宫产。

要点和建议

- 对诊断、分类、修复括约肌损伤的培训非常重要。只有正确的诊断后才能进行损伤的修复[证据级别 B]。

- 所有的手术助娩均可增加括约肌损伤的风险，其中明确表明产钳助娩是括约肌损伤最大的风险因素。考虑到括约肌损伤的可避免风险，产钳助娩不作为首选[证据级别 B]。

- 重叠缝合与端 - 端缝合效果相同，推荐外科医生选择自己最熟练的方法。

- 所有括约肌损伤的患者，60%~80%在术后 12 个月的随访中并无症状[证据级别 A2]。95% 前次括约肌损伤的女性再次分娩时，没有发生括约肌损伤[证据级别 C]。

- 再次妊娠的推荐[证据级别 D]：

  - 无遗留症状：无阴道分娩禁忌，咨询关于复发症状的风险，有指征的行会阴侧切术；

  - 遗留症状（短暂性）：评估再次阴道分娩括约肌功能受损的风险，经咨询后选择阴道分娩或选择性剖宫产；

  - 严重的遗留症状：如有重建手术的指征，第一次阴道分娩后再重建；

  - 重建术后：选择性剖宫产。

（刘丛丛 译　孙崟 校）

参考文献

1　Leeuw JW de, Struijk PC, Vierhout ME, et al. Risk factors for third degree perineal ruptures during delivery. BJOG. 2001;**108**(4):383–7.

2　Andrews V, Sultan AH, Thakar R, et al. Occult anal sphincter injuries – myth or reality? BJOG. 2006;**113**:195–200.

3　Eason E, Labrecque M, Wells G, et al. Preventing perineal trauma during childbirth: a systematic review. Obstet Gynecol. 2000;**95**(3):464–71.

4　Sultan AH, Kamm MA, Hudson CN, et al. Third degree obstetric anal sphincter tears: risk factors and clinical outcome of primary repair. BMJ. 1994;**308**:887–91.

5　Carroli G, Belizan J. Episiotomy for vaginal birth (Cochrane Review). The Cochrane Library Issue 3, 2004. Chichester, UK: John Wiley & Sons, Ltd.

6　Eogan M, Daly L, O'Connell PR, et al. Does the angle of episiotomy affect the incidence of anal sphincter injury? BJOG. 2006;**113**:190–4.

7　Fernando R, Sultan AH, Kettle C, et al. Methods of repair for obstetric anal sphincter injury. Cochrane Database Syst Rev. 2008;**3**:CD002866.

8　Williams A, Adams EJ, Tincello DG, et al. How to repair an anal sphincter injury after vaginal delivery: results of a randomized controlled trial. BJOG. 2006;**113**(2):201–7.

9　Farrell SA, Gilmour D, Turnbull GK, et al. Overlapping compared with end-to-end repair of third- and fourth-degree obstetric anal sphincter tears: a randomized controlled trial. Obstet Gynecol. 2010;**116**(1):16–24.

10　Fernando R, Sultan AH, Kettle C, Thakar R, Radley S. Methods of repair for obstetric anal sphincter injury. Cochrane Database Syst Rev. 2013;**12**:CD002866. DOI: 10.1002/14651858.CD002866.pub3.

11　Rygh AB, Korner H. The overlap technique versus end-to-end approximation technique for primary repair of obstetric anal sphincter rupture: a randomized controlled study. Acta Obstet Gynecol Scand. 2010;**89**(10):1256–62.

12　Fernando RJ, Williams AA, Adams EJ. The management of third- and fourth-degree perineal tears. RCOG Green-top Guideline 2007;**29**.

13　Richtlijn NVOG. Totaal Ruptuur. 2013. http://richtlij nendatabase.nl/richtlijn/totaalruptuur/risicofactoren_ en_preventie_van_totaalruptuur.html

14　Lindqvist PG, Jernetz M. A modified surgical approach to women with obstetric anal sphincter tears by separate suturing of external and internal anal sphincter. A modified approach to obstetric anal sphincter injury. BMC Pregnancy Childbirth. 2010;**10**:51.

15　Nordenstam J, Mellgren A, Altman D, López A, Zetterström J. Immediate or delayed repair of obstetric anal sphincter tears – a randomized controlled trial. BJOG. 2008;**115**:857–65.

16　Hooi GR, Lieber ML, Church JM. Postoperative anal canal length predicts outcome in patients having sphincter repair for fecal incontinence. Dis Colon Rectum. 1999;**42**(3):313–18.

17　van Kasteren MEE, Gijssens IC, Kullberg BJ, et al. Optimaliseren van het antibioticabeleid in Nederland. V. SWAB-richtlijnen voor perioperatieve antibiotische profylaxe. Ned Tijdschr Geneeskd. 2000;**144**(43): 2049–55.

18　Fernando R, Sultan AH, Kettle C, et al. Repair techniques for obstetric anal sphincter injuries: a randomized controlled trial. Obstet Gynecol. 2006;**107**:1261–8.

19　Sultan AH, Thakar R, Fenner DE. Perineal and anal sphincter trauma. London: Springer, 2007.

20　Pinta TM, Kylanpaa ML, Salmi TK, et al. Primary sphincter repair: are the results of the operation good enough? Dis Colon Rectum. 2004;**47**(1):18–23.

21　Mackenzie N, Parry L, Tasker M, et al. Anal

function following third degree tears. Colorectal Dis. 2004;**6**(2):92–6.

22 Goffeng AR, Andersch B, Andersson M, et al. Objective methods cannot predict anal incontinence after primary repair of extensive anal tears. Acta Obstet Gynecol Scand. 1998;**77**(4):439–43.

23 Harkin R, Fitzpatrick M, O'Connell PR, et al. Anal sphincter disruption at vaginal delivery: is recurrence predictable? Eur J Obstet Gynecol Reprod Biol. 2003;**109**(2):149–52.

24 Bek KM, Laurberg S. Risk of anal incontinence from subsequent vaginal deliveries after a complete obstetric anal sphincter tear. Br J Obstet Gynaecol. 1992;**99**: 724–6.

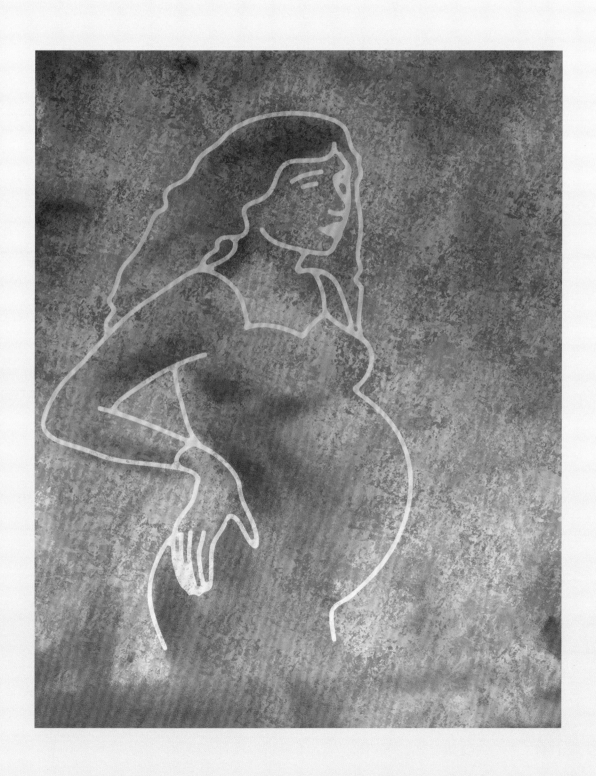

第 14 章

产科干预的伦理维度

F.A. Chervenak, A.Grunebaum, L.B.Mc Cullough

引言

伦理维度对于产科干预极其重要[1-3]。本章建立了一个关于产科干预的伦理方面的临床诊断和决策的框架。我们强调一种预防性伦理方法，这种方法承认伦理冲突的可能性，并采取伦理上合理的战略，通过知情同意程序防止这些冲突的发生。预防性的伦理规范有助于建立并保持牢固的医患关系。

我们从伦理学、医学伦理学，以及医学伦理学、善行和尊重自主权的基本伦理原则的定义入手。对于产科干预最核心的伦理挑战就是适当的知情同意流程。因此，我们展示了这两个伦理原则应该如何塑造产科医生和孕妇之间的知情同意过程，确定每个人的适当角色。

关键概念

医学伦理

伦理学是一门系统严谨的道德研究，旨在为我们的生活提供实践指导。医学伦理则是从医学角度寻求道德标准，为医者提供指导以认清医者对于患者的责任以及患者自身的责任[4]。在当今如此多元化的社会里，严格将医学伦理与其他来源的道德规范区分开来十分重要。那些来源包括但不限于：法律、历史、种族信仰、文化传统、家庭、风俗和医学实践（也包括医学教育与培训)，以及亲身经历。自 18 世纪以来，欧美启蒙的医学伦理一直流传至今[5]。无关神或任何表面传统，而是基于有凭有据的论证。同时世俗医学伦理本质上并非坚决反对宗教信仰。因而无论有何种个人的宗教信仰、精神信仰，所有外科医生都应理解并遵循伦理规范与道德规范[6]。流传至今的医学伦理因跨越文化、跨越国界而独具优势。

医学传统和实践建立在保障和推动患者健康的责任之上，为外科医生建立了良好的道德基础来源，为医学伦理提供了重要的参照标准。这份责任告诉外科医生何为医者道德，但比较宽泛、概念抽象。应用伦理原则为这个道德规范责任提供一个具体的、临床广泛应用的标准就是医学伦理的核心任务。

伦理规范的有利原则

伦理的有利原则，要求人们以一种可靠的方式行动，以便在对待他人生命时能够最大限度地趋利避害[6]。在临床实践中贯彻这一原则，要求有能力判断患者治疗中的利与弊，在特定情况下如果不能顾及所有的好处与害处，要有能力权衡利弊，例如如何面对择期剖腹产的要求[7]。在医学上，有利原则要求医生的行为能为患者带来更多的益处，减少伤害[4]。

基于有利原则的临床决策最早可以追溯到希波克拉底誓言及附文[8]。它做出了一个重要宣言:从医学角度最大限度地为患者谋求健康利益。它依凭的是审慎的医学实践,有凭有据的论证。循证严谨[9],有利原则的临床诊断,不是依靠个别医生的个别临床经验或个别医生的直觉判断。根据极为严谨的临床观察、最好的可行证据、基于有利原则的临床诊断可以推断出基于医学能力的临床实践使患者可以获得的临床利益。医学的能力为患者带来的益处就是预防和控制疾病、伤害、残疾、不必要的疼痛和痛苦,避免早产或不必要的死亡。如果疼痛和痛苦并不能使患者从医疗中获得任何益处,那就没必要疼痛和痛苦,比如说,让妇女在无镇痛条件下分娩。

无伤原则是指医生应尽量避免引起伤害,它给出了有利原则的界限。无伤原则更被人们熟知的是"*primum non nocere*"或"first do no harm"(首先,不要伤害患者)。这种经常被引用的教义其实是将希波克拉底誓言翻译为拉丁语时的误读,在接近医疗极限时,誓言更强调有利原则,同时避免伤害[4]。无伤原则要与以有利原则为基础的临床判断融为一体:当医生接近以有利原则为基础的临床判断极限时,比如,当预期益处的证据减少、临床危害的风险增加时,医生应该非常谨慎地进行治疗。医生尤其要注意尽量避免对患者造成严重的、不可挽回的临床伤害。

伦理规范的尊重原则

与有利原则相比,医学伦理对尊重原则日益重视[6]。这一原则要求医生要赋予孕妇孕期诊治的决策权。

产科干预知情同意流程中的有利原则与尊重原则

有利原则与尊重原则共同形成了产科干预的知情同意流程。关于有利原则,需要注意的是,以有利原则为基础的临床判断存在家长作风的内在风险。以有利原则为基础的临床判断如果被误解为是医疗中唯一的道德责任甚至道德权威,粗心的医生会认为以有利原则为基础的临床判断可以侵犯孕妇的自主权。家长作风对于患者来讲是一种非人道化反应,在产科实践中应避免。

对于这种固有的家长式作风,预防伦理学的反应是让医生解释他是如何基于患者利益,根据诊断、治疗和预后方面的推理做出的临床判断,以便患者能够自行评估该判断并提供同意。实践中将采取以下步骤:医生应当向患者披露并解释论证过程中主要因素,包括不确定的部分。没有医学法典或医学伦理规范要求给予患者全套的医学教育[10]。然后医生需要解释他或她的临床诊断如何以及为什么不同于其他临床医师。医生应该对质疑做出合理的解释。这一过程使得以有利原则为基础的临床判断更加严谨,其形成过程也包含向患者耐心解释的部分。基于有利原则的临床判断显然可以识别出一系列保护和促进患者健康相关利益的产科干预措施。基于有利原则的临床判断增加了这些医学上合理的、基于证据的替代方案被患者接受的可能性,从而为家长作风提供了一种重要的预防伦理解毒剂。不管医生处于何种位置,尤其是参与到基于证据的产科干预的医生,一定要明确清晰地向患者解释所有有利原则的治疗预案。

知情同意流程的产生也回应了以下情形：孕妇越来越多地在医疗过程中考虑自身的个人利益，尊重原则将其转化为自主性临床评价。由于每位患者有各自的价值观和信仰，就无法事先判断其自主性临床评价的利弊。事实上，医生早下定论是不妥的，因其在利弊的含义与权衡上有优先发言权。自主型临床评价本质上无疑是是竭力反对权威干涉[4]。

孕妇在知情同意流程中需完成以下步骤：详细阅读这些关于分娩过程和基于有利原则的分娩管理措施的信息，吸收并保留这些信息，判断这些方案是否适用于自身的情况，用其价值观和信仰评估以有利原则为基础的医疗预案，依其价值取向做出选择。产科医生需要完成一些补充步骤：了解孕妇临床评价的能力（并且不要低估这一能力），提供信息（告知并详细介绍医疗预案的理论依据，即以有利原则为基础的临床诊断的依据），了解患者的价值观和信仰的影响力，不要干涉，必要时帮助患者针对其身体情况在诊疗预案中做出评判，引导患者依其价值取向做出选择[4,11]。

医学伦理和实践中首先发展起来的是知情同意流程中医生的伦理责任义务和履行责任的具体步骤。这些伦理责任义务后来被编写进了法律。在美国，从 20 世纪开始这一过程便发生在普通法中，也就是法院为民事诉讼裁决编写的法律。1914 年 Schloendorff 诉纽约医院协会一案建立了"简单同意"的概念，也就是患者是否同意对一个"纤维瘤"进行外科处理[10,12]。这一判决被无数次引用："每一个心智健全的成年人，都有权决定如何处置自己的身体。外科医生如果未经患者的同意就对其实施手术，构成人身攻击，医生应当承担损害赔偿责任"[12]。法律在要求单纯的同意之后，又逐渐演变为要求充分的信息披露，使患者得以在充分知情的情况下决定是否同意接受医疗干预[10]。这些法律上的发展应

被理解为赋予法律力量以实现最佳的道德实践。这段历史给予我们一个深刻的启示：最好的产科伦理实践应当由产科医生来促成，并引领规范医疗保健法律法规的健康发展。

产科医生如何确定向孕妇所披露的信息范围是足够的但又不过量呢？"普通正常人标准"以其临床伦理的物质信息观做出了指导：患者需要知道什么，而懂得基本人情事故的普通外行人一般不知道什么。患者需要知道什么是医生认为对临床最重要的，也就是医生对产科干预的以有利原则为基础的临床诊断，比如该用产钳还是剖宫产。这个普通正常人概念应该在产科实践中被采用。在这一标准下，产科医生应向孕妇披露有关其目前病情的信息，和用于诊断和管理患者病情的医学上合理的替代方案，以及每种替代方案的临床益处和风险。当基于证据的推理只确定了一种替代方法，或当这种推理确定一种替代方法具有临床优越性时，应该推荐这种方法。以有利原则为基础的建议只会增进而非干预患者的自主性。

结论

虽然这本书强调了产科干预技术，但很明显，这些技术的临床应用应该纳入我们在本章讨论的伦理维度。具体来说，产科医生应该经常让孕妇参与决策过程，从基于证据的推理开始，然后在我们已经描述过的实际步骤中，通过有利原则和尊重自主权来成形。不幸的是，在美国和世界许多国家，职业责任危机影响了医生对患者的决策行为[13]。为保障患者生命安全，降低医疗事故责任所采用的降低风险的战略被充分证实符合伦理规范[14]，而通过扭曲知情同意流程造成的不必要的剖宫产是违背伦理的，应予以避免，这应作为职业操守的一部分，为全世界产科医生所遵循[13,15,16]。

（孙璐　译　宋英娜　校）

参考文献

1　American College of Obstetricians and Gynecologists. Ethics in Obstetrics and Gynecology. 2nd edn. Washington, DC: American College of Obstetricians and Gynecologists; 2004.

2　Association of Professors of Gynecology and Obstetrics. Exploring Medical-legal Issues in Obstetrics and Gynecology. Washington, DC: APGO Medical Education Foundation; 1994.

3　FIGO Committee for the Study of Ethical Aspects of Human Reproduction. Recommendations of Ethical Issues in Obstetrics and Gynecology. London: International Federation of Gynecology and Obstetrics; 1997.

4　McCullough LB, Chervenak FA. Ethics in Obstetrics and Gynecology. New York, NY: Oxford University Press; 1994.

5　Engelhardt HT Jr. The Foundations of Bioethics, 2nd edn. New York, NY: Oxford University Press; 1995.

6　Beauchamp TL, Childress JF. Principles of Biomedical Ethics. 5th edn. New York, NY: Oxford University Press; 2001.

7　Chervenak FA, McCullough LB. An ethically justified algorithm for offering, recommending, and performing cesarean delivery and its application in managed care practice. Obstet Gynecol. 1996;**87**:302–5.

8　Hippocrates. Oath of Hippocrates. In: Temkin O, Temkin CL, eds. Ancient Medicine: Selected Papers of Ludwig Edelstein. Baltimore, MD: Johns Hopkins University Press; 1976:6.

9　McCullough LB, Coverdale JH, Chervenak FA. Argument-based medical ethics: a formal tool for critically appraising the normative medical ethics literature. Am J Obstet Gynecol. 2004;**191**:1097–1102.

10　Faden RR, Beauchamp TL. A History and Theory of Informed Consent. New York, NY: Oxford University Press; 1986.

11　Wear S. Informed Consent: Patient Autonomy and Clinician Beneficence within Health Care. 2nd edn. Washington, DC: Georgetown University Press; 1998.

12　Schloendorff v. The Society of The New York Hospital, 211 N.Y. 125, 126, 105 N.E. 92, 93; 1914.

13　Chervenak JL, McCullough LB, Chervenak FA. A new approach to professional liability reform: placing obligations of stakeholders ahead of their interests. Am J Obstet Gynecol. 2010;**203**:203.e1–7.

14　Grunebaum A, Chervenak F, Skupski D. Effect of a comprehensive obstetric patient safety program on compensation payments and sentinel events. Am J Obstet Gynecol. 2011;**204**:97–105.

15　Chervenak FA, McCullough LB. Neglected ethical dimensions of the professional liability crisis. Am J Obstet Gynecol. 2004;**190**:1198–200.

16　Chervenak FA, McCullough LB. Planned home birth: the professional responsibility response. Am J Obstet Gynecol. 2013;**208**:31–8.